全国中医药行业高等教育"十四五"规划教材

全国高等中医药院校规划教材（第十一版）

本草典籍选读

（新世纪第二版）

（供中药学、药学、中医学、中西医临床医学等专业用）

主　编　彭代银　陈仁寿

U0364292

中国中医药出版社

·北 京·

图书在版编目（CIP）数据

本草典籍选读 / 彭代银，陈仁寿主编 . —2 版 . —北京：
中国中医药出版社，2021.6（2025.2重印）
全国中医药行业高等教育"十四五"规划教材
ISBN 978-7-5132-6852-3

Ⅰ . ①本… Ⅱ . ①彭… ②陈… Ⅲ . ①本草—中国—
中医学院—教材 Ⅳ . ① R281.3

中国版本图书馆 CIP 数据核字（2021）第 053804 号

融合出版数字化资源服务说明

全国中医药行业高等教育"十四五"规划教材为融合教材，各教材相关数字化资源（电子教材、PPT 课件、
视频、复习思考题等）在全国中医药行业教育云平台"医开讲"发布。

资源访问说明

扫描右方二维码下载"医开讲 APP"或到"医开讲网站"（网址：www.e-lesson.cn）注
册登录，输入封底"序列号"进行账号绑定后即可访问相关数字化资源（注意：序列号
只可绑定一个账号，为避免不必要的损失，请您刮开序列号立即进行账号绑定激活）。

资源下载说明

本书有配套 PPT 课件，供教师下载使用，请到"医开讲网站"（网址：www.e-lesson.cn）认证教师身份
后，搜索书名进入具体图书页面实现下载。

中国中医药出版社出版

北京经济技术开发区科创十三街 31 号院二区 8 号楼
邮政编码　100176
传真　010-64405721
山东临沂新华印刷物流集团有限责任公司印刷
各地新华书店经销

开本 889×1194　1/16　印张 11.25　字数 284 千字
2021 年 6 月第 2 版　2025 年 2 月第 6 次印刷
书号　ISBN 978-7-5132-6852-3

定价　45.00 元
网址　www.cptcm.com

服 务 热 线　010-64405510　　微信服务号　zgzyycbs
购 书 热 线　010-89535836　　微商城网址　https://kdt.im/LIdUGr
维 权 打 假　010-64405753　　天猫旗舰店网址　https://zgzyycbs.tmall.com

如有印装质量问题请与本社出版部联系（010-64405510）

全国中医药行业高等教育"十四五"规划教材
全国高等中医药院校规划教材（第十一版）

《本草典籍选读》
编 委 会

《本草典籍选读》
融合出版数字化资源编创委员会

全国中医药行业高等教育"十四五"规划教材
全国高等中医药院校规划教材（第十一版）

主　编

彭代银（安徽中医药大学）　　　　　　陈仁寿（南京中医药大学）

副主编

彭华胜（中国中医科学院中药资源中心）　　秦华珍（广西中医药大学）

张丰聪（山东中医药大学）　　　　　　田旭升（黑龙江中医药大学）

林志健（北京中医药大学）

编　委（以姓氏笔画为序）

马红梅（新疆医科大学）　　　　　　王春燕（山东中医药大学）

庆　兆（安徽中医药大学）　　　　　刘仁慧（首都医科大学）

刘立萍（辽宁中医药大学）　　　　　张晓朦（北京中医药大学）

郝志友（河南中医药大学）　　　　　曹　宜（南京中医药大学）

谢　伟（天津中医药大学）　　　　　蔡　莹（湖南中医药大学）

廖广辉（浙江中医药大学）

匡海学（黑龙江中医药大学教授、教育部高等学校中药学类专业教学指导委员会主任委员）

吕志平（南方医科大学教授、全国名中医）

吕晓东（辽宁中医药大学党委书记）

朱卫丰（江西中医药大学校长）

朱兆云（云南中医药大学教授、中国工程院院士）

刘　良（广州中医药大学教授、中国工程院院士）

刘松林（湖北中医药大学校长）

刘叔文（南方医科大学副校长）

刘清泉（首都医科大学附属北京中医医院院长）

李可建（山东中医药大学校长）

李灿东（福建中医药大学校长）

杨　柱（贵州中医药大学党委书记）

杨晓航（陕西中医药大学校长）

肖　伟（南京中医药大学教授、中国工程院院士）

吴以岭（河北中医药大学名誉校长、中国工程院院士）

余曙光（成都中医药大学校长）

谷晓红（北京中医药大学教授、教育部高等学校中医学类专业教学指导委员会主任委员）

冷向阳（长春中医药大学校长）

张忠德（广东省中医院院长）

陆付耳（华中科技大学同济医学院教授）

阿吉艾克拜尔·艾萨（新疆医科大学校长）

陈　忠（浙江中医药大学校长）

陈凯先（中国科学院上海药物研究所研究员、中国科学院院士）

陈香美（解放军总医院教授、中国工程院院士）

易刚强（湖南中医药大学校长）

季　光（上海中医药大学校长）

周建军（重庆中医药学院院长）

赵继荣（甘肃中医药大学校长）

郝慧琴（山西中医药大学党委书记）

胡　刚（江苏省政协副主席、南京中医药大学教授）

侯卫伟（中国中医药出版社有限公司董事长）

姚　春（广西中医药大学校长）

徐安龙（北京中医药大学校长、教育部高等学校中西医结合类专业教学指导委员会主任委员）

高秀梅（天津中医药大学校长）

高维娟（河北中医药大学校长）

郭宏伟（黑龙江中医药大学校长）

唐志书（中国中医科学院副院长、研究生院院长）

彭代银（安徽中医药大学校长）

董竞成（复旦大学中西医结合研究院院长）

韩晶岩（北京大学医学部基础医学院中西医结合教研室主任）

程海波（南京中医药大学校长）

鲁海文（内蒙古医科大学副校长）

翟理祥（广东药科大学校长）

秘书长（兼）

陆建伟（国家中医药管理局人事教育司司长）

侯卫伟（中国中医药出版社有限公司董事长）

办公室主任

周景玉（国家中医药管理局人事教育司副司长）

李秀明（中国中医药出版社有限公司总编辑）

办公室成员

陈令轩（国家中医药管理局人事教育司综合协调处处长）

李占永（中国中医药出版社有限公司副总编辑）

张岠宇（中国中医药出版社有限公司副总经理）

芮立新（中国中医药出版社有限公司副总编辑）

沈承玲（中国中医药出版社有限公司教材中心主任）

前　言

　　为全面贯彻《中共中央 国务院关于促进中医药传承创新发展的意见》和全国中医药大会精神，落实《国务院办公厅关于加快医学教育创新发展的指导意见》《教育部 国家卫生健康委 国家中医药管理局关于深化医教协同进一步推动中医药教育改革与高质量发展的实施意见》，紧密对接新医科建设对中医药教育改革的新要求和中医药传承创新发展对人才培养的新需求，国家中医药管理局教材办公室（以下简称"教材办"）、中国中医药出版社在国家中医药管理局领导下，在教育部高等学校中医学类、中药学类、中西医结合类专业教学指导委员会及全国中医药行业高等教育规划教材专家指导委员会指导下，对全国中医药行业高等教育"十三五"规划教材进行综合评价，研究制定《全国中医药行业高等教育"十四五"规划教材建设方案》，并全面组织实施。鉴于全国中医药行业主管部门主持编写的全国高等中医药院校规划教材目前已出版十版，为体现其系统性和传承性，本套教材称为第十一版。

　　本套教材建设，坚持问题导向、目标导向、需求导向，结合"十三五"规划教材综合评价中发现的问题和收集的意见建议，对教材建设知识体系、结构安排等进行系统整体优化，进一步加强顶层设计和组织管理，坚持立德树人根本任务，力求构建适应中医药教育教学改革需求的教材体系，更好地服务院校人才培养和学科专业建设，促进中医药教育创新发展。

　　本套教材建设过程中，教材办聘请中医学、中药学、针灸推拿学三个专业的权威专家组成编审专家组，参与主编确定，提出指导意见，审查编写质量。特别是对核心示范教材建设加强了组织管理，成立了专门评价专家组，全程指导教材建设，确保教材质量。

　　本套教材具有以下特点：

　　1.坚持立德树人，融入课程思政内容

　　将党的二十大精神进教材，把立德树人贯穿教材建设全过程、各方面，体现课程思政建设新要求，发挥中医药文化育人优势，促进中医药人文教育与专业教育有机融合，指导学生树立正确世界观、人生观、价值观，帮助学生立大志、明大德、成大才、担大任，坚定信念信心，努力成为堪当民族复兴重任的时代新人。

　　2.优化知识结构，强化中医思维培养

　　在"十三五"规划教材知识架构基础上，进一步整合优化学科知识结构体系，减少不同学科教材间相同知识内容交叉重复，增强教材知识结构的系统性、完整性。强化中医思维培养，突出中医思维在教材编写中的主导作用，注重中医经典内容编写，在《内经》《伤寒论》等经典课程中更加突出重点，同时更加强化经典与临床的融合，增强中医经典的临床运用，帮助学生筑牢中医经典基础，逐步形成中医思维。

3.突出"三基五性"，注重内容严谨准确

坚持"以本为本"，更加突出教材的"三基五性"，即基本知识、基本理论、基本技能，思想性、科学性、先进性、启发性、适用性。注重名词术语统一，概念准确，表述科学严谨，知识点结合完备，内容精炼完整。教材编写综合考虑学科的分化、交叉，既充分体现不同学科自身特点，又注意各学科之间的有机衔接；注重理论与临床实践结合，与医师规范化培训、医师资格考试接轨。

4.强化精品意识，建设行业示范教材

遴选行业权威专家，吸纳一线优秀教师，组建经验丰富、专业精湛、治学严谨、作风扎实的高水平编写团队，将精品意识和质量意识贯穿教材建设始终，严格编审把关，确保教材编写质量。特别是对32门核心示范教材建设，更加强调知识体系架构建设，紧密结合国家精品课程、一流学科、一流专业建设，提高编写标准和要求，着力推出一批高质量的核心示范教材。

5.加强数字化建设，丰富拓展教材内容

为适应新型出版业态，充分借助现代信息技术，在纸质教材基础上，强化数字化教材开发建设，对全国中医药行业教育云平台"医开讲"进行了升级改造，融入了更多更实用的数字化教学素材，如精品视频、复习思考题、AR/VR等，对纸质教材内容进行拓展和延伸，更好地服务教师线上教学和学生线下自主学习，满足中医药教育教学需要。

本套教材的建设，凝聚了全国中医药行业高等教育工作者的集体智慧，体现了中医药行业齐心协力、求真务实、精益求精的工作作风，谨此向有关单位和个人致以衷心的感谢！

尽管所有组织者与编写者竭尽心智，精益求精，本套教材仍有进一步提升空间，敬请广大师生提出宝贵意见和建议，以便不断修订完善。

国家中医药管理局教材办公室

中国中医药出版社有限公司

2023 年 6 月

编写说明

在教育部高等学校中药学类专业教学指导委员会关于中药学类专业学生应加强本草经典的传承与学习的提议下，《本草典籍选读》（第一版）编委会以培养中药专业学生的中医药思维为目的，在识药、辨药、制药、用药、创药的人才培养理念指导下，经过二十余年教育教学实践，总结、整理本草典籍精要，创编了"全国中医药行业高等教育'十三五'规划教材"《本草典籍选读》。经过五年的实践，又被遴选为全国中医药行业高等教育"十四五"规划教材。此次编写遵循国家中医药管理局教材办公室提出的"教材一定要保持中医药特色，体现'三基五性'原则"，依据中医药行业人才的培养规律和实际需求，突出中医思维与科学思维的培养，注重中医药人文与课程思政的有机融合，体现中医药学科的自身特色和"读经典，做临床"的实践特点。

本草典籍是传承中医药文化的重要载体，是中医药经典的重要组成部分，其中蕴含的丰富经验、知识、技术、理论等内容，是中医学术传承、创新发展的源泉。本教材首先介绍了历代本草发展的脉络，以了解本草发展的源与流。在本草选读方面，首列《神农本草经》。该书是中医药源头之作，源远流长，语言简约，蕴意深刻，通过选读重点原文引导学生感悟经典的博大精深。综合性本草是本草之树的树干与枝叶，体现本草之树根深叶茂，本教材选读的综合性本草有《本草经集注》《新修本草》《证类本草》《本草纲目》和《中华本草》；各家药论犹如本草之树的花与实，点缀其中，本教材按朝代顺序介绍不同类型的本草典籍，进行纵向比较引导学生理解药论内涵。民族药、民间药也是中国传统药物的重要组成部分，本教材兼顾此类本草，简要介绍以增进了解。本草应用最终服务于临床，最后一章选择了不同时期的中医临床典籍，引导学生从中医临床应用的角度串联药与方，培养中医思维。本教材系统梳理了本草发展的主轴脉络，遴选出具有代表性的历代综合性本草著作，上迄《神农本草经》下至《中华本草》，紧密结合药论，且兼顾民族和民间等传统典籍。旨在以本草典籍为主体，并与医学典籍相互联系，做到医药结合，融为一体来理解本草。

为培养学生读懂本草典籍的能力，本教材采用选录原文的方式，通过注释和按语引导学生学会阅读本草典籍。为保持本草典籍原貌，在收选本草典籍原文时据底本收录，保持原书原貌。注释部分侧重对原文中的一些术语、人名、古地名、典故、疑难字词等做简要解释；按语则是分析原文，剖析体例，以引导学生了解本草典籍的特点，熟悉本草典籍的体例，掌握阅读的方法，领悟本草典籍的精髓，感知本草典籍的魅力，旨在激发学生学习本草经典的兴趣，逐渐建立中医思维，为有效继承和发展中医药的学术精华奠定基础。学习本草原著会面临句读、繁（正）体字识认等多种障碍，本教材对原文增加了标点，采用繁（正）体字，以让学生接触传统的本草典籍文献，并将各章出现的常见繁（正）体字与简体字对照表附后，方便查找。

本教材含配套融合出版数字化资源，旨在增进学生的学习兴趣，促进对教材内容的深入了解。

本次教材编写在第一版基础上，还融入了课程思政内容。具体分工如下：绪论由秦华珍编写，第一章由张丰聪编写，第二章由曹宜、彭代银、庆兆编写，第三章由秦华珍编写，第四章由刘立萍编写，第五章由蔡莹、陈仁寿编写，以上六部分由第一主编彭代银统筹指导；第六章由郝志友编写，第七章由廖广辉编写，第八章由刘仁慧编写，第九章由马红梅、彭华胜编写，第十章由林志健编写，后五部分由第二主编陈仁寿负责统筹指导。编写说明由田旭升编写，附录由谢伟编写。最后在主审王德群提出审稿建议后，由两位主编统稿予以完善。

在编写过程中，根据专家、学者对首版教材提出的综合评价，增加了古今临床常用药物，适当增加药论内容，在此对提出修正意见的专家学者谨表谢忱。本教材的编写工作得到教育部高等学校中药学类专业教学指导委员会、中国中医药出版社的指导与支持。

本教材编写或有疏漏之处，望广大读者提出宝贵意见，以便修订完善。

《本草典籍选读》编委会
2021 年 6 月

扫一扫，查阅
本书数字资源

绪论 1
　一、学习目的和任务 1
　二、学习的主要内容 2
　三、学习方法 4

第一章　中国古代本草典籍概况 6
　一、汉代本草概况及特色 6
　二、六朝本草概况及特色 7
　三、隋唐五代本草概况及特色 8
　四、宋代本草概况及特色 10
　五、金元本草概况及特色 12
　六、明代本草概况及特色 13
　七、清代本草概况及特色 15

第二章　《神农本草经》简介与选读 17
　第一节　《神农本草经》简介 17
　　一、作者及成书年代 17
　　二、主要内容 17
　　三、特色与价值 17
　　四、版本流传 19
　　五、学习方法 19
　第二节　《神农本草经》选读 20
　　一、序录 20
　　二、药物选读 23

第三章　《本草经集注》简介与选读 33
　第一节　《本草经集注》简介 33
　　一、作者及成书年代 33
　　二、主要内容 33

　　三、特色与价值 34
　　四、版本流传 34
　第二节　《本草经集注》选读 34
　　一、序录 34
　　二、药物选读 38

第四章　《新修本草》简介与选读 40
　第一节　《新修本草》简介 40
　　一、作者及成书年代 40
　　二、主要内容 40
　　三、特色与价值 41
　　四、版本流传 41
　第二节　《新修本草》选读 42
　　一、孔志约序 42
　　二、石膏 44
　　三、人参 45
　　四、决明子 46
　　五、大黄 46
　　附:《本草拾遗》选读 47
　　一、鼠曲草 47
　　二、益智子 48
　　三、姜黄 48

第五章　《证类本草》简介与选读 49
　第一节　《证类本草》简介 49
　　一、作者及成书年代 49
　　二、主要内容 49
　　三、特色与价值 50
　　四、版本流传 50

绪　论

扫一扫，查阅本章数字资源，含 PPT、音视频、图片等

中医药学历史悠久，是中华文明不可或缺的重要组成部分。历代中医药文献如浩瀚星空，星光灿烂。本草典籍则是璀璨星空中一组明亮的星河。

我国传统药物包括植物、动物和矿物药，其中以植物药为主体，所以数千年来，一直把专门记载传统药物知识的书籍称为"本草"。通过对本草典籍的学习，培养阅读本草典籍的能力，能更好地传承古代中医药学的知识与思维。《本草典籍选读》是学习中医、中药的核心基础课程之一。

一、学习目的和任务

本课程旨在使学生通过本草典籍的选读，深刻认识本草是传承中医药文化的载体，是沟通中医与中药的桥梁，让学生想读本草，会读本草，乐读本草。

1. 本草是传承中医药文化的载体　无医则药废，无药则医亡。失去中医药传统文化的中医药，将成为"无源之水""无本之木"。

浩瀚的中医药典籍是中华民族灿烂文化的瑰宝，也是中医药学继承、发展与创新的基础。中医药学的发展进步需要继承中医药思维，中医药典籍则是继承中医药思维的重要载体。

本草古籍是中医药古籍的一个主要门类。自《神农本草经》奠定本草学基础以来，历代中医药学家在长期的医疗实践中不断继承发展，提炼总结，使药物的品种、炮制、应用与治法等日益丰富，并著之于本草，如唐代的《新修本草》、宋代的《证类本草》、明代的《本草纲目》等。经著录的本草古籍达 1000 余种，存世者亦达 400 余种，可谓汗牛充栋，是历代中医药先贤留给我们的宝库。

学会研读本草，才能发掘利用本草古籍。近年来，随着社会经济的发展，人们生活水平的提高，人们日渐崇尚自然，推崇养生保健，对中医药的需求大大提高。本草古籍中丰富的医药文化是值得研究和开发的重要宝库，但时代变迁，时地悬隔，古今异辞，本草内容丰富繁复，古籍中存在大量隐性知识，使后学者研读不易。一方面，人们对本草古籍有广泛的需求；另一方面，本草典籍因晦涩难读被束之高阁。因此，只有知晓研读本草的门径，才能走进本草，促进本草古籍的利用与应用。

2. 本草是沟通中医与中药的桥梁　古代将中药材称为"本草"。我国古代的很多中医药学家既是中医临床大家，也是本草学家，如孙思邈、李时珍等。因此，本草古籍是中医药学家对药物的系统总结。

到了近代，随着学科的分化，中医与中药分为两个专业，在课程设置上各有侧重。中医专业侧重中医基础及临床，中药方面的课程较少；中药专业侧重生物学、化学及中药生产流通等，中

医基础及临床则较少。实际上，中医在明医理的同时，必须兼晓药性和药材。中医诊断疾病、开方治疗须因病、因人、因季节、因地域而宜；中药师拿到药方，既要审核处方中的药物，还要考虑"十八反""十九畏"、毒性大小，更重要的是还要严格把关药品质量和剂量。医药分家易导致医不识药，药不知医。随着西药学在我国的传播与应用，"本草"逐渐地被称为"中药学"。要在中医与中药之间架起一座桥梁，本草无疑责无旁贷。

（1）本草是正本清源的门径　我国药用资源比较丰富，本草历史源远流长，但因朝代更迭，历史变迁，社会、自然因素变化，本草的基原、产地、采收加工等时有变迁。如果忽视这些变化，往往铸成大错，如关木通事件。要了解中药材的历史沿革，就应研读本草。另外，由于我国地域广阔，药用资源丰富，药材混淆品现象层出不穷，同名异物、同物异名现象五花八门。因此，研读本草，正本清源，方能厘清名实。

（2）本草是继承古方的门径　古代本草著作中常附有医方，如《证类本草》就保存了宋代以前的一些医方，集中地反映了药物的疗效，很有参考价值。通过研读本草，可以挖掘一些行之有效的医方、古方。例如，青蒿的抗疟作用、曼陀罗的麻醉功能均是从本草中发掘而来。

3. 激发学生阅读本草的兴趣　中医药高等院校承担着培养中医药事业接班人的重任，中医药高等教育须传承与创新并重。对中医药专业的学生，需着重培养中医药思维，如此方能"传承不泥古，创新不离宗"。中医药专业开设《本草典籍选读》课程，就是要激发学生重经典、重传承的兴趣，在继承中医药思维的前提下创新前行。开设本课程的目的是引导学生想读本草，会读本草，乐读本草。

（1）想读本草　在现代经济、现代科技和现代社会发展的今天，中医药人才培养群体化，中医治疗医院化，中药产品西药化，中医药研究论文化，如何找出保持中医药精髓、尊重中医药内在规律的中医药发展之路？如何继承和发扬中医药文化，理解和应用中医药？毫无疑问，首先要传承中医药的精髓。本教材精选各类本草典籍，展现了本草典籍的历史发展与演变。

（2）会读本草　很多中医药专业学生本科期间没有认真地读过本草，纵有想读本草的愿望，但苦于没有指导，没有门径，走了不少弯路。本教材精选本草典籍，并加注释与按语，"授之以渔"，让学生在阅读中掌握基本方法，引领初学者登堂入室。

（3）乐读本草　孔子曰："知之者不如好之者，好之者不如乐之者。"兴趣是最好的老师。如李时珍"长耽典籍，若啖蔗饴"。透过本草，仿佛与先贤对坐，如沐春风，感知其悲天悯人的情怀。研读本草，走进本草，仰之弥高、钻之弥坚，感受中医药文化的博大精深。乐读典籍，"如入金谷之园，种色夺目；如登龙君之宫，宝藏悉陈；如对冰壶玉鉴，毛发可指数也。博而不繁，详而有要，综核究竟，直窥渊海"（《本草纲目》序）。

二、学习的主要内容

各个朝代都有为数众多、内容各异的本草著作。为了使初学者能够知晓学习本草的门径，登堂入室，本教材根据本草的特点选择以下几个方面的本草典籍。

1. 综合性本草典籍选读　综合性本草是全面阐述本草学各方面内容与成就的专著，它最能衡量相应历史的本草水平，概括当时本草发展的主要态势。综合性本草可以视为各代本草的主流，其他类型的本草可视为旁支。抓住主流，各时代本草的发展特点和总趋势则朗若列眉。

在本草著作中，《神农本草经》既是中药领域最早的文献，也是整个中医药界的源头文献，所占地位特别重要。它规定了本草药性的原理，包括药性、采集、加工、炮制、毒性等，并把后代大部分常用药物选择出来，因此《神农本草经》是本草典籍选读的首选。

　　《本草经集注》是南北朝时期著名医药学家陶弘景编撰的一部本草专著,该书首创药物自然属性分类法,初步建立古代综合本草的模式,为后世大型综合本草的编纂奠定了基本框架,并系统总结了南北朝以前的本草成就。

　　隋唐时期,政治稳定,经济繁荣。政府"普颁天下,营求药物",进行了历史上第一次全国中药资源普查,在此基础上编纂了我国第一部官修本草——《新修本草》。该书以较多的药物基原考证和较丰富的临床用药经验赢得了中外医药者的尊崇。《旧唐书》记载,该书是当时医学生的必修书。日本律令《延喜式》记载:"凡医生皆读苏敬《新修本草》。"可见,该书对中外医药发展的影响。

　　宋代,雕版印刷术的进步,为本草的汇集与整理提供了有利条件,也为后世保存了大量珍贵的本草文献。蜀医唐慎微的《经史证类备急本草》(简称《证类本草》),几乎包罗了北宋以前所有的本草资料,现这些原书多已佚失,全靠该书摘引得以传世。《证类本草》是完整保存下来的综合本草中年代最早的一部著作,几乎囊括了此前的本草精华。正因如此,《证类本草》成为今天人们考察古代本草发展、辑佚古医方、本草,研究本草学必不可少的典籍。

　　明代的《本草纲目》将本草学推到了一个新的高峰。该书以药物的自然属性为基础,标名为纲,列事为目,结构严谨,内容丰富而全面,系统整理了明代以前的本草知识,是集我国16世纪以前本草成就之大成者,为世界性的重要药学文献之一。

　　近代以来,最重要的本草当属《中华本草》。该书是一部全面总结中华民族两千多年来的传统药学成就、集中反映20世纪中药学科发展水平的综合性本草著作。其内容丰富翔实,项目设置全面,旧识新知兼贯博通,完整揭示了本草学发展的历史轨迹,是从事中医药学研究的重要参考书。

　　此外,在对上述综合性本草介绍之余,还在《新修本草》之后附有《本草拾遗》,《本草纲目》后附《本草纲目拾遗》。《本草拾遗》取拾《新修本草》遗漏之意,《本草纲目拾遗》取拾《本草纲目》遗漏之意。《本草拾遗》和《本草纲目拾遗》可谓分别是对《新修本草》和《本草纲目》的完善和补充。

　　2.《神农本草经》药论典籍选读　《神农本草经》为中医四大经典之一。目前一些人认为《神农本草经》就是纯粹的本草专著,然而追根溯源,其应为一本着眼于临床实践、用药治病的医药专著。但是其文艰意涩,即使阅读全书也未必谈得上理解,更难说融会贯通、学以致用。历代一些医药学家非常注重学以致用,注重阐述《神农本草经》的治病用药原则和思想。这些应用类本草,如《药性论》《雷公炮制药性解》《珍珠囊》《神农本草经疏》《药品化义》《本草蒙筌》《本草崇原》《神农本草经百种录》《本经疏证》《神农本草经读》《长沙药解》《本草问答》《药性纂要》《本草求真》《本草思辨录》等,围绕《神农本草经》药性探索绵延不绝,已经自成学派,在历史上占有重要地位。因此,本教材选录了部分对药性探索的本草以供学习。

　　3. 民族药和民间药本草典籍选读　民族药和民间药是中国传统药物的重要组成部分,其历史悠久,源远流长,拥有丰富多彩而有特色的本草典籍。

　　(1)民族药　习惯上将少数民族医学所采用的药物称为民族药。民族药具有鲜明的地域性和民族传统。我国近80%的少数民族有自己的药物,其中有独立民族医药体系的约占1/3。中医药与民族医药在独立发展、保持各自特色的基础上,又相互交流与借鉴。如唐代《本草拾遗》中收载的玳瑁就来自壮族民间用药。目前,藏族与汉族共用的药物有300多种,蒙古族与汉族共用的药物有400多种,维吾尔族与汉族共用的药物有155种。民族药之间也相互沟通,如蒙药中约10%出自藏药。不同医药体系间,有的同名异物,有的基原相同,药用部位或功效不同,如中医用刺猬皮，朝医用刺猬胆；中医学认为红花有活血通经、散瘀止痛功效，维医则用以止咳。我国各民族医药并存发展，相得益彰。

我国民族药的起源、发展、理论体系的形成及用药种类等各有其特色，本教材以藏药为代表，简介其本草典籍。

藏药是在广泛吸收和融合中医药学、印度医药学和大食医药学等理论的基础上，通过长期实践所形成的独特医药体系，迄今已有上千年的历史，是我国较为完整、较有影响的民族药之一。藏药有许多经典著述，其中《晶珠本草》是收载藏药最多的一部大典，涉猎广泛，有浓郁的藏民族特色，被誉为藏族的《本草纲目》，该书收载的药物种类 75% 为现今所用。

（2）民间药   《南方草木状》是我国第一部区域性本草，也是世界上第一部地区植物志，该书对岭南地区本草学有重要的贡献，书中所述的药效多为后世本草所引用。

《履巉岩本草》为浙江杭州地区的民间本草，是本草史上少见的小区域本草。该书一药一图，药图就地取材写生，绘图精美，是现存最早的彩色药图。通过药图可以窥见本草药图之精美。

《滇南本草》是云南地方本草，以介绍云南地区的具体实践经验较多，其中不少是少数民族经验方。该书是我国现存内容最丰富的古代地方本草，乡土气息非常浓郁，是研究民间药、民族药的珍贵材料。

《植物名实图考》记载了大量的民间药，并对植物名实考证做出了巨大贡献。图绘精美，资料丰富，是连结我国古代本草和近代植物的桥梁。其中一些图可以鉴定到科或属，甚至到种。

4. 中医临床典籍方药选读   本草最终要在临床中加以应用。为实现药与医的初步结合，可以从临床典籍中了解对药物的应用、配伍和方剂学的知识。因此选择不同时期中医临床代表性典籍，对部分经方的组方原则、每味药所起的作用和特色进行选读。

第十章第二节《伤寒论》中选择经方来阐述药物的组合，第三节《医学衷中参西录》有专门篇幅介绍本草临床应用价值，选取两本书有特色的本草品种加以点评说明，引导学生从中医临床应用的角度串联起药和方，培养中医药思维。

三、学习方法

1. 学经典，读原著   本草典籍选取本草的经典著作。经典之所以称为经典，是因为经过历史与实践洗却了浮华，中医药博大精深的内涵与精华在本草经典中得以延承，且历久弥新。学习本草典籍，不能因其生涩难懂，而以各类"短平快"的版本替代原著。目前市场上各类"本草经典"五花八门，实际上有的面目全非。即使是译文版或改写版，也失去了原汁原味。作为中医药院校的学生，首先应该敢于直面经典，研读本草原著。本教材通过对部分本草典籍的选录，通过按语剖析本草原著以引导学生对本草原著的学习和理解，希冀通过教材的学习，能搭建走向本草原著的桥梁，让初学者接触本草、走进原著，去感知本草经典的魅力。

2. 多阅读，熟能生巧   中医药文化博大精深，研读本草不是朝夕之功，不可能立竿见影、一蹴而就，不能指望通过一门课程就能一劳永逸。学习本草，需要付出长期不懈的努力。经常阅读本草，自觉接受中国传统文化的熏陶，对中国传统文化、中医药文化的理解能力将日益提高。研读本草，对于现代教育背景下的中医药院校学生，面临着几大障碍，如简体字和繁体字、句读、印刷格式、历史地理、版本等。只有坚持阅读，才能学会阅读方法，通过阅读其他书籍，这些障碍便会迎刃而解；只有坚持学习，才能逐渐体悟到本草典籍的精髓，增强中医药的文化自信，才能转化为内在的学习动力和增强运用中医药的能力。

3. 勤实践，求真析疑　本草典籍的价值不仅取决于经典本身，更取决于学习实践者的认识。学习本草经典，重在吸取精华，不是片面的理解、教条式的学习，更不是引用几句经典装门面，不求甚解、浅尝辄止。学习本草典籍，要坚持继承与创新相统一，尤其结合临床实践、中药生产实践中的问题，带着问题去学习，着眼于对实际问题的研判思考，把学习本草典籍转化为提升中医药认知能力的过程，转化为实践中运用本草经典的能力，转化为自觉运用传统中医药思维继承创新的能力，最终有助于传承、利用、发展好中医药。

第一章
中国古代本草典籍概况

扫一扫，查阅
本章数字资源，
含PPT、音视
频、图片等

中国的本草学是在《神农本草经》的基础上发展起来的，该书是我国现存第一部药学专著，在2世纪前后定型。

一、汉代本草概况及特色

（一）汉代本草概况

秦汉以来，药物知识不断充实，药物理论基本形成，并出现了本草专著，有了与中医理论密切相关的本草学。正是在此基础上，实现了我国本草学的首次总结，产生了我国现存最早的本草学著作《神农本草经》。

1. 综合性本草——《神农本草经》《神农本草经》，撰者不详，通常认为成书于东汉末年。全书载药365种，确立了单味药叙述体例和内容范围，对每种药的名称、性味、功效、主治、生长环境等均一一叙述，部分药物标明其产地和别名。这些药物都是经过长期临床实践，大多疗效确切可靠，有200余味至今仍为临床习用。首创了三品分类法，开我国药物分类学之先河；书中所载药物的性味、功效，所论述的药物学原理及在此基础上确立的用药原则，大多具有相当的科学价值，从而奠定了我国古代药物学的基础。该书将序录与具体药物各自分立，形成总论与各论的编排体例。序录中13条理论原则，涉及分类原则、配伍、七情、四气五味、采收、鉴别、调剂、用药及服药法等，是中药理论的精髓。因此，《神农本草经》一直作为中国药学的经典著作（详见第二章）。

2. 专门性本草 汉代专门性本草，如《雷公药对》《药论》《桐君采药录》《药辨诀》和《胎胪药录》等。

（二）汉代本草特色

1. 本草名称最早见于汉代 西汉晚期开始出现以"本草"二字代称药学。《汉书·郊祀志》载，建始二年（前31年），侯神方士使者副佐本草待诏七十余人皆归家。颜师古注："本草待诏，谓以方药本草而待诏者。"

本草专著问世。西汉初年名医淳于意从业师公乘阳庆处所得《药论》一书，称得上是我国最早的本草专书。据《汉书·艺文志》著录的《神农黄帝食禁》，以及张仲景《伤寒杂病论·自序》中所涉的《胎胪药录》，皆可谓各有侧重的本草专著。《神农本草经》的问世，标志着我国本草学理论体系已初步形成。

2. 多已失佚 汉代本草多数已经亡佚，有些佚文散存于历代类书以及后世本草著作中，由于类书援引佚文未注明作者，今已无法辨出类书所引本草佚文出于何家本草。

二、六朝本草概况及特色

（一）六朝本草概况

六朝，泛指南北六朝。六朝本草，今见存者不多，大多失佚。

1. 综合性本草

（1）《吴普本草》　现存《吴普本草》资料中，有药物别名、性味、有毒无毒、主治功能、产地、植物形态、采集加工及配伍等，内容十分丰富。该书引证颇为广泛，计有神农、黄帝、岐伯、雷公、桐君等多家之言。从广泛引用的资料中可了解汉魏之际本草学蓬勃发展的局面。该书在《神农本草经》的基础上，使药学有了进一步发展，对后来综合本草起到了继往开来的作用。

（2）《名医别录》　作者不详，因记录了魏、晋名医的药学论说而得名。成书于3世纪，或有部分更早的资料，故非一人一代的著作。全书3卷，原书已佚，据考载药730种以上。书中内容除从药品数目和内容方面进一步充实了《神农本草经》外，还增加了较多药物别名、药物产地的具体郡县名称、采集时月及加工方式，填补了《神农本草经》的空白。其产地记载分布很广，搜集药物资料的范围遍及南北，说明当时药物交流区域的宽广。

（3）《本草经集注》　陶弘景撰，约成书于公元500年前后。全书载药种数是"以神农本经三品合三百六十五为主，又进名医副品亦三百六十五，合七百三十种"。全书7卷。其序录中首先回顾了本草学的发展，接着对《神农本草经》序录条文逐一加以注释、发挥，补充了大量药物采收、鉴别、炮制、制剂及合药取量等方面的理论原创，并揭示了当时药材伪劣的事例；又创立"诸病通用药"类目，并在前人的基础上撰成"解百药及金石等毒例""服药食忌例""凡药不宜入汤酒者""诸药畏恶七情表"等，大大丰富了临床用药的内容，增强了对临床用药的指导。本书首次将药物按自然属性分为6类，即玉石类、草类、木类、虫兽类、果菜类、米食类，6类之下分列上、中、下三品。此外尚有"有名无实"或"有名未用"类，为陶氏当时已经不能识别的药物，总计7类。这种分类方法影响深远，为后世本草药物分类的主要依据。《本草经集注》为保持文献原貌，创用了朱写《神农本草经》，墨写《名医别录》，用小字写注文的方式。这在书册全系手工传抄的时代，既可使前代本草不致湮没，又能反映后人的研究成果（详见第三章）。

2. 专门性本草

（1）炮制类　主要有《雷公炮炙论》，又称《雷敩炮炙方》。雷敩撰，约成书于南北朝刘宋时代。原书早佚，收载药物200多种，各药内容以炮制为主，故书名"炮炙"。所记制药方法大致有净选、粉碎切制、干燥、水制、火制、加辅料制等。本书大量的条文散见于北宋《证类本草》中。

（2）地方性本草　主要有《南方草木状》，嵇含撰，成书于304年。全书3卷，收载草类29种、木类28种、果类17种、竹类6种，共80种。该书是研究古代岭南植物分布和原产地的宝贵资料，是我国最早的地方性植物志（详见第九章第三节）。

（二）六朝本草特色

1. 六朝本草经陶弘景整编趋于统一　陶弘景作《本草经集注》，采用"苞综诸经"方法，把多种同名异书《本草经》糅合为一体，使六朝杂乱的主流本草趋于系统化。以《本草经集注》为标志的综合性本草模式的确立，为后世本草学家提供了仿效的蓝本和扩展的基础。

2. 本草种类丰富　六朝时期，出现了《吴普本草》《名医别录》《本草经集注》等综合性本草著作，专门性本草也比较丰富。《雷公炮炙论》是我国第一部炮制专书，药物炮炙成为本草的分支学科。这一时期，炼丹术与金石药有更大的发展，出现了以葛洪为代表的著名炼丹家。整体而言，这一时期本草著作日趋丰富，学术水平有了较大的发展。

三、隋唐五代本草概况及特色

（一）隋唐五代本草概况

隋唐五代本草著作很多，大致分为综合性本草和专门性本草。在专门性本草中，可分为药性本草类、地区本草类、食物本草类、炮制类等。

1. 综合性本草

（1）官修本草　《新修本草》是我国第一部官修本草，在全国药物普查基础上修撰完成。唐代的药品种类不断增加，内容日益丰富，而当时医家奉为用药指南的《本草经集注》，由于历史局限和长期的传抄之误，已不合唐代需要。因此，唐显庆二年（657 年），右监门府长史苏敬请求修订本草，得到唐高宗的批准，经过两年的努力，于显庆四年（659 年）修订完毕，名曰《新修本草》，又称《唐本草》。

正由于"普颁天下，营求药物，羽毛鳞介，无远不臻；根茎花实，有名咸萃"，故收集药物资料相当广泛。在学术上能博采众长，"上禀神规，下询众议""详探秘要，博综方术"。仅对《本草经集注》就考订了 400 余条，体现了严谨的科学态度。该书沿用陶弘景方法，对《神农本草经》与《名医别录》的原文，用朱、墨分书，新增药物标明"新附"字样，新增注文冠以"谨案"二字。在大多数药物条目下，补充了形态、产地、功用、异名等内容，特别重视对功用的总结，具有较强的学术性。全书 54 卷，由本草正文、药图和图经三部分组成。本草正文收药 850种，药图和图经的编纂经历了全国药物的普查，在药物的描绘和撰写中，十分重视对药物实际形态的考察，这是《新修本草》的一大特色，也是我国本草史上的一个创举（详见第四章）。

（2）其他综合性本草　《本草拾遗》，唐开元二十七年（739 年）陈藏器撰。全书详述了药物性味、性状、文献出处、产地、功效及主治。所录的药物大部分都是民间用药和外来药，本书系统总结了民间的药物知识，内容丰富，具有较高的学术价值。

《蜀本草》，五代时期韩保升等人编撰。它以《新修本草》为蓝本，并参考有关文献进行增补注解，除增加新药外，还配以图经，全书 20 卷，原名《蜀重广英公本草》，后世称《蜀本草》。该书对药物性味、七情畏恶、药物炮制、药品质量优劣鉴别等都有新的发展。

此外，还有《四声本草》，唐代萧炳撰，全书 5 卷。系以药名头一字按平、上、去、入四声相从为类，以便检索。原书佚，部分内容保存于《嘉祐本草》中。

2. 专门性本草

（1）药性本草类　如《药性论》，唐代甄权撰，全书 4 卷，按性味、君臣、主治、功用而分类。药物内容有正名、性味、君臣佐使、禁忌、功效主治、炮炙、制剂及附方等，其中以七情及君臣佐使的讨论最为突出，关于各药的配伍及具体药性亦有独到见解，是我国本草史上早期的药性专论，在中医学术发展史上有重要意义（详见第七章第一节）。

（2）地方本草类　如《海药本草》，李珣撰。该书总结唐末五代时南方出产的药物及外来药，是我国第一部记载外来药物为主的著作，也是唐末五代时南方出产药物的总结，同时还是较早的地方本草专著，对于研究唐末五代时药物发展和外来药的情况，有一定的参考价值。李珣家原以卖香药为职业，对香药很熟悉，所以书中收罗香药很多，如茅香、乳香、安息香、甘松香、降真香等。这些香药不仅作药用，而且作调味、美容、熏烧等用。

（3）民间本草类　如《日华子本草》，五代时吴越国（907—978 年）四明（今浙江鄞州区）日华子所著。其序集诸家本草，所言药物功效、主治、附方简明实用，对药性有不少新的发展，亦具有较高的学术价值。在诸药名下，记有凉、冷、温、暖、热、平等药性，某些药还记有滑、涩、敛等味。书中很多药都不见录于前代本草，如延胡索、盐肤子、仙茅、自然铜、谷精草，都首见于该书。

（4）食疗本草类　如《备急千金要方·食治》，唐代孙思邈撰，附在《备急千金要方》卷二十六中。全书载食物品目 154 种，分为序论、果实、菜蔬、谷米、鸟兽五个部分，在鸟兽后附有虫鱼，是我国现存最早的食物本草之一。《食疗本草》，原名孟诜《补养方》，后经张鼎增修。掌禹锡《补注所引书传》云："唐同州刺史孟诜撰，张鼎又补其不足者八十九种，并归为二百二十七条，凡三卷。"

此外，还有药名类（如《石药尔雅》）、单味药类（如《何首乌传》《威灵仙传》等）、炮制类、歌诀类、药图类等多种类型专门性本草。

（二）隋唐五代本草特色

1. 种类繁多　从作者看，有官修本草，也有个人著作；从类别上看，有综合性本草，也有专门性本草；从内容分量上看，有多分册本草，也有单册单味药。

唐代主要本草在唐初完成。因为唐代在政治统一后，经济文化有所发展，交通发达，用药经验不断提高，外来药物日益增多。为适应时代需求，编撰了唐代的主流本草——《新修本草》。五代是中国大分裂时期，北方朝廷更替，局势动乱，战争频繁，因此经济文化中心南移。后蜀、南唐、吴越地处南方，成为五代时期文化最发达的地区，后蜀有《蜀本草》，南唐有《食性本草》，吴越有《日华子本草》等。

2. 开创国家编纂本草的先例　《新修本草》由国家组织人力编修，在药物遴选、内容精练、文字结构等方面都是高标准要求。所以《新修本草》成书后，即成为当时医药学家用药的典范，成为我国政府颁行的第一部药典，也是世界上最早的国家药典。以后《蜀本草》《开宝本草》《嘉祐本草》都沿袭唐代旧例，由政府组织人力，修订成药典性质的本草。

3. 全面总结民间药和外来药　《新修本草》新增药只有 114 种，都是一般医家最常用的药，对一些民间药收录不多。陈藏器的《本草拾遗》收罗大量民间药，其载新药 692 种，比《新修本草》多 6 倍，几乎全部收录于民间。所以《本草拾遗》是唐代总结民间药物知识的专著。

4. 专门性本草有很大发展　唐代本草著述 109 种，综合性本草只有 15 种，专门性本草有 94 种，约占总数的 86%。在唐代各种本草著述中，以食物本草数量最多。在食物本草中，又以《备急千金要方·食治》和《食疗本草》最有影响。其次为药性本草专著，如《药性论》是最早的药性专著，《何首乌传》是最早的单味药专著，《日华子本草》是总结民间药物的专书，《海药本草》是总结外来药的专书。

5. 重视理论联系实践　《新修本草》在编纂时重视实物调查，曾通令全国呈献标本实物进行编撰，实物与文献并重，真正做到了理论联系实践。从进献标本实物来看，唐代首次对全国进行了一次药物大普查。

6. 对日本药学具有深远的影响　《新修本草》颁布后，很快流传到全国及日本。公元 731 年日本已有抄本，并把它当作学医的必读课本。日本古代史《延喜式》还有"凡医生皆读苏敬《新修本草》"的记载。又日本的《本草和名》就是以《新修本草》为主要内容而纂集的。

四、宋代本草概况及特色

（一）宋代本草概况

宋代本草著作较多，大致可分为三类：一是继承《新修本草》发展的本草；二是一般本草；三是附刊在其他书中的部分本草。

1. 继承《新修本草》发展的本草

（1）《开宝本草》　由刘翰、马志等九人在《新修本草》基础上编成，前后修改了两次，一次在 973 年，名《开宝新详定本草》；一次在 974 年，名《开宝重定本草》。《开宝本草》在编写体例、分类、分卷上和《新修本草》相同，20 卷，载药 983 种，新增 133 种。《开宝本草》的第一个贡献是完成了《新修本草》的校正刊行工作；第二是在继承《新修本草》修撰方法的基础上，增补了一些旨在保留前代本草面貌的新体例，以适应采用雕版印刷技术出版书籍的需要；最显著的改进是采用白（阴文）、黑（阳文）字来取代旧抄本朱、墨两色所代表的内容，此即所谓"白字为神农之说，墨字为名医所传"。该书对新增或改动的地方均加明确标志，如新增药品之后均注以"今附"；新加按语（272 条）则分别注以"今注""今按"。

（2）《嘉祐本草》　《开宝本草》问世不到 90 年，就被掌禹锡等在 1057～1061 年增订为《嘉祐补注神农本草》，简称《嘉祐本草》。该书 21 卷，收药 1082 种，其中 983 种承袭《开宝本草》旧药，99 种为新增。《嘉祐本草》分卷、分类、编写体例、文献出典的标记等，全仿《开宝本草》，唯文献来源标记略异。如正文出于《神农本草经》者印成白字，出于《名医别录》者印成黑字，出于《唐本草》者标"唐本先附"，出于《开宝本草》者标"今附"，出于《嘉祐本草》新增者标"新补"或"新定"。"新补"表示择自文献，"新定"表示取于当时。至于注文标记，皆沿袭《开宝本草》之旧，唯《嘉祐本草》新增的注文，冠以"臣掌禹锡等谨案"。《嘉祐本草》新增的注文很多，内容相当丰富，引用资料颇多，有 50 余种，是《开宝本草》所引文献的 10 倍。

（3）《本草图经》　在编纂《嘉祐本草》的同时，仿照《新修本草》制一"图经"，作为分辨药物真伪的依据，由政府于 1058 年下令，向全国征集各地所产药物的实图，并令注明开花结实、采收季节和功用。凡进口药物，则询问收税机关和商人，辨清来源，选出样品，送到京都。苏颂等负责整理，至 1061 年编成《本草图经》20 卷，另有目录 1 卷。《本草图经》每个药有药图和注文两部分。药图由于进献时存在着同名异物的关系，编者不能分辨，多兼收并存，因此同一味药有好几个不同的图。注文也是如此，各地送来的说明文各不相同，编者详加考订，对某些资料考订不清时，也是兼收并存。《本草图经》注文的内容很丰富，举凡有关药物历史、别名、性状、鉴别、采收、炮炙、产地、功用等都有论述，参考资料有 194 余种，是《嘉祐本草》的 3 倍。

（4）《证类本草》　《嘉祐本草》和《本草图经》问世后，由于分刊，不便检阅，唐慎微合二书为一书。唐慎微并本增加内容很多，举凡经、史、子、集有关药物资料，统统收入书中，定名《经史证类备急本草》，简称《证类本草》。

《证类本草》成书于 1097～1100 年间，载药 1746 种，析为 32 卷。其分类和文献来源的标记，悉依《嘉祐本草》之旧，唯唐氏所增资料，皆冠以墨盖子标记。唐氏所增资料分药物和注文两类。特别在方论和单方，几乎全是新加的。计有古方、单方 3000 余首，征引经、史、方书近 250 家。由于新增资料多，因此在分卷方面比《嘉祐本草》扩大了。除序例上下两卷未动外，其余 18 卷被扩充到 29 卷。宋代本草到此可谓发展到了顶峰（详见第五章）。

2. 一般本草

（1）《本草衍义》　作者寇宗奭，撰于 1116 年，1119 年由其侄寇约刊行。共 20 卷。卷一至卷三为序例，卷四至卷二十为 502 种药物的各论（《嘉祐本草》467 种和附录 35 种），参考有关文献及寇氏自己的辨药、用药经验，辨析与讨论。其内容涉及各种药物的名义、产地、形色、性状、采收、真伪鉴别、炮炙、制剂、药性、功能、主治、禁忌及用药方法等，并结合具体病例阐明作者本人的观点，纠正了前人的一些错误（详见第五章）。

（2）《履巉岩本草》　作者王介，成书于 1220 年。这是我国现存最早的彩绘地方草药图谱，共 3 卷，收药 206 种（实存 202 种），每药一图，先图后文。各药文字不多，主要记载药物的性味、功能、单方及别名等。书中图形精美，合乎比例，又多系写生得来，据药图可考其大部分药物的品种来源，因而具有较高的学术价值。该书已经考订的新增品种有 22 种，如曼陀罗、虎耳草、醉鱼儿草等（详见第九章第四节）。

3. 附在其他书中的本草

（1）《太平御览·药部》《太平御览》由李昉等编于 977～983 年，凡 1000 卷，分为 55 门。其卷九八四至卷九九三为药部，载药 202 种，还有 120 种被分散在其他各卷中。全书总计收药 320 余种。各药内容与一般本草中药物的内容不同。该书仅仅是汇集前代方书的本草资料，对失传的古本草研究有很大的参考价值。

（2）《太平圣惠方·药论》《太平圣惠方》由王怀隐等编纂，成书于 992 年，凡 100 卷，分 1670 门，载方 16834 首，其卷二为药论。药论有论 4 首，相制使药 199 种，反药 3 条，诸疾通用药 96 类，服诸药忌 17 条，五脏用药 123 种，其中五脏用药是后世药物归经的基础。

（3）《梦溪笔谈·药议》《梦溪笔谈》由沈括作于 1086～1095 年。卷二十六载药议 28 条，加上《补笔谈》卷三药议 12 条，共有 40 条。该书对于药物产地、性状、鉴别、功用、同名异物等论述颇精。

此外，《苏沈内翰良方》《惠民药局记》《圣济总录·序例》《洗冤录·诸毒》《通志二十略·昆虫草木略》等亦有很多药物有关内容。

（二）宋代本草特色

1. 版刻促进本草广泛传播　印刷技术的广泛应用，为医药文献的传播提供了便利。为适应采用雕版印刷技术出版书籍的需要，宋代本草文献增补了一些旨在保留前代本草面貌的新体例。由于宋代本草学家杰出的工作，在本草文献和民间药物经验整理方面取得了辉煌的成就，从而使宋代本草在整个本草学术发展史上起到承上启下、继往开来的作用。北宋官修的《开宝本草》《嘉祐本草》《本草图经》等出色地完成了对前代本草资料的汇辑校订和当代药物的发掘整理工作，唐慎微的《证类本草》集北宋以前本草之大成，达到了一个前所未有的高峰。嘉祐年间的全国药物大普查，使药物基原辨正工作取得了辉煌的成就。南宋本草在考订药性、精简本草内容以符实用方面也做了大量的工作。这一时期还首次建立了国家药政管理机构——官药局。药物炮制、制备在继承发扬古代方法的基础上又有了新的进展，为此后金元时期药理发展创造了条件。

宋代的本草可分为官修本草和民间本草两个系列。历代由政府主持编修的本草以宋代最多，这也是宋代本草的特点。当时的官修本草有《开宝本草》《嘉祐本草》《本草图经》和《绍兴校定经史证类备急本草》；民间本草主要有《重广补注神农本草并图经》《经史证类备急本草》《本草衍义》《履巉岩本草》《宝庆本草折衷》。

主要的本草都在北宋完成，这是因为唐宋年间广大劳动人民在药物学方面已经积累了极为丰富的经验和理论知识，客观上需要及时总结。到南宋时，本草发展不大，一般都是节录北宋的大部头本草而成的小册子。所以北宋本草偏于提高，南宋本草偏于普及。

2. 保持《新修本草》的传统性 宋代本草在编写体例上，大致承袭《新修本草》体例。在分类方面是按药物自然来源分类，不过宋代把"兽禽"再进一步细分为人、兽、禽三类。分卷方面，除药物总论仍分序例上下两卷外，药物各论由《新修本草》18卷扩充到28卷。文献来源标记方面，除《神农本草经》作白字、《名医别录》作黑字外，其余皆用文字注明。在书写格式方面，正文作单行大字，注文作双行小字。总之，本草学自陶弘景《本草经集注》到唐慎微《证类本草》都是一脉相承的。

3. 药物、注文、附方等大增 宋代本草收载药物数量不断地增加。《开宝本草》比《唐本草》增加133种，到《嘉祐本草》增加99种，《证类本草》又增加664种。由《唐本草》850种到《证类本草》1746种，增加一倍有余。注文增的也很多，《开宝本草》仅有200味药有注文，引用文献也不过数种，到了《证类本草》，几乎全部药物皆有注文，引用文献达250余种。在附方上，唐代《食疗本草》虽有附方，但为数不多，到《证类本草》，所附古方、单方3000余首。

4. 保存了很多古代失传的方书、本草资料 宋代的本草如《证类本草》《太平御览·药部》等，都保存有很多失传的方书本草资料。后人从事古本草方书研究不能见到原书时，可以从那里寻找断编残简，而能知其梗概。像清代孙星衍、黄奭、顾观光和日本的森立之等所辑的《神农本草经》，皆以宋代本草为主要的来源。

5. 内容朴实，编纂实事求是 宋代本草的内容很朴实。对药物名称、产地、性状、鉴别、炮制、主治功用等，都是据实记载的。对于临床应用，都是按症言治，极少用阴阳五行等理论作为药物功用的说理工具，联系中医理论也很少，归经学说似不多见。

宋代本草编纂不单纯从文本上去推求，还注意到联系实际事物。如《嘉祐本草》对新增的胡芦巴不知放在何类，结果根据广州进献的药图，把它列在草部下品末。像苏颂、沈括、郑樵等宋代杰出的科学家，他们都注意到目验，理论联系实际。

五、金元本草概况及特色

（一）金元本草概况

伴随医学的演进，金元时期本草学理论也发生了重大变化，主要是注重临床用药的实际需要和药性理论的探讨。金元本草与前代本草的主要区别点大致有三：一是以《素问》药学理论为指导探讨药物的性能、应用，完善药性理论，不涉及传统本草所重视的药物基原、形态、品质等药学内容；二是着重记述药物主要功用，药性标识一新；三是收载药物种数较少，多为临床常用。

1. 药性本草类 主要有《珍珠囊》《药类法象》《用药心法》《汤液本草》。

《珍珠囊》，金代张元素著，成书于12世纪，又称《洁古珍珠囊》，是金代较有代表性的药学论著。内容丰富而简练，主要讨论了100种（一本为113种）药物的气味（厚薄）、阴阳、升降浮沉、补泻、功用、归经、配伍宜忌。张元素的有关论述系将《素问》中所涉药性理论和具体药物结合起来，进而将药物的性、味、臭、色等与脏腑相联系；按十二经归类诸药性能，将归经学说首次系统化、具体化。药物的基本性能比过去大为扩充，辨析药物性能也更为细致。

《药类法象》和《用药心法》，李东垣撰。《药类法象》重在药性理论的归纳，主要概述药物气味厚薄，阴阳升降，论脏腑归类，气味补泻关系；按风升生、热浮长、湿化成、燥降收、寒沉藏等五类，列举药物百味。《用药心法》概述药物的临床应用，主要讲临床按证用药，组方、引经报使，并讲炮炙、煎煮、服药等法。

《汤液本草》，元代王好古撰于1298年。全书共3卷，上卷录《药类法象》《用药心法》及王好古本人论说，分专题阐述药理。中下卷摘取《证类本草》常用药及张元素、李东垣用药经验，简要述之。本书虽然收药不多，但综合了金元药理学说的主要成就，以实用为主旨，对研究金元医学和本草学史具有参考价值。

2. 食物本草类 如《饮膳正要》，为元代饮膳太医忽思慧著，成书于1330年。该书偏于食补，主要以健康人膳食标准立论，注意饮食卫生，明显具有营养学意义，为元代重要的食疗营养著作，对饮膳烹饪制作也有较大参考价值。

此外，还有歌诀类本草，如《图经备要本草诗诀》《本草歌诀》等。

（二）金元本草特色

1. 作者多属医家 金元时期，撰本草者多属医家，以临床应用为主。不像宋代本草广收博引，形成大型综合性本草类书。综合性本草少，而精炼简单本草多。刘完素、张元素、李东垣等对药理学说撰述，都是短篇专论，对药物临床应用重视，对药物形态、性状、炮制则少有论述。

2. 注重归纳药理 金元时期本草在本草内容上，多精炼药效、归纳药理。金元各派医家，利用宋代刊行的本草医书，从中选择最常用的药物，根据临床用药经验，进行理论研究，将经验用药上升为理论，指导用药，形成气味厚薄、归经、引经、升降浮沉等药性理论体系，以简驭繁，成为金元时期本草主要特点。

六、明代本草概况及特色

（一）明代本草概况

明代医药方面的成就尤为突出，药学的进步超过了以往任何时代，出现了杰出的医药学家李时珍及其《本草纲目》，对后世产生了极为深远的影响。明代中后期，本草著作不仅数量迅速增多，而且富有特色，呈现出前所未有的繁荣局面。

1. 综合性本草

（1）《本草品汇精要》 太医院院判刘文泰等奉敕领衔编撰于1505年。全书共42卷，分为玉石、草、木、人、兽、禽、虫鱼、果、米谷、菜等10部，每部又分上、中、下三品，共收药物1815种。全书附彩图1358幅，新增图366幅，是我国古代最大的一部彩色本草图谱。该书是我国封建社会最后一部官修本草。但稿存内府，未予刊行（直到1936年始由商务印书馆出版），因此不曾在历史上发挥过作用。

（2）《本草纲目》 李时珍历时27年完成巨著，成书于1578年。全书52卷，载药1892味，附图1109幅，附方11096首。该书是我国药学史上的一部巨著，既是药学与医学的著作，又是当时动物学、植物学、矿物和冶金学等相关知识的科学总结，其影响远远超出了本草学范围，在世界自然科学史上谱写了光辉的篇章。《本草纲目》全面系统整理了明以前的本草学成就，辑录和保存了大量古代药学文献，并补充了许多经采访和亲身体验得到的知识，内容丰富，资料广博，堪称明以前本草之大成（详见第六章）。

2. 简要本草类 大型综合性本草内容虽然丰富，但不适合临床医家应用。为了医家方便，明初出现了一些简要性本草。

（1）《本草蒙筌》 陈嘉谟撰于1565年。全书12卷，载药742种，详述447种。该书原为学徒编写，重点内容编为歌括，采用韵语写成，便于记诵，是一种启蒙入门、简要实用的本草。

（2）《本草原始》　李中立辑于 1612 年。全书 12 卷，从《本草纲目》中辑录 452 种药物性味主治功用，其中 379 味绘有图，图旁注明药材鉴别特征，反映当时用药实际品种。

（3）《本草汇言》　倪朱谟撰于 1624 年。全书 20 卷，载药 581 种，附药图 530 余幅，其中药材图 180 余幅。仿《本草纲目》分类。书中记载了 100 多位医家的药论与处方，大大丰富了临床用药和药性理论的内容。所汇辑的大量医籍方书，有些未见刊行，有些已刊而今佚，因此，有着重大的文献价值。

此外，还有张景岳《本草正》（1624 年）、贾所学《药品化义》（1644 年）、卢之颐《本草乘雅》（1647 年）等。

3. 专门性本草

（1）《神农本草经》辑注类　主要有《神农本草经疏》和《神农本草经》辑复本。《神农本草经疏》简称《本草经疏》，缪希雍撰于 1623 年。该书从《证类本草》中选出 490 种药，以《神农本草经》药物为主，分别用注疏的形式加以发挥。在药性理论和临床用药方面均有新意，对药学理论的发展有比较深远的影响。

《神农本草经》辑复本由卢复辑于 1616 年，按《本草纲目》卷二所载《神农本草经》目录，辑药 360 种。该书为现存最早《神农本草经》辑复本。

（2）食物本草类　主要有《食物本草》和《救荒本草》。《食物本草》卷首题"元东垣李杲编辑，明濒湖李时珍参订"，实乃后人托名。据考证系明代姚可成汇辑，具体成书年代不详。全书 22 卷，共载食物 1682 种（目录载 1689 种），内容大部分采自《本草纲目》，也引用明代及明以前其他有关食疗文献。该书十分重视水在保健治病中的重要作用，故收集水部的内容最多，共有 750 条，其中有全国各地名水 37 处、名泉 650 余处。

《救荒本草》由朱橚撰于 1406 年。全书收可食植物 414 种。记产地、形态、性味、有毒无毒、食用方法等，每种附有药图。

此外，还有《野菜谱》《野菜博录》等。

（3）炮制类本草　主要有《炮制大法》，缪希雍撰于 1622 年。该书载药 439 种，转录《证类本草》"雷公曰" 172 条。增补后世一些制药法，对药材真伪优劣，畏恶宜忌，煎药、成药运用也有论述。

（4）地方本草类　主要有《滇南本草》，作者兰茂，成书于 1436～1449 年。书中所载药物主要为云南嵩明杨林山和滇池流域的草药和民族药。本书流传不广，经明、清两代医药家的传抄增补，今存诸本差别较大，收药 26～458 种。其中务本堂本收药最多，达 458 种（详见第九章第五节）。

（二）明代本草特色

1. 本草发展不平衡　明代从 1368 到 1644 年，共计 276 年，其中前 200 年本草著述不过 40 余种，发展慢，水平较低；后 76 年，著述梳理多，水平高。而且诸家本草不局限于摘录前人论说，更多地阐述当时的用药经验。

2. 综合性本草成就大　在综合性本草中，以《本草纲目》最突出。全书内容十分丰富，涉及范围很广，不仅是一部最完备的药物学巨著，也是一部博物学著作。

3. 本草附图很多　有的为墨线图，如《本草纲目》；有的为彩色图，如《本草品汇精要》；有的图转绘自《证类本草》，有的是自绘。其中《救荒本草》《本草原始》刻图较精。

七、清代本草概况及特色

（一）清代本草概况

1. 综合性本草　清代大型综合性本草少见，仅有续编工作，即《本草纲目拾遗》。《本草纲目拾遗》，作者赵学敏，初稿成于 1765 年。历时 38 年才完成全部书稿，属《本草纲目》拾遗之作，相当于《本草纲目》的续编。共 10 卷。收录新增药物 716 种，与《本草纲目》相同者 205 种，共计 921 种。该书是清代记载草药、新药最多的一本，也是本草问世以来增药数目之冠。所收大量民间医方，简便有验，并保存了不少业已散失的方药书籍内容，是珍贵的文献资料（详见第六章）。

2. 节纂本草类　清代本草有 400 多部，在内容上，除少数专门性本草，如《植物名实图考》，以及少数地方性本草有新见外，绝大部分本草的内容，均未能超越《本草纲目》，所以清代很多医家学习《本草纲目》，多数是摘录并编辑成书。其内容比《本草纲目》简单，收载药数少，以常用药为主，重点节录性味、主治、功用及发明、附方等项下内容，很切合临床应用。如刘若金《本草述》、郭佩兰《本草汇》、汪昂《本草备要》、严洁等《得配本草》、黄宫绣《本草求真》等，都是有名的节要本草，内容精炼，适合临床应用。

3. 歌赋本草类　歌赋类本草部头小，收载药数少，都是常用药，其内容精炼，文句押韵，易于背诵，学术水平虽不高，但普及性强，适合初学用。如何岩《药性赋》、张秉成《本草便读》、黄钰《本经便读》等，都是歌赋类本草。

4. 辑复《神农本草经》类　清代因文化禁锢，很多知识分子转向古籍经书的考证。清代辑复《神农本草经》，都是在研究经书余暇做的。清代辑成的《神农本草经》，如：①孙星衍、孙冯翼辑《神农本草经》，成于 1799 年；②顾观光辑《神农本草经》，成于 1844 年；③黄奭辑《神农本草经》（此书全抄二孙辑本），成于 1865 年；③王闿运辑《神农本草经》，成于 1885 年；④姜国伊辑《神农本草经》，成于 1892 年。

5. 注解《神农本草经》类　清代注解《神农本草经》，侧重药物作用机制解释，但说理多用五行生克、取类比象。如张隐庵《本草崇原》、张璐《本经逢原》、姚球《本草经解》（托名叶天士撰）、邹澍《本经疏证》、陈修园《神农本草经读》、徐大椿《神农本草经百种录》等。

6. 节纂改编《本草纲目》类　清代节纂改编《本草纲目》的书最多，如《本草纲目必读》《本草择要纲目》《读本草纲目摘录》《本草纲目易知录》及《法古录》。清代几乎所有临床应用的本草，都是摘取《本草纲目》常用药及其精要内容改编而成。

7. 药材真伪鉴别类　清代药物鉴别多附在本草书中，单独成书者较少。如《伪药条辨》，清末郑肖岩撰。该书为郑氏行医识药的经验，对药材真伪、优劣鉴别论述较详，后为曹炳章增订出版。

8. 图谱本草类　清代图谱本草多数是转录《本草纲目》药图，附在本草中。亦有少数是自绘插图，例如吴其濬《植物名实图考》、刘善述《草木便方》等。

9. 地方本草类　《草木便方》，刘善述撰于 1870 年，为四川地方本草；《生草药性备要》，何谏撰，是广东地方本草；《本草补》，墨西哥的石振铎撰于清康熙三十六年（1697 年），是较早的域外本草。

10. 中西医结合本草　鸦片战争后，西方药学传入中国，对传统中药理论产生影响。一些人对中药的药理开始怀疑。例如清末陈周《药性论》对中药取类比象的说法提出异议，章穆《调疾饮食辨》对五色归五脏提出异议。《本草问答》乃唐宗海与张伯龙相互问答，撰于1893年，此书不讲临床药性，对中药药理某些问题进行讨论，兼比较中西医的药物不同，其讨论仍以中药传统药理解释为主。

11. 单味药专著类　对一些临床常用药物如人参、鹿茸、附子的药材规格、质量优劣、鉴别、销售、功效等详加论述，如《人参谱》，陆烜撰于1766年;《人参考》，唐秉钧撰于1778年;《人参图说》，郑昂撰，1802年刊;《参谱》，黄叔灿撰，1808年刊;《附子辨》，罗健亨撰。

（二）清代本草特色

清代本草特点，概括起来是"三少六多"。"三少"，即大型综合性本草少，有新见的本草少，水平高的本草少。除少数本草（吴其濬《植物名实图考》、赵学敏《本草纲目拾遗》等）外，多数本草质量不高，无新见。"六多"，指本草种类多、药物分类方法多，编写节纂改编的多，食物本草相互抄袭的多，注释联系五行生克多，临床和启蒙读物多。

1. 药物分类方法多　清代药物分类有三品分类、自然属性分类、药性分类、经络分类、脏腑分类、脉象分类、病症分类等。按三品分类，如清代诸家所辑《神农本草经》，均按上、中、下三品分类;按自然属性分类，多是沿袭《本草纲目》分类，但排列次序互有出入，如郭佩兰《本草汇》、汪昂《本草备要》、吴仪洛《本草从新》等;按药性分类，即按寒、热、温、平等分类，如何岩《药性赋》;按药物作用分类，如黄宫绣《本草求真》，将药物按作用分为补、涩、散、泻、血、杂、食物7类，每类各分为若干子目;按经络分类，如姚澜《本草分经》，以十二经、命门、奇经为纲，类列诸药，各经之下分攻、补、散、和、寒、热六类。

2. 相互改编多　清代对《本草纲目》节纂改编得最多。清代本草几乎都参阅过《本草纲目》。此外，还有对其他本草的改编。

（1）改编清代刘若金《本草述》　苏廷琬加以改编，易名《药义明辨》。张琦加以改编，易名《本草述录》。杨时泰将刘氏书予以节要，易名为《本草述钩元》。

（2）改编清代汪昂《本草备要》　吴仪洛将《本草备要》增订，易名为《本草从新》。叶桂将《本草从新》增加杂部内容，易名为《本草再新》。徐大椿将《本草备要》《本草从新》加以精减，易名为《药性切用》。

此外，清代李延昰改编明代贾九如《药品化义》，后世易名为《辨药指南》;尤乘改编李延昰版本，易名为《药品辨义》。凌奂改编吴古年《本草分队》，易名为《本草害利》。

3. 临床和启蒙读物多　清代本草有400多部，其中普及性本草占一半，多数是将《本草纲目》节录成简要性本草。如汪昂《本草备要》极为盛行。这些本草水平虽不高，但实用性大，特别对临床医家最适用。此外，清代歌赋类本草特别风行。因为歌赋类本草部头小，收载药数少，多是常用药，内容精炼，文句押韵，易于背诵，适合学徒及临床经验不多者应用。

总之，我国本草学，自汉代至清末，每个时代都有它的成就。在本草著作方面，代代相传，日益繁荣。古代本草著作的递嬗关系大致如下:《神农本草经》→《名医别录》→《本草经集注》→《新修本草》→《开宝本草》→《嘉祐本草》→《证类本草》→《本草纲目》→《本草纲目拾遗》。

在药物数量上，历代都有增加，从《神农本草经》，到清代《本草纲目拾遗》，共发展到2608种。体例逐渐完善，资料与内容日趋丰富。纵观两千多年来本草学的发展，历代本草典籍构成了一个伟大的宝库，是先贤留给我们宝贵的财富。

扫一扫，查阅
本章数字资源，
含 PPT、音视
频、图片等

《神农本草经》是中医药的源头之作，也是中医药经典之一，奠定了中医药的基础。西晋皇甫谧《针灸甲乙经》序云："伊尹以亚圣之才，撰用《神农本草》以为汤液。"宋刻《伤寒论》序云："是仲景本伊尹之法，伊尹本神农之经。"元代的王好古《汤液本草》序云："世皆知《素问》为医之祖，而不知轩岐之书，实出于神农本草也。殷伊尹用本草为汤液，汉张仲景广汤液为大法，此医家之正学，虽后世明哲有作，皆不越此。"学习《神农本草经》有助于理清中医药发展的源与流，明辨发展趋势，汲取营养，推动中医药惠及民众健康。

第一节 《神农本草经》简介

《神农本草经》作为最早的一部中医药学专著，以下从作者及成书年代、主要内容、特色与价值、版本流传和学习方法五方面介绍。

一、作者及成书年代

按现有史料，著者不详，书名所指"神农"是作为三皇之一的炎帝，尝百草，"教耕生谷，以致民利"，西晋皇甫谧《帝王世纪》云："炎帝神农氏长于江水，始教天下耕种五谷而食之……尝味草木，宣荣疗疾，救夭伤人命，百姓日用而不知，著本草四卷。"唐司马贞《补史记三皇本纪》云神农"尝百草，始有医药"。成书后托名于神农，体现古代尊古之风使然。按书中出现的较多的东汉时地名和外来药物，暂认定其成书于东汉末年。

二、主要内容

《神农本草经》全书仅有一万三千余字，语言简练，蕴意深刻，分为四卷，卷一序录，为全书总论，涵盖了三品分类原则、药物配伍、五味四气、炮制、制剂、诊疗方法、服用方法、大病所主等内容；各论包括卷二上经、卷三中经、卷四下经等三卷，分别有 120 味、120 味、125 味本草药物，合计 365 味，每味本草记录其名称、性味、主功效、辅功效、一名和生态等六方面内容。

三、特色与价值

1. 奠定中药理论基础　体现在《神农本草经》序录和每味中药的功能表述中，给后人以诸多启示。

（1）确立三品分类原则　率先对中药临床疗效与安全性进行评价。"上药一百二十种为君，主养命以应天。无毒，多服久服不伤人……中药一百二十种为臣，主养性以应人。无毒有毒，斟酌其宜……下药一百二十五种为佐使，主治病以应地。多毒，不可久服。"按药物安全性分为上品无毒，中品一半无毒、一半有小毒，下品多毒三类，有毒之品可通过炮制减毒增效加以调控，作用于人而达强身健体的目标。对药物按毒性高低（无毒居上品，有毒无毒之间处中品，有毒可炮制调控列下品）的标识始于《神农本草经》，为后世临床品种选择提供了借鉴，只有临床疗效与安全性并重才可入列中药，否则一概不选。

（2）总结方剂配伍原则   "药有君臣佐使，以相宣摄合和。宜一君二臣三佐五使，又可一君三臣九佐使也。有单行者，有相须者……凡此七情，合和视之。"

（3）提炼出中药五味四气   即酸咸甘苦辛五味，寒热温凉四气。

（4）归纳药材生产要点   围绕药材产地加工、优质药材出产地域、鉴别和使用凝练要点。

（5）制剂原则   随药物自身特点调制，如可调制成丸剂、散剂、汤剂、酒剂、膏剂等剂型。

（6）辨证施治   针对病证特点和趋势给予施治，"欲疗病，先察其源，先候病机。五脏未虚，六腑未竭，血脉未乱，精神未散，服药必活……病势已过，命将难全。"

（7）药物疗病   采用逐步递增药量的方式，做到病去即止。

（8）对症下药   "疗寒以热药，疗热以寒药；饮食不消以吐下药……各随其所宜。"

（9）服药方法   根据疾病在人身体的部位上、下、里、外深浅程度不同，选择在饮食前后或一天早晚的时间段服用药物。

（10）大病所主   将中医临床上遇到的各种病证归纳，精炼成十二大类疾病予以概括。

2.指导临床实践   《神农本草经》每味中药详细记载味与性、临床功效（包括主功能与辅助功能）等，直接指导临床应用，不是中药来源形态、产地等简单记载。尤其每味中药的功效以"主……"等进行表述，对临床应用起到画龙点睛的作用。如"牡桂，味辛，温。主上气咳逆，结气，喉痹，吐吸。利关节，补中益气"。此牡桂即桂枝，张仲景《伤寒论》第一方"桂枝汤"主治"太阳病，下之后，其气上冲者"，与神农"牡桂"之功吻合。综上，《神农本草经》所载非简单经验累加，而是达到一定高度，并极具特色，直接指导临床应用。

3.优选中药品种   《神农本草经》所载药物传承几千年沿用至今不衰，仍作为中医临床的主流品种在应用。

（1）中药临床疗效佳   上品养命，中品养性，下品治病，不同层次搭配，帮扶人们恢复健康体魄，再通过合理组方，临床治疗效果佳。被誉为"众方之祖"的《伤寒论》，其中近90%的药物来自《神农本草经》所载药物。

（2）中药安全性最重要   神农在序录中明言中药重品德，无毒者居上品，介于有毒无毒之间居中品，有毒但经过产地加工和炮制，毒性可以控制的居下品。

（3）中药资源丰富   如大黄、黄连、甘草、桂枝、菟丝子等，资源易于采集、获取，易繁殖再生，中药品种资源的可再生量多于消耗量，保证了中药应用的长盛不衰。

4.药名信息丰富   《神农本草经》选取中药品种的主要特征命名，言简意赅，稍加注意即可发现药物形态、生态、物候和功能等信息。

（1）点明中药药用部位形、色、气味   如人参、大黄、黄连、白头翁、败酱、丹参、苦参、甘草、牛膝、五味子等。

（2）明确生长环境，便于采集   如泽兰、泽泻、泽漆、石韦、石斛、水苏、海藻、水萍、水芹、水蛭。

（3）融入物候、功能等内容   如款冬花、防风、积雪草、夏枯草、半夏、冬葵子等，使本草名称传承至今，韵味十足。

四、版本流传

《神农本草经》早已亡佚，仅剩下四卷本《神农本草经》，通过《本草经集注》《新修本草》《证类本草》《本草纲目》等得以将其内容保存下来。自南宋王炎《本草正经》辑佚开始，有明代卢复《神农本草经》辑佚本，至清代中后期辑复《神农本草经》开始走向顶峰，有沿用至今的几种辑佚本，如清代孙星衍、孙冯翼合辑本，顾观光辑佚本，日本森立之辑佚本。现代又有各种辑佚校注本，如尚志钧辑校本、马继兴辑注本等。

五、学习方法

《神农本草经》经文简明扼要，为推开这扇本草经典之门，以下对句读结构、认识正体字和辨识中药来源等学习方法进行介绍。

1. 句读结构辨析　古文没有句读，每人根据程度的不同，对其语意的理解也呈现不同。从各家辑复的经文来看，每味药物的经文标点均不一致，有的根据语意来标点，有的根据治疗病症进行标点，却没有注意到层次和功能主辅之别，这给阅读和理解《神农本草经》经文带来不便。实际上，阅读《神农本草经》宜从每味药经文层次的组织和主辅功能来标点。全经有五种结构。

（1）存在主、辅、久三层结构　主要出现于《神农本草经》上经药物中，如：

　　薯蕷　味甘，溫。
　　　　　主傷中。（主功能）
　　　　　補虛羸，除寒熱邪氣，補中益氣力，長肌肉。（辅助功能）
　　　　　久服耳目聰明，輕身不飢，延年。（久服功能）

（2）全部以补为主，不分主辅，与久服相连　如：

　　蓬蘽　味酸，平。
　　　　　安五藏，益精氣，長陰令堅，強志倍力，有子。（主功能）
　　　　　久服輕身不老。（久服功能）

（3）主辅功能分明　出现在《神农本草经》中经和下经药物中，如：

　　紫參　味苦，寒。
　　　　　主心腹積聚寒熱邪氣。（主功能）
　　　　　通九竅，利大小便。（辅助功能）

（4）考虑主辅分明，有寒热积聚状态的出现，与上同　如：

　　麻黃　味苦，溫。
　　　　　主中風傷寒頭痛，溫瘧。（主功能）
　　　　　發表出汗，去邪熱氣，止咳逆上氣，除寒熱，
　　　　　破癥堅積聚。　　　　　　　　　　　　　　}（辅助功能）

（5）同类疾病，全为主　如：

　　敗醬　味苦，平。
　　　　　主暴熱火瘡赤氣，疥瘙，疽痔，馬鞍熱氣。（全为主功能）

通过对经文结构的理解和判断，对把握经文主旨，理解其中药物的主功能和辅助功能，进而融入临床有着直接的指导作用。

2. 认识繁（正）体字 通过查阅全部经文发现，仅有238个汉字存在繁（正）体字和简体字之别，除去带有偏旁部首的"贝""门""金"等64个字，仅有174个字需要识认，且大多数属于药名和病名，这样学习繁（正）体字比较简化和容易。从繁（正）体字中可以发现药名背后的形态、生态和功能等诸多信息。

3. 学会辨识中药来源 平时多去留心发现，将点滴观察融入日常生活中，保持随时观察和记录的习惯，逐步认识中药生长发育随时间的变化状态，了解物候等生物学习性，并在确认无毒的情况下，向神农学习"口尝"的方法，尝一尝其味，增强体会。

第二节 《神农本草经》选读

《神农本草经》主要内容有卷一序录和卷二上经至卷四下经，共4卷，选读时，首先选出总论"序录"，逐条阐述，其次从上、中、下三经中共选34味药物，加注按语，帮助大家阅读。

一、序录

【原文】*

卷一

上藥一百二十種爲君，主養命以應天。無毒，多服久服不傷人。欲輕身益氣，不老延年者，本上經。

中藥一百二十種爲臣，主養性以應人。無毒有毒，斟酌其宜。欲遏病，補虛羸者，本中經。

下藥一百二十五種爲佐使，主治病以應地。多毒，不可久服。欲除寒熱邪氣，破積聚，愈疾者，本下經。

三品合三百六十五種，法三百六十五度，一度應一日，以成一歲。倍其數合七百三十名也。

【按语】

序录位于全书之首，开宗明义，提出三品分类等中药理论原则性内容，与临床应用结合十分紧密。

该书以"无毒，可以久服，欲轻身益气，不老延年者本上经""无毒有毒，斟酌其宜，欲遏病，补虚羸者本中经""多毒，不可久服，欲除寒热邪气，破积聚，愈疾者本下经"来界定上经、中经和下经药物各自的特点，虽寥寥数语，但从安全和有效性的角度给后代本草及临床使用奠定了基本框架，如"上药为君，中药为臣，下药为佐使"，为药物配伍使用指明了方向，后代著名医家张仲景在《伤寒论》方剂配伍时，基本沿用此种配伍原则。

地球绕太阳一周的均数是365天，形成春、夏、秋、冬四季，神农选择本草的味数正好顺应此周天变化，用本草来调整阴阳失衡的人体，既有养命、养性之品，又有治病之物。

【原文】

藥有君臣佐使，以相宣攝合和。宜一君二臣三佐五使，又可一君三臣九佐使也。

---

* 原文以清代顾观光辑复的《神农本草经》为底本，参考了马继兴辑注本和杨鹏举校注本，并重新添加标点。

【按语】

该段点出临床方剂中君、臣、佐使之间有配合，"君药"在首位，入方作用最大，"臣药"辅佐，位列其次，"佐使"辅助君药和臣药，处在最末。此理论直接指导临床方剂应用，张仲景《伤寒论》上的方剂因效果显著而被尊称为经方，所用药物沿用"君臣佐使"的配伍理论。

【原文】

藥有陰陽配合，子母兄弟，根莖花實，草石骨肉。

【按语】

药物配合是阴阳相济，调整失衡人体，并且在药用矿物、植物和动物中进行选择，子母如乌头与附子；兄弟如隶属乌头属的乌头、天雄和牛扁，半夏属的半夏与虎掌等；根茎花实，草石骨肉则是从药用部位的选择上指明用根、根茎、茎木、花序或花、果实或种子，有植物亦有动物和矿物，如牡蛎、海蛤和文蛤。

【原文】

有單行者，有相須者，有相使者，有相畏者，有相惡者，有相反者，有相殺者。凡此七情，合和視之。當用相須、相使者良，勿用相惡、相反者。若有毒宜制，可用相畏、相殺者，不爾，勿合用也。

【按语】

《神农本草经》首载药物的七情配伍原则，为临床组方指明了方向，后世的配伍理论多发源于此。

【原文】

藥有酸鹹甘苦辛五味，又有寒熱溫凉四氣及有毒無毒。

【按语】

神农十分重视本草"味"与"气"以及是否有毒的记录，这是本草的主要特性与味道，与主治相应，如五味子，只云其酸味，故能"主益气，咳逆上气，劳伤羸瘦"。

【原文】

陰乾暴乾，采造時月，生熟，土地所出，真僞陳新，並各有法。

【按语】

该段强调了药物的产地加工、采集时间、生熟、产地及真伪优劣、新鲜或陈用，应该因药制宜。"生熟"，如生姜，生用发散，熟用和中。《神农本草经》提出用药须分新陈，唐《新修本草》明确提出"六陈"的说法。金元时期出现了"六陈歌"：枳壳陈皮半夏齐，麻黄狼毒及吴萸，六般之药宜陈久，入药方知奏效齐。著名方剂"二陈汤"，即以"陈"为名。而药物采挖后趁鲜使用，香气浓郁，临床上对急症、表证及伏暑、伤暑、血热等常以鲜药治之，每获捷效。

【原文】

藥性有宜丸者，宜散者，宜水煮者，宜酒漬者，宜膏煎者；亦有一物兼宜者，亦有不可入湯酒者。並隨藥性，不得違越。

【按语】

这段强调了临床具体用药时根据药物的特性正确选择剂型的重要性。《伤寒杂病论》在《神农本草经》剂型基础上发展为多种，有汤、丸、散、软膏、栓剂、糖浆剂等十余种。《神农本草经》从药物自身特点入手选择适宜的剂型，在今天依然有指导作用。如雷丸，主要活性成分是雷丸素，遇热会失去活性，用雷丸驱虫时须冲服。

【原文】

　　欲療病，先察其源，先候病機。五藏未虛，六府未竭，血脈未亂，精神未散，服藥必活；若病已成，可得半愈；病勢已過，命將難全。

【按语】

　　该段为诊治疾病的原则，辨证施治，了解疾病发生的根源和趋向，应时而治，才能恢复正常状态，如果病势太过，则很难恢复到原来的状态。《素问·四气调神大论》中也强调："是故圣人不治已病治未病，不治已乱治未乱，此之谓也。夫病已成而后药之，乱已成而后治之，譬犹渴而穿井，斗而铸锥，不亦晚乎。"均强调抓住治疗时机，趁病势未成，及时治疗。

【原文】

　　若用毒藥療病，先起如黍粟，病去即止。不去，倍之；不去，十之。取去爲度。

【按语】

　　《神农本草经》主张使用毒性药物治疗疾病时，应从极小剂量开始，逐步加量，直至病愈。这种剂量递增的方法在《伤寒论》中也有应用实例，如用乌头桂枝汤治寒疝，乌头有毒，故"初服二合，不知，即服三合，又不知，复加至五合"。渐次增加服用量，直至人体恢复健康状态。

【原文】

　　療寒以熱藥，療熱以寒藥；飲食不消以吐下藥；鬼疰蠱毒以毒藥；癰腫瘡瘤以瘡藥；風濕以風濕藥。各隨其所宜。

　　病在胸膈以上者，先食後服藥；病在心腹以下者，先服藥而後食；病在四肢血脈者，宜空腹而在旦；病在骨髓者，宜飽滿而在夜。

【按语】

　　第一段指明不同疾病对证治疗的药物类型，辨证施治的源头出处即在此。第二段表述为服药时间和方法，强调饮食和睡眠对服药时间的影响，视疾病所在位置加以区分。先秦医家已认识到服药时间对疗效的影响。如《素问》中四乌鲗骨一芦茹丸及泽泻饮皆要求"后饭"。王冰注："饭后药先，谓之后饭。"《五十二病方》及《武威医简》部分方剂条下有"药先食后""先食饮之""以朝未食时傅"等记载。《神农本草经》在服药时间上做了详细的论述。

【原文】

　　夫大病之主有：

　　中風傷寒寒熱。

　　溫瘧，中惡，霍亂。

　　大腹水腫，腸澼下利，大小便不通。

　　賁豚上氣，咳逆嘔吐。

　　黃疸，消渴。

　　留飲癖食，堅積癥瘕。

　　驚邪，癲癇，鬼疰。

　　喉痹齒痛，耳聾目盲。

　　金瘡踠折。

　　癰腫惡瘡，痔瘻瘿瘤。

　　男子五勞七傷，虛乏羸瘦；女子帶下崩中，血閉陰蝕。

　　蟲蛇蠱毒所傷。

　　此大略宗兆，其間變動枝葉，各宜依端緒以取之。

【按语】

该段将临床病证概括为十二大类，涉及外感（中风伤寒寒热），外疫（温疟，中恶，霍乱）；排泄失调（大腹水肿，肠澼下利，大小便不通）；气行上逆（奔豚上气，咳逆呕吐）；水液失运（黄疸，消渴）；积聚（留饮癖食，坚积癥瘕）；精神（惊邪，癫痫，鬼疰）；五官（喉痹、齿痛、耳聋、目盲）；外伤（金疮，踒折）；疮疡（痈肿，恶疮，痔瘘，瘿瘤）；男、女科（男子五劳七伤、虚乏羸瘦，女子带下崩中、血闭阴蚀）；外毒（虫、蛇、蛊毒所伤）。

二、药物选读

为阅读方便，按矿物药、植物药和动物药的顺序介绍。

【原文】

龍骨

味甘，平。主心腹鬼疰，精物老魅，欬逆，泄利膿血，女子漏下，癥瘕堅結，小兒熱氣驚癇。久服輕身，通神明，延年。生山谷。

【按语】

龙骨是哺乳动物骨骼在地球发生突然大变化时被深埋地下，经高温高压而成，具有强烈的吸湿性。此药具有重镇潜阳，消坚破积之功。以化石作药，是神农的独特选择。

【原文】

朴消

味苦，寒。主百病。除寒熱邪氣，逐六府積聚，結固留癖。生山谷。

【按语】

朴消，硫酸盐类芒硝族矿物有朴消、芒硝、玄明粉三种，三者同源。朴消为天然芒硝的粗制品或精炼芒硝时的滓底。

天然产芒硝，加热水溶解过滤，滤液冷却，取初次析出的结晶为朴消；现用天然硫酸钠，加热水溶解后过滤，滤液放冷后析出的结晶作朴消用。天然芒硝加水溶解，放置使杂质沉淀，过滤的滤液加热浓缩，冷后析出的结晶晾干为芒硝。玄明粉为无水芒硝。医者认为，使用玄明粉泻下，药性平和，无腹痛之弊。《神农本草经》介绍其功除寒热邪气，逐六腑积聚、结固留癖，因而可以主百病。

【原文】

石膏

味辛，微寒。主中風寒熱，心下逆氣，驚喘，口乾舌焦，不能息，腹中堅痛。除邪鬼，產乳，金創。生山谷。

【按语】

矿物药石膏来源于硫酸钙类矿物。古今医家甚为推崇，张锡纯《医学衷中参西录》认为石膏退热之功卓著："其性凉而能散，有透表解肌之力，为清阳明胃腑实热之圣药。无论内伤、外感用之皆效，即他脏腑有实热者，用之亦效……盖石膏生用以治外感实热，断无伤人之理，且放胆用之，亦断无不退热之理……石膏之性，又善清瘟疹之热……又善清咽喉之热……又善清头面之热。退热只能生用……煅后则增收敛生肌之功，外用为主。"

【原文】

石鐘乳

味甘，溫。主欬逆上氣。明目，益精，安五藏，通百節，利九竅，下乳汁。一名留公乳。生山谷。

【按语】

石钟乳来源于石灰岩溶洞钟乳石滴下的液体。《神农本草经图考》释名为：以石为钟，描述其形态，石钟之乳，才是"石钟乳"，由名可知，此物是液态，非固体。一名留公乳，"留"有保留、伺候之义，"公"是对长者尊称，合而为伺候尊长之乳。味甘，才有益精、安五脏之功，而同类之物孔公孽、殷孽则无此功。后人将"石"字由首字变为末字，就成了固态的"钟乳石"。字序一变，其甘补之功不复存在。

【原文】

孔公孽

味辛，溫。主傷食不化邪結氣，惡瘡疽瘻痔。利九竅，下乳汁。生山谷。

【按语】

孔公孽来源于石灰岩溶洞中悬挂的钟乳石，其中有孔洞，似树木多分的枝节，其味辛，没有滋补功能。孔公孽与石钟乳为同一来源，只是固态和液态的不同，故有利九窍、下乳汁之功；固态之药，主伤食不化邪结气，恶疮疽瘻痔，与同称"孽"的殷孽相似，而液态的石钟乳不具备这种功能。

【原文】

殷孽

味辛，溫。主爛傷瘀血，泄利寒熱，鼠瘻癥瘕結氣。一名薑石。生山谷。

【按语】

殷孽来源于地下累积而起的钟乳石也，此为溶洞钟乳石滴下之汁，在地上凝结而成，"一名姜石"，描述其形态不规则之石也。殷孽功能与石钟乳无相似之处，而与孔公孽相似增多，如主烂伤瘀血，鼠瘻，结气，并多出泄利寒热、癥瘕之功。

【原文】

卷柏

味辛，溫。主五藏邪氣，女子陰中寒熱痛，癥瘕血閉絕子。久服輕身和顏色。一名萬歲。生山谷石間。

【按语】

卷柏，来源于蕨类卷柏科植物卷柏 *Selaginella tamariscina*（Beauv.）Spring 和垫状卷柏 *S. pulvinata*（Hook. et Grev.）Maxim. 的全草。生于石壁之上，叶似侧柏，失水后易卷曲，神农因而命名"卷柏"。其贴石生长，寒暑直对，"枯"而复生，"主五脏邪气，久服轻身和颜色"，并用于"女人阴中寒热痛，癥瘕血闭绝子"之证。

【原文】

牡桂

味辛，溫。主上氣欬逆，結氣，喉痹，吐吸。利關節，補中益氣。久服通神，輕身不老。生山谷。

【按语】

牡桂来源于樟科植物肉桂 *Cinnamomum cassia* Presl 幼枝。神农选择牡桂与菌桂入药，从名称与功效比较可见，"牡"有蓬勃向上的健壮之义，药用不仅主上气咳逆，结气等，还能利关节，补中益气，是一种攻补兼用之品。张仲景《伤寒论》第一方"桂枝汤"中桂枝之药证，与神农"牡桂"之功相合。

【原文】

细辛

味辛，溫。主欬逆，頭痛腦動，百節拘攣，風濕痹痛，死肌。久服明目，利九竅，輕身長年。一名小辛。生山谷。

【按语】

细辛来源于马兜铃科植物北细辛 *Asarum heterotropoides* Fr. Schmidt var. *mandshuricum*（Maxim.）Kitag.、细辛 *A. sieboldii* Miq. 等根和根状茎。由细辛之名，知其根细而辛，辣、麻、凉之味浓烈，经久难散，给尝过细辛者留下难忘印象。掌握药名信息，可知质量和功效特点。中药有超过细辛之细兼辛者，很难再找到。细辛之基原，先是以陕西华山产者为道地药材，后因资源短缺导致应用范围受限，又在东北发现辽细辛更具优势，并且栽培成功，资源充足，成为新的道地药材。

细辛在古今应用广泛而有效，因细辛之味浓烈，研粉吞服刺激咽喉，有人针对吞服散剂提出"不过钱"之建议，可后世不问剂型，一律称"细辛不过钱"（1 钱约 3g），使众多医者被束缚，徒有良药却治不好病。《伤寒论》载细辛 17 方次，如小青龙汤、麻黄附子细辛汤、当归四逆汤等，细辛用量不比其他药物用量轻。实际上，细辛入煎剂常常超出 3g，值得深入研究。

【原文】

人參

味甘，微寒。主補五藏，安精神，定魂魄，止驚悸，除邪氣，明目，開心益智。久服輕身延年。一名人銜，一名鬼蓋。生山谷。

【按语】

人参来源于五加科人参属人参 *Panax ginseng* C. A. Mey. 的根。神农共选六种参：人参、丹参、沙参、苦参、玄参、紫参。除人参"味甘"，其他五参均味苦。味甘的人参主补五脏，兼有除邪气之功，而其他五参均以主心腹邪气、癥瘕积聚为主。神农所用的"参"，以通为补也，并且均是寒与微寒之品，兼有益肺气（沙参）、补肾气（玄参）、补中（苦参）、益气（丹参）之功。它们均是根类，根为植物自己的贮藏部位，只有紫参无补之功，因其药用部位是根状茎，每年不断更新，没有较长时间的储备物质。

【原文】

茈胡

味苦，平。主心腹腸胃中結氣，飲食積聚寒熱邪氣。推陳致新。久服輕身，明目，益精。一名地薰。生山谷。

【按语】

茈胡来源于伞形科植物 *Bupleurum chinense* DC.、狭叶柴胡 *B. scorzonerifolium* willd 根。"茈"有紫、柴两种读音，茈胡则读为柴，后人为区分两字，以木易草，而改"茈"为"柴"，成为"柴胡"也。茈胡为双子叶植物，但叶与单子叶禾本科植物稻、麦相似，细长而具平行脉。茈胡根基部木质化而坚硬。一物兼备草木之性，罕见也。茈胡虽为伞形科植物，但其辛香之气味并不浓烈，神农云其味苦，平。味苦则泻，推陈致新，主心腹肠胃结气，饮食积聚寒热邪气，是一味治少阳病的重要本草。

【原文】

茵陳蒿

味苦，平。主風濕寒熱邪氣，熱結黃疸。久服輕身益氣，耐老。生丘陵阪岸上。

【按语】

茵陈蒿来源于菊科植物茵陈蒿 *Artemisia capillaris* Thunb. 和滨蒿 *A. scoparia* Waldst. et Kit. 幼苗。茵陈之幼苗丛生而密，多毛而绵软，正如软绵绵的垫褥。此苗生于宿根之上，而称"茵陈"，茵陈为蒿类，合称"茵陈蒿"。茵陈春采幼苗，多毛而绵软，药材称为绵茵陈。或有不明神农命名之意，认为有"蒿"字，即是茵陈已开花结果呈蒿状之植物入药也。神农命名，是让后人准确认识本草基原植物，而不是指药材，"茵陈蒿"之名指其植物，而非药用部位。因此茵陈蒿的药用部位即今普遍使用的幼苗，药材名即"绵茵陈"。

【原文】

菖蒲

味辛，溫。主風寒濕痹，欬逆上氣。開心孔，補五藏，通九竅，明耳目，出音聲。久服輕身不忘，不迷惑，延年。一名昌陽。生池澤。

【按语】

菖蒲来源于天南星科菖蒲属水菖蒲 *Acorus calamus* L. 和石菖蒲 *Acorus tatarinowii* Schott 根状茎。水菖蒲冬天休眠者，生于水边及沼泽湿地，分布广，资源丰富。石菖蒲是多年生常绿草本，只分布于亚热带地区的山溪石缝中。后代认为石菖蒲的气味更芳香，根状茎更紧实，开心孔、通九窍之力更强，逐渐成为中药菖蒲的佳品。

《名医别录》始载菖蒲的药材"一寸九节者良"，指石菖蒲根状茎节间短缩而密，是质优之药材。后人误用毛茛科植物阿尔泰银莲花 *Anemone altaica* Fisch 根状茎，称之"九节菖蒲"流入药材市场。这种植物与菖蒲气味功能全不相同，纯属伪品。

【原文】

石韋

味苦，平。主勞熱邪氣，五癃閉不通。利小便水道。一名石皮。生山谷石上。

【按语】

石韦来源于蕨类植物石韦属石韦 *Pyrrosia lingua* (Thunb.) Farw.、庐山石韦 *P. sheareri* (Bak.) Ching、有柄石韦 *P. petiolosa* (Christ) Ching 的叶。"石韦"及"一名石皮"两名是描述该药蔓延石上，其叶如皮，因韦、皮均是"皮"。石韦蔓延生于林缘溪边的半阴环境石上，沿石面常有涓涓细流。叶如皮而厚，冬天不枯而抗寒湿，此环境生长的植物能清热利尿，神农称"主勞熱邪气，五癃閉不通，利小便水道"。

【原文】

麻黄

味苦，溫。主中風傷寒頭痛，溫瘧。發表出汗，去邪熱氣，止咳逆上氣，除寒熱，破癥堅積聚。一名龍沙。生川谷。

【按语】

麻黄来源于麻黄科草麻黄 *Ephedra sinica* Stapf、木贼麻黄 *E. equisetina* Bge. 和中麻黄 *E. intermedia* Schrenk ex C. A. Mey. 的草质茎。麻黄生长于沙漠干旱地区，耐旱耐寒耐风沙。茎上无正常的叶片，光合与呼吸全赖草质茎，集上下输导和内外气体水分交换功能于一体。质轻，有抗干旱、抗风寒之能力，味苦，温，其通之功明显，发表出汗，去邪热气，止咳逆上气，除寒热，疏通全体，可破癥坚积聚，还可利水。

　　麻黄之茎生长在空气中，其质轻扬，味苦带辛，发汗之力强；麻黄根生土中，质重，味甘，具收止之功而止汗。

【原文】

　　大黄

　　味苦，寒。主下瘀血，血闭寒热，破癥瘕积聚，留飮宿食，荡滌肠胃，推陈致新，通利水穀，调中化食，安和五藏。生山谷。

【按语】

　　大黄来源于蓼科掌叶大黄 *Rheum palmatum* L.、唐古特大黄 *Rh. tanguticum* Maxim. ex Regel、药用大黄 *Rh. officinale* Baill. 根和根状茎。大黄之名，根大而色黄，应用广泛，功效卓著，能下，能破，能荡，能推，能通，能调，还能安和五脏。功效与其自身特性相关：生高寒空旷的山区，根大而黄，味苦寒，但气清香，气与味的共同作用起到通上彻下，调中化食，安和五脏之功。曾有人将产于中国青藏高原的大黄引至欧洲栽培驯化，最后形成当地一种食用蔬菜。大黄只有在中国青藏高原才能育成，而其他环境引种只能另作他用。

【原文】

　　厚朴

　　味苦，溫。主中風傷寒頭痛寒熱，驚悸，氣血痹，死肌。去三蟲。生山谷。

【按语】

　　厚朴来源于木兰科植物厚朴 *Magnolia officinalis* Rehd. et Wils.、凹叶厚朴 *M. officinalis* Rehd. et Wils. var. *biloba* Rehd. et Wils. 树皮。厚朴之名与其药用之皮相关，"朴"乃木皮也，皮厚故称"厚朴"。来自西部的"川朴"质量最佳，来自东部的"温朴"略次。两者分别源自植物厚朴和凹叶厚朴之树皮。厚朴味苦，温，温则主祛寒，所以"主中风伤寒头痛寒热"。"惊悸，气血痹死肌"也均由寒而致。还有去三虫之功。

【原文】

　　白頭翁

　　味苦，溫。主溫瘧狂易寒熱，癥瘕積聚癭氣。逐血，止痛，金創。一名野丈人，一名胡王使者。生山谷。

【按语】

　　白头翁来源于毛茛科植物白头翁 *Pulsatilla chinensis*（Bunge）Regel 的根。神农为帮助人们正确识别和使用，命名依据的特征多是原植物、原动物显著而易辨别的形状，白头翁之名是对其果序而言，如满头披散白发的白头老翁，这种形态，植物界稀有，其他植物无法混入。一名野丈人，一名胡王使者，均指头上有白发的老者或头上戴有白色皮毛的帽饰形态。

　　陶弘景误以药材之根来理解，称其"近根处如白茸状，似人白头"。导致白头翁伪品最多，因为有很多植物根处有白茸，历史上不同地区人们选择不同的带白茸的根当"白头翁"药用，如毛茛科野棉花、大火草、秋牡丹、打破碗花花、草玉梅、二歧银莲花，蔷薇科委陵菜、翻白草、银叶委陵菜，菊科祁州漏芦、兔耳风、珠光香青、火绒草、鼠曲草、羊耳菊，石竹科白鼓丁；唇形科筋骨草等，均因为药材有白色毛茸而被不同地区当作白头翁应用。故理解神农本意，溯源来探索，有助于发现中药发展过程中的问题所在，以免产生不良后果。

【原文】

杏核仁

味甘，溫。主欬逆上氣雷鳴，喉痹。下氣，產乳，金創，寒心賁豚。生川谷。

【按语】

杏核仁来源于蔷薇科植物杏 *Armeniaca vulgaris* Lam.、野杏 *A. vulgaris* Lam. var. *ansu*（Maxim.）Yü et Lu 等种子。杏核仁、桃核仁、郁李仁，均来源于蔷薇科植物，三仁皆含油脂，有润下之功。它们植株高矮不同，作用部位有别。杏树高大，作用于上；桃树居中，作用于中；郁李植株矮小，作用于下。从分布来看，杏仁分布于温带为主，耐寒，具温性，主咳逆上气雷鸣是它的特点。

【原文】

葛根　葛穀

味甘，平。主消渴，身大熱，嘔吐，諸痹。起陰氣，解諸毒。一名鷄齊根。生川谷。

葛穀　主下利，十歲已上。

【按语】

葛根直而深达地下，贮藏丰富，年久粗大，味甘润；其藤叶攀于树顶，繁茂，光合作用强。葛根可从地下极深之处起阴气，输布整体，以达颠顶。神农取之"起阴气，主消渴，身大热，呕吐，诸痹"，并能"解诸毒"。《伤寒论》中用治"项背强几几"。皆是起阴气，阴阳贯通之效。

葛以广布之葛 *Pueraria labata*（Willd.）Ohwi 为正种（植物学者误记为"野葛"），此种除新疆、西藏外遍布全国；另有一种甘葛藤 *Pueraria thomsonii* Benth. 分布于广东、广西、四川、云南等地，常见栽培，生长快速，一年即可长成，内蕴不足，俗称"粉葛"，其功效不及葛。

【原文】

梅實

味酸，平。主下氣，除熱煩滿，安心，肢體痛，偏枯不仁，死肌，去青黑痣，惡肉。生川谷。

【按语】

梅实来源于蔷薇科植物梅 *Armeniaca mume* Sieb. 近成熟经加工的果实。梅与杏皆是蔷薇科乔木，树形、叶形、果形均相似。不同在于两者分布不同，导致药用部位有别。梅生南方，南方之梅才能结实，北方之梅，仅供观赏，花而不实；杏产北方，江南少有分布。神农杏用核仁，功在仁，因温带植物善贮藏。梅用果实，果肉非植物贮藏之物，仅作吸引传播者之礼品。乌梅之功在果而不在仁。两者均主下气，杏核仁甘温而主咳逆上气雷鸣，喉痹，寒心奔豚；梅实酸平则除热烦满，安心。两者之功不同源于习性、分布之异。

【原文】

枳實

味苦，寒。主大風在皮膚中，如麻豆苦癢。除寒熱結，止痢，長肌肉，利五藏，益氣輕身。生川澤。

【按语】

枳实来源于芸香科植物枸橘 *Poncirus trifoliata*（L.）Raf. 果实。枳，即枸橘也，唐宋之前枳实，皆是枸橘。常绿植物，分布纬度越高，抗性越强。枸橘是芸香科常绿类分布最北的种类，被神农优选作为本草枳实使用。明代，取长江以南果大的酸橙作枳实，占据了枸橘位置。但在福建等地仍以枸橘作枳实应用也，因福建人有很多由河南迁入，他们仍把家乡优良本草品种带去培植使用和传承。

【原文】

草蒿

味苦，寒。主疥瘙痂痒，恶疮。杀虫，留热在骨节间，明目。一名青蒿，一名方溃。生川泽。

【按语】

草蒿来源于菊科植物黄花蒿 *Artemisia annua* L. 与青蒿 *A. carvifolia* Buch. -Ham. ex Roxb. 全草。草而高者称"蒿"，草蒿，草中之蒿，更显其特殊茂盛。"一名青蒿"，指他蒿皆绿，唯此独青。"一名方溃"，"方"古通"防"，方溃则有防止溃烂之义，草蒿主疥瘙痂痒，恶疮，正与防溃有关。另有一种"黄花蒿"叶略带黄，可抗疟，现作青蒿之正品。屠呦呦据葛洪《肘后备急方》中之方法，研制出抗疟药物，拯救多人性命，引起世界对中国本草的瞩目，被授予诺贝尔奖。

【原文】

百合

味甘，平。主邪气腹胀心痛。利大小便，补中益气。生川谷。

【按语】

百合来源于百合科植物 *Lilium brownii* F. E. Brown ex Miellez var. *viridulum* Baker、卷丹 *L. lancifolium* Thunb. 等鳞茎。百合，鳞茎中鳞叶多枚，抱合茎基，状如白莲花，名之"百合"。百合味甘、平，食之如薯，既是良药，又是佳肴，补中益气之功显也。百合鳞叶中营养物质是提供给自己生长之用，春季生长过程中逐渐消耗干瘪，然后再在其内积聚膨大，至秋又成。此类替代生长，仅能入中品，养性以应人。百合百瓣围中，主邪气腹胀心痛；喜生湿处，鳞茎下垂至土之深层，而利大小便也。

【原文】

半夏

味辛，平。主伤寒寒热，心下坚。下气，喉咽肿痛，头眩，胸胀，欬逆，肠鸣，止汗。一名地文，一名水玉。生山谷。

【按语】

半夏来源于天南星科植物半夏 *Pinellia ternata*（Thunb.）Breit. 块茎。神农以季节名词命名本草有"夏枯草"，还有"半夏"。夏枯，夏天不再见到，半夏，在夏天偶尔可见也。它喜温暖湿润，喜荫蔽，忌高温、干旱、强光照射。春天，快速生长，夏天高温主动回避，天凉又快速生长。在亚热带，一年出苗 2～3 次，甚至 9～10 月还可见其开花结果。"半夏"之名非来自五月生，而是避高温，夏天半休眠，遇到凉爽气候，还会抓紧生长，所以称为"半夏"。神农称半夏"主伤寒寒热，心下坚"，在张仲景《伤寒杂病论》中含半夏的方剂有 54 首。

习谓半夏有毒，药用块茎，刺激人的口腔，咽喉又麻又痛，似被蝎子蜇了一样疼痛难忍；医家早就知道半夏毒性乃其刺激性物质，所以在六陈歌中写明半夏以陈久入药，刺激减小，功效保持，奏效奇特。

半夏和天南星科磨芋、芋头、天南星等一样，块茎中含有大量的防御病原微生物和地下昆虫伤害的针晶，一旦摄入人、畜口腔，刺激强烈。所谓的毒乃刺激口腔黏膜之物，此为物理刺激，半夏经过久煎，针晶被破坏，麻舌刺激消除，所谓"毒性"全无，并能很好地保持半夏功效。半夏生用外敷治疗疮疖痈肿，也是利用其"毒"性的草酸钙针晶而起的作用。

人们在未明白半夏之"毒"为何物时，为减缓半夏毒性，盲目采取多种炮制法，如清半夏、法半夏、姜半夏等。经炮制后，麻舌感减了，功效也减了。古人有众多使用生半夏的医案，采用生半夏久煎之法，效果非常好！如《金匮要略》小半夏汤用生半夏一升，有"以水七升煮取一升半"之久煎法。

【原文】

乾薑

味辛，溫。主胸滿，欬逆上氣。溫中，止血，出汗，逐風濕痺，腸澼下痢。生者尤良。久服去臭氣，通神明。生山谷。

【按语】

干姜来源于姜科植物姜 *Zingiber officinale* Roscoe 根状茎。"薑"，同"疆"，界也。本草之名用"薑"，加草字头成"薑"，《说文解字·艹部》云："薑，御湿之菜也。"所主皆湿邪所致疾患也。干姜，是为了储藏、运输而采用的加工后的药材。姜，适应性强，栽培广泛，就地取材，使用鲜姜效果更佳，神农曰，"生者尤良"。

【原文】

烏頭

味辛，溫。主中風，惡風洗洗出汗。除寒濕痺，欬逆上氣，破積聚寒熱。一名奚毒，一名即子，一名烏喙。生山谷。

汁　煎之名射罔，殺禽獸。

【按语】

乌头来源于毛茛科植物乌头 *Aconitum carmichaeli* Debx. 母根。乌头的地下块根黑色似乌鸦之头，其末尖而又似乌鸦之喙，因而有乌头、乌喙之名。乌头春萌时采集母根为"乌头"，秋采成熟的子根为"附子"，同一植物，不同采收季节形成功效有别的良药。自从乌头栽培后，川乌是四川生产附子之母根，乃枯槁之物，不再具有神农所介绍的川乌之功。

【原文】

貫眾

味苦，微寒。主腹中邪熱氣，諸毒。殺三蟲。一名貫節，一名貫渠，一名百頭，一名虎卷，一名扁符。生山谷。

【按语】

贯众形态独特，叶丛生地表，柄附着于地下根状茎上。叶片年年更新，叶柄下端为贮藏器官，肥大而不枯萎，年复一年，累加成串，被根状茎一线贯之，神农选为良药，命名"贯众"。在众多的贯众药用基原中，鳞毛蕨科的贯众 *Cyrtomium fortunei* J. Smith 是被古人优选出来的植物，它们分布最广，采集容易，资源丰富，尤其是药用部分的形体适中。

【原文】

附子

味辛，溫。主風寒咳逆邪氣。溫中，金創，破癥堅積聚血瘕，寒濕踒躄，拘攣膝痛不能行步。生山谷。

【按语】

附子来源于毛茛科植物乌头 *Aconitum carmichaeli* Debx. 的子根。中药"乌头"药用部位是块根，又称"母根"，为地上茎叶花实生长提供营养的仓库，待到植物开花结果并形成新的块根后，内含物质消耗殆尽而空虚。这种空虚之体只适合祛风、除寒湿、破积聚，而缺乏温中、强健之功能；"附子"又称"子根"，是当年生成的块根，体内贮存丰富，为下一年生长提供充足营养，药材坚实，药用有温中之功。两者生长发育阶段不同，功效不同。

【原文】

桃核仁 桃花 桃梟 桃毛 桃蠹

味苦，平。主瘀血血閉，癥瘕邪氣。殺小蟲。生川谷。

桃花 殺疰惡鬼。令人好顏色。

桃梟 微溫，主殺百鬼精物。

桃毛 主下血瘕，寒熱積聚，無子。

桃蠹 殺鬼邪惡不祥。

【按语】

桃核仁来源于蔷薇科植物桃 *Amygdalus persica* L.、山桃 *A. davidiana*（Carr.）C. de Vos ex Henry 种仁。桃核仁即桃的核仁，野生者仁饱满。蔷薇科果实及核仁类均有行气之功，梅实、杏核仁下气；蕤核主心腹邪结气；郁李仁主大腹水肿，面目四肢浮肿，行水气；而桃核仁主瘀血血闭，癥瘕邪气。

【原文】

栀子

味苦，寒。主五内邪氣，胃中熱氣，面赤酒皰皶鼻，白癩赤癩瘡瘍。一名木丹。生川谷。

【按语】

栀子来源于茜草科植物栀子 *Gardenia jasminoides* Ellis 果实。栀子味苦寒，色"丹"，当以清热为主，神农用以"主五内邪气，胃中热气面赤，酒疱皶鼻，白癩赤癩，疮疡"，包括内热及外显肌肤之病。另外，神农以"丹"命名的植物有丹参和牡丹。丹参、牡丹均为寒性，丹参味苦，主心腹邪气；牡丹味辛，则"主寒热中风，瘛疭，痉，惊痫邪气"。

【原文】

牡蠣

味鹹，平。主傷寒寒熱，溫瘧灑灑，驚恚怒氣。除拘緩，鼠瘻，女子帶下赤白。久服強骨節，殺邪鬼，延年。一名蠣蛤。生池澤。

【按语】

牡蛎附着于海滨岩石而生，累累堆积如丘，丘陵为牡，溪谷为牝，此"牡"之义；"蛎"，高也，海生之"虫"，累而高之，称"蛎"，合而呼为"牡蛎"。牡蛎属蚌类，两壳相合，有"一名蠣蛤"。牡蛎集生于海岸线一带浅海岩石表面，经得起海潮涨落，海浪扑打，与生活在深海贝子之治下血、五癃、利水道不同，而有主伤寒寒热，温疟洒洒之功。

【原文】

蜈蚣

味辛，溫。主鬼疰蠱毒，啖諸蛇蟲魚毒。殺鬼物老精溫瘧，去三蟲。生川谷。

【按语】

《医学入门》曰"大吴川谷中最广，江南亦有之，背绿腹黄，头足赤而大者为公，黄细者为母，故曰吴公"，增"虫"字旁，则为"蜈蚣"。

【原文】

丹雄鷄 頭、肪、腸、肶胵裹黃皮、屎白、黑雌鷄、翮羽、鷄子、鷄白蠹味甘，微溫。主女人崩中漏下，赤白沃。補虛，溫中，止血，通神，殺毒，辟不祥。生平澤。

頭　主殺鬼。東門上者尤良。

肪　主耳聾。

腸　主遺溺。

肶胵裹黃皮　主泄利。

屎白　主消渴，傷寒寒熱。

黑雌雞　主風寒濕痹，五緩六急。安胎。

翮羽　主下血閉。

雞子　主除熱，火瘡，癎痙。

雞白蠹　肥脂。

【按语】

"奚"上为手，中为索，下为人也，上下联之，手持索以拘罪人。"奚"之本义是"奴"。"雞"乃为奴之鸟，人饲以食。或称佳奴，"雞"，能司晨，又是佳肴，故有"雞"（"鷄"的异体）字。雄鸡有红冠，称为丹雄鸡。神农选其药用，最为方便，九个附药，全经附药之冠，知神农选药以方便、安全、有效并充分利用资源为旨也。

扫一扫，查阅
本章数字资源，
含 PPT、音视
频、图片等

《本草经集注》又名《本经集注》《集注》，是南北朝齐梁时代的著名医药学家陶弘景编撰的一部本草专著。本书初步建立古代综合本草的模式，为后世大型综合本草的编纂奠定了基本框架。

第一节 《本草经集注》简介

一、作者及成书年代

陶弘景（公元 456—536 年），字通明，生于南朝宋代，卒于南朝梁代，江苏丹阳秣陵人（今南京市江宁区人）。陶弘景自幼聪颖好学，少年时喜读葛洪的《神仙传》《肘后方》，深受道教思想的影响。19 岁开始为官，41 岁时辞官隐居于江苏茅山，自号华阳隐士，后人称之为陶隐居。陶弘景隐居之后，以炼丹修道、研究学问为生活的主要内容，他一生著作很多，以《本草经集注》影响最大。

陶弘景有感于《神农本草经》"魏晋以来……或三品混糅，冷热舛错，草石不分，虫兽不辨，且主治互有得失，医家不能备见。"遂以《神农本草经》的传本为基础，以《名医别录》为副品，进行校勘整理注释，合为一书，命名为《本草经集注》。本书约成书于南北朝南齐永元二年（公元 500 年）前后。

二、主要内容

《集注》共 7 卷，分为序录和正文两部分，卷一为序录，卷二至卷七为正文，共收载药物730 种。

序录为总论，首先回顾了本草的发展概况，然后对《神农本草经》序例的条文逐条加以解释、补充，并针对当时药材伪劣品较多的现象，详细地记述了药物采收、鉴别、炮制、制剂及合理取量方面的理论和操作原则，并增列了"诸病通用药""解百药及金石毒例""服药食忌例""凡药不可入汤酒者""诸药畏恶七情表"等，极大地丰富了药学总论的内容。

正文为药物各论，所收载的 730 种药物，其中辑自《神农本草经》和《名医别录》各 365种。在药物的分类方面，创造性地采用按药物自然来源属性分类的方法，将药物分为玉石、草木、虫兽、果、菜、米谷（食）6 类，各类中又结合三品分类法安排药物的顺序。另外，尚有179 种药物，虽有文字记载但无人认识，将其归之为"有名未用"类，总计 7 类。

三、特色与价值

1. 首创药物自然属性分类法 《集注》将《神农本草经》的三品分类改为按药物的自然属性分类，这是药物分类的显著进步。与《神农本草经》的"三品"分类法相比，既便于使用者查询，又便于对药物的总结。这种分类方法在本草史上具有非常深远的影响，为后世本草药物分类的主要依据。在以后的一千多年间一直被沿用，并加以发展、完善。

2. 写作手法独特，重视传承 《集注》对药物的记述，采用了3种文字加以区别，即朱墨分书，小字作注的方式。用朱色大字（红字）书写《神农本草经》原文，墨色大字（黑色）书写《名医别录》原文，各药项下用小字书写陶氏注文（在后世本草中这类注文前均记以"陶隐居书"）。这种朱墨分书记载不同的文献来源的方法，首开标注文献出处的模式，有效地保存了文献资料，使新、旧不同出处内容不相混淆，学术源流清晰可见，是非曲直各有所归，在中医药文献学上具有非常进步的意义。这种有意识地保留前人著作的内容，不将注者的意见强加于人，不割裂、不篡改的写作方式，体现了本草著作的继承性和延续性。对于药性，《集注》以朱点为热，墨点为冷，无点为平。这在全凭手抄的年代，不失为一种事半功倍的有效办法，从中足见其整理工作的周密细致与独具匠心。

3. 系统总结了南北朝以前的本草成就 《集注》在《神农本草经》的基础上，对药物的性味、功效逐条进行了总结，注文中补充了大量后世本草文献资料及有关药物调查的资料，并对药物的产地、采集、形态鉴别、炮制及应用等提出了本人的见解。这些记载清楚地反映了魏晋、南北朝以来本草学的主要成就，对后世本草学的发展产生了划时代的影响。本书的问世，标志着古代综合本草模式的初步建立，此后大型综合本草的编纂，多以本书为基本框架。

四、版本流传

《集注》最早著录于南朝阮孝绪所著的《七录》中，从唐至宋初都有流传，唐朝廷组织编纂的《新修本草》即在本书基础上进一步修订、增补而成。本书完整的原书早已亡佚，在历代重要的本草著作中，如《蜀本草》《开宝本草》《嘉祐本草》《证类本草》《本草纲目》等，尚保存有本书的佚文，宋代《太平御览》也引用了本书不少佚文。原书文字可见于敦煌和吐鲁番出土的两本残卷，前者仅有卷一序录部分；后者仅为4种药物的残文。1915年罗振玉从日本小川琢治处获得该残卷写本的摄影，并影印收入《吉石庵丛书》，1955年上海群联出版社据《吉石庵丛书》影印本复印。现流传的辑佚本主要有二：一是日本小岛尚真、森立之等的《重辑神农本草经集注》七卷，1972年经冈西为人订补，日本横店书店出版；二是尚志钧的《本草经集注》，1960年辑成，后又加以校勘，1994年由人民卫生出版社出版。

第二节 《本草经集注》选读

从《集注》序录中选取对《神农本草经》序录阐释的原文，并从正文中遴选三味药，加注按语，帮助大家阅读和理解。

一、序录

以下各条原文均分为两段，第一段是《神农本草经》序录原文，第二段小字内容是《集注》针对《神农本草经》原文的阐释。

【原文】 *

上藥一百廿種為君，主養命以應天，無毒，多服久服不傷人。欲輕身益氣，不老延年者，本上經。中藥一百廿種為臣，主養性以應人，無毒、有毒，斟酌其宜。欲遏病補虛羸者，本中經。下藥一百廿五種為佐、使，主治病以應地，多毒，不可久服。欲除寒熱邪氣，破積聚愈疾者，本下經。三品合三百六十五種，法三百六十五度，一度應一日，以成一歲。倍其數，合七百卅名。

本說如此。今案上品藥性，亦皆能遣疾，但其勢力和厚，不為倉卒之效，然而歲月將服，必獲大益，病既愈矣，命亦兼申。天道仁育，故云應天。獨用百廿種者，當謂寅、卯、辰、巳之月[1]，法萬物生榮時也。中品藥性，治病之辭漸深，輕身之說稍薄，於服之者，袪患當速，而延齡為緩，人懷性情，故云應人。百廿種者，當謂午、未、申、酉之月[2]，法萬物熟成。下品藥性，專主攻擊，毒烈之氣，傾損中和，不可恒服，疾愈則止，地體收煞，故云應地。獨用一百廿五種者，當謂戌、亥、子、丑之月[3]，兼以閏之，盈數加之，法萬物枯藏時也。

【注释】

[1] 寅、卯、辰、巳之月：指农历的正月、二月、三月、四月，这是万物复苏、苗壮生长的时节。

[2] 午、未、申、酉之月：指农历的五月、六月、七月、八月，这是万物生长繁荣、开花结果的时节。

[3] 戌、亥、子、丑之月：指农历的九月、十月、十一月、腊月，这是万物成熟、肃杀、收藏的时节。

【按语】

此段首先对《神农本草经》的药物三品分类给予肯定，然后对《神农本草经》三品药的药性特点、适用范围、服用方法做了进一步解释，并说明各品药对应于一年的月份，从药物分类体现了中医学天人相应的思想。

【原文】

藥有君臣佐使，以相宣攝合和，宜用一君、二臣、五佐，又可一君、三臣、九佐也。

本說如此。案今用藥猶如立人之制，若多君少臣，多臣少佐，則勢力不周故也。而檢世道諸方，亦不必皆爾。養命之藥則多君；養性之藥則多臣；治病之藥則多佐。猶依本性所主，而兼復斟酌。詳用此者，益當為善。又恐上品君中，復各有貴賤。譬如列國諸侯，雖並得稱君制，而猶歸宗周。臣佐之中，亦當如此。

【按语】

此段首先对《神农本草经》所言的方剂配伍君臣佐使理论给予肯定，然后指出用药如用人，根据用药目的不同，君臣佐使药的数量宜有所变化；同时，还要根据药性与作用，认真思考选用。《集注》这些认识丰富了药物配伍理论。

【原文】

藥有陰陽配合，子母兄弟，根葉華實，草石骨肉。有單行者，有相須者，有相使者，有相畏者，有相惡者，有相反者，有相殺者。凡此七情，合和當視之。相須、相使者良，勿用相惡、相反者。若有毒宜制，可用相畏、相殺，不爾，勿合用也。

本說如此。案其主治雖同，而性理不和，更以成患。今檢舊方用藥，並亦有相惡、相反者，服之不乃為忤。或能復有制持之者，猶如寇、賈輔漢，程、周佐吳[1]，大體既正，不得以私情為害。雖爾，恐不如不用。今仙方甘草丸，有防己、細辛；世方五石散，有栝樓、乾薑，略舉大者如此，其餘復有數十餘條，別注在後。半夏有毒，用之必須生薑，此是取其所畏，以相制耳。其相須、相使，不必同類，猶如和羹，調食魚肉，蔥、豉各有所宜，共相宣發也。

---

* 原文以日本小岛尚真、森立之《重辑神农本草经集注》（2013 年学苑出版社影印本）为底本。

【注释】

［1］寇、賈輔漢，程、周佐吳：寇、贾分别指东汉时期的寇恂、贾復；程、周分别指东汉末年的程普、三国时期的周瑜。均为著名将领。

【按语】

此段针对《神农本草经》所言的药物阴阳配伍，根据药物来源与药用部位选择用药，以及药物七情做了进一步诠释和鉴别。指出配伍用药，还应考虑药性和作用机理的适宜，否则会造成危害。相恶、相反配伍未必皆是害，也可能有相反相成的作用；若果能如此，这种配伍可以选用。相须、相使的配伍，也不一定是性能功效相同的药物配伍，能提高疗效的非同类药合用都属于相须、相使的配伍关系。

《集注》有“七情药例”专篇，对七情药对集中辑录，明确了141对药对配伍的优良利弊。

【原文】

藥有酸、鹹、甘、苦、辛五味，又有寒、熱、溫、涼四氣，及有毒、無毒，陰乾、曝乾，采治時月生熟，土地所出，真偽陳新，並各有法。

本說如此。又有分劑秤兩，輕重多少，皆須甄別。若用得其宜，與病相會，入口必愈，身安壽延。若冷熱乖衷，真假非類，分兩違舛，湯丸失度，當差反劇，以至殆命。

【按语】

此段在《神农本草经》所言的四气、五味、有毒无毒药性理论，以及药物的产地加工、采集时间、生熟、真伪优劣的理论知识的基础上，指出处方用药时，还须剂量准确，才能有药到病除的效果。如果辨不清病证的寒热真假，剂量不对，药物的剂型也不合适，本来应该好的病反而会加重，甚至致命。

【原文】

藥有宜丸者，宜散者，宜水煮者，宜酒漬者，宜膏煎者，亦有一物兼宜者，亦有不可入湯酒者，並隨藥性，不得違越。

本說如此。又疾有宜服丸者，宜服散者，宜服湯者，宜服酒者，宜服膏煎者，亦兼參用，察病之源，以為其制耳。

【按语】

此段首先对《神农本草经》所言的根据药物的特性正确选择剂型的重要性给予肯定。同时指出，还要根据疾病的特性选择适宜的剂型。根据药物的特性正确选择剂型可以保证药效，根据疾病的特性选择适宜的剂型可以增强药效。《神农本草经》《集注》分别从药物特性和疾病特性两个方面阐述正确选择剂型的重要性，对现今中医临床仍具有指导意义。

【原文】

凡欲治病，先察其源，先候病機。五藏未虛，六府未竭，血脈未亂，精神未散，食藥必活。若病已成，可得半愈。病勢已過，命將難全。

本說如此。案今自非明醫，聽聲察色，至乎診脈，孰能知未病之病乎？且未病之人，亦無肯自治。故桓侯怠於皮膚之微，以致骨髓之痼[1]。非但識悟之為難，亦信受之弗易。

【注释】

［1］桓侯怠于皮膚之微，以致骨髓之痼：出自战国时期思想家韩非创作的散文《扁鹊见蔡桓公》，此文讲述了蔡桓公不听扁鹊劝告讳疾忌医，最后病入骨髓、体痛致死的寓言故事。

【按语】

治病应审因论治，抓住治疗时机，候病势未成，及时治疗可获痊愈。可是，当今一些庸医，不能通过望闻（问）切在疾病未见端倪时做出诊断；而没发病的患者，也不愿早期治疗。因此，有了蔡桓公因错过早期最佳治疗时机而病死的故事。《集注》阐述这些情况，借寓言故事让人意识到治未病、有病早治的重要性。

【原文】

若毒藥治病，先起如黍粟，病去即止，不去倍之，不去什之，取去為度。

本說如此。案蓋謂單行一兩種毒物，如巴豆、甘遂輩，不可便令至劑耳，依如經言。一物一毒，服一丸如細麻；二物一毒，服二丸如大麻；三物一毒，服三丸如小豆；四物一毒……服以數為丸。而毒中又有輕重，如野狼毒、鉤吻，豈同附子、芫花輩耶？凡此之類，皆須量宜。

【按语】

《集注》在《神农本草经》所言使用有毒药治疗疾病时，采用小量递增方法的基础上，阐述还要根据所用药物的毒性大小、所配伍药物是否有毒等具体情况，确定适宜的剂量。安全、合理用药是临床治病首先要考虑的问题，《集注》对有毒药的应用方法做了更具体的论述，对临床用药具有更明确的指导作用。

《集注》创设有"解毒"篇，专门介绍了虫兽毒、病邪毒、药毒、食物毒等各类中毒的处理方法，这是本草中最早的"解毒"专篇，不仅有利于临床安全合理用药、增效减毒提高疗效，还深刻影响了后世本草的编写体例。

【原文】

治寒以熱藥，治熱以寒藥，飲食不消以吐下藥，鬼疰蠱毒以毒藥，癰腫瘡瘤以瘡藥，風濕以風濕藥，各隨其所宜。

本說如此。案今藥性，一物兼主十餘病者，取其偏長為本，復應觀人之虛實補瀉，男女老少，苦樂榮悴，鄉壤風俗，並各不同。褚澄治寡婦、尼僧，異乎妻外家，此是達其性懷之所致也。

【按语】

此段针对《神农本草经》所言根据不同疾病分别选择不同的对证治疗药物，进一步指出：用药治病，既要考虑药的主治特长，同时，还要根据患者的体质、性别、年龄、情志、精神面貌、生活环境和习惯的不同，选择合适的药物。这种观点是对单纯根据病证属性辨证用药的充实发展，体现了中医"因人制宜""因地制宜"的治病理念。

【原文】

病在胸膈以上者，先食後服藥。病在心腹以下者，先服藥後食。病在四肢血脈者，宜空腹而在旦；病在骨髓者，宜飽滿而在夜。

本說如此。案其非但藥性之多方，節適早晚，復須修理。今方家[1]所云先食、後食，蓋此義也。先後二字，當作蘇殿、胡豆之音，不得云蘇田、胡苟音也。此正大反，多致疑或[2]。又有須酒服、飲服、溫服、冷服、暖服。湯有疏、有數，煮湯有生、有熟，皆各有法，用者並應詳宜之。

【注释】

[1]方家：指医生。

[2]疑或：同"疑惑"。

【按语】

确定服药时间是饭前还是饭后，不仅取决于疾病所在位置，还要依据方剂的药性、炮制情况适当调整。《集注》阐述了各种服药方法，使药物服用知识更加丰富、完善。其中"先后二字，当作苏殿、胡豆之音，不得云苏田、胡苟音也。此正大反，多致疑或"恐为衍文。

【原文】

　　夫大病之主，有中風，傷寒，寒熱，溫瘧，中惡，霍亂，大腹水腫，腸澼下利，大小便不通，賁豚上氣，欬逆，嘔吐，黃疸，消渴，留飲，癖食，堅積，癥瘕，驚邪，癲癇，鬼疰，喉痹，齒痛，耳聾，目盲，金創，踒折，癰腫，惡瘡，痔瘻，瘦瘤；男子五勞七傷，虛乏羸瘦；女子帶下，崩中，血閉，陰蝕；蟲蛇蠱毒所傷。此皆大略宗兆，其間變動枝葉，各宜依端緒以取之。

　　本說如此。案今藥之所主，各只說病之一名。假今中風，中風乃數十種，傷寒證候，亦甘餘條。更復就中求其例類，大體歸其始終。以本性為根宗，然後配合諸證，以命藥耳。病生之變，不可一概言之。所以醫方千卷，猶未理盡。

【按语】

　　此段在《神农本草经》对临床病证进行分类的基础上，阐明可以依据临床主治病证分类药物，按病选药。这种分类使药物与临床治疗紧密结合，可以更加高效地选药组方。

　　在《集注》序录中，有"诸病通用药"专篇，根据主治病证分类药物。以病为纲，类列药物，注出药性，列举了80多种疾病的通用药物，不仅给临床医生处方用药带来了极大的方便，而且也开创了按药物功用进行分类的先河。这部分内容后经宋代本草学家增补，到《本草纲目》已集其大成，起到了类似临床用药手册的作用。

二、药物选读

　　《集注》正文部分，对《神农本草经》正文加以辑录，并补充《名医别录》相应内容和陶弘景注文。以下加粗黑体为《神农本草经》原文，非加粗大字为《名医别录》原文，小字为陶弘景注文。

（一）丹沙

【原文】

　　味甘，微寒，無毒。主身體五藏百病。養精神，安魂魄，益氣，明目，通血脈，止煩滿，消渴，益精神，悅澤人面，**殺精魅邪惡鬼**，除中惡、腹痛、毒氣、疥瘻、諸瘡。**久服通神明不老**，輕身神仙，能化為汞，作末名真朱，光色如雲母，可析者良。**生符陵山谷**，採無時。（惡磁石，畏鹹水。）

　　案此化為汞及名真朱者，即是今朱沙也。世醫皆別取武都仇池雄黃夾雌黃者，名為丹沙。方家亦往往俱用，此為謬矣。符陵是涪州，接巴郡南，今無復採者。乃出武陵，西川諸蠻夷中，皆通屬巴地，故謂之巴沙。《仙經》亦用越沙，即出廣州臨漳者，此二處並好，惟須光明瑩澈為佳。如雲母片者，謂雲母沙。如樗蒲子、紫石英形者，謂馬齒沙，亦好。如大小豆及大塊圓滑者，謂豆沙。細末碎者，謂末沙。此二種粗，不入藥用，但可畫用爾。採沙皆鑿坎入數丈許。雖同出一郡縣，亦有好惡。地有水井，勝火井也。煉餌之法，備載《仙方》，最為長生之寶。

【按语】

　　《集注》对朱砂和丹砂进行了区分，指出医生有混用的错误。说明由于产地、光泽、形状、大小的不同，朱砂有不同名称，品质也不相同。并阐述了朱砂的采集方法与炮制方法。《集注》对药物产地、品质的详细记载，为后世认识"道地药材"提供了理论依据。

（二）术

【原文】

味苦、甘，温，无毒。主风寒湿痹，死肌，痉疸。止汗，除热，消食。主大风在身面，风眩头痛，目泪出，消痰水，逐皮间风水结腫，除心下急满，及霍乱、吐下不止，利腰脐间血，益津液，暖胃，消穀，嗜食。作煎餌。久服轻身延年，不飢。一名山薊，一名山薑，一名山連。生鄭山山谷、漢中、南鄭。二月、三月、八月、九月采根，曝乾。（防風、地榆為之使。）

鄭山，即南鄭也。今處處有。以蔣山、白山、茅山者為勝。十一月、十二月、正月、二月采好，多脂膏而甘。《仙經》云：亦能除惡氣，弭災疹。丸散煎餌並有法。其苗又可作飲，甚香美，去水。尤乃有兩種：白尤葉大有毛而作椏，根甜而少膏，可作丸散用；赤尤葉細無椏，根小苦而多膏，可作煎用。昔劉涓子采取其精而丸之，名守中金丸，可以長生。東境尤大而無氣烈，不任用。今市人賣者，皆以米粉涂令白，非自然，用時宜刮去之。

【按语】

《集注》在《神农本草经》对术记载的基础上，补充阐述了术的道地产区，最佳采收时节。并将术根据植物形态、气味、断面特征而分成赤（苍）术与白术两种，为后世本草品种考订提供了借鉴。

（三）人参

【原文】

味甘，微寒、微温，無毒。補五藏，安精神，定魂魄，止驚悸，除邪氣，明目，開心益智，治腸胃中冷，心腹鼓痛，胸脅逆滿，霍亂吐逆，調中，止消渴，通血脈，破堅積，令人不忘。久服輕身延年。一名人銜，一名鬼蓋，一名神草，一名人微，一名土精，一名血參。如人形者有神。生上黨山谷及遼東。二月、四月、八月上旬采根，竹刀刮，曝乾，無令見風。（茯苓為之使，惡溲疏，反藜蘆。）

上黨郡在冀州西南。今魏國所獻即是，形長而黃，狀如防風，多潤實而甘。世用不入服乃重百濟者，形細而堅白，氣味薄於上黨。次用高麗，高麗即是遼東。形大而虛軟，不及百濟。百濟今臣屬高麗，高麗所獻，兼有兩種，止應擇取之爾。實用並不及上黨者，其為藥切要，亦與甘草同功，而易蛀蟲。唯內器中密封頭，可經年不壞。人參生一莖直上，四、五葉相對生，花紫色。高麗人作人參贊曰：三椏五葉，背陽向陰。欲來求我，椵樹相尋。椵樹葉似桐甚大，陰廣，則多生陰地，采作甚有法。今近山亦有，但作之不好。

【按语】

《神农本草经》记载人参性微寒，《集注》记载人参有"微寒""微温"二气，并记载了人参的采收加工方法，为后世认识人参性微温提供了依据；也说明南北朝时期已经认识到加工处理可以影响药性和药效。《集注》对人参的产地、不同产地的药材性状与药效也进行了详细论述，并阐述了人参的贮存方法，对植物形态、生长环境也做了描述。这些内容对后人认识人参道地产区的变迁提供了宝贵的资料；并为重视药物的养护与贮藏、重视道地药材、重视药物的生长环境树立了榜样。

第四章
《新修本草》简介与选读

《新修本草》是由政府组织编修并颁行的我国古代第一部官修本草。它已具有药典的雏形，比欧洲的《纽伦堡药典》早800多年，对世界药学的发展做出了巨大的贡献。

第一节 《新修本草》简介

一、作者及成书年代

作者苏敬（599—674年），唐代湖北人氏，宋代时因避宋太祖赵匡胤祖父赵敬名讳，在有关文献中改称"苏恭"，时任"朝议郎右监门府长史骑都尉"。

唐朝当时社会上所流通、采用的中药学专书，主要是南朝齐、梁时期医学家陶弘景（456—536年）编撰的《本草经集注》。但《本草经集注》在流通过程中，由于多次被辗转传抄，以致出现某些遗漏和错误，造成了用药混乱等现象。在此背景下，编撰一部新的药物学专书，以适应当时医疗之需就显得尤为必要。

唐显庆二年（657年），苏敬向朝廷提出编修新的本草学专著的建议。《唐会要》记载："苏敬上言，陶弘景所撰本草，事多舛谬，请将删补。"唐高宗采纳了此建议，并指定当时担任太尉的长孙无忌领衔组织20余人进行编撰，但实际主持编撰的仍为苏敬。在众多编撰者中，既有掌管医学的太医令和担任皇亲医疗的御医，又有掌管宫廷药物的尚药奉御和药藏监，还有熟悉经籍图书的弘文馆大学士与学士，以及通晓历史的太史令等。经过两年时间，《新修本草》于659年编写完成，由英国公李勣进呈。因是唐代朝廷编撰并颁布，故又名《唐本草》。

二、主要内容

《新修本草》共54卷，由本草、药图、图经三部分组成。其中本草20卷，记述药物的历史、产地、形态、辨别、性味、采制要点与治疗作用等；药图25卷，是根据药物形态描绘的彩色图样；图经7卷，是对药图的文字说明。本草与药图有目录各1卷。

在药物分类方面，沿用陶弘景的方法，按药物自然来源分为玉石、草、木、兽禽、虫鱼、果、菜、米谷、有名未用等9类。除有名未用类外，其他各类又分上中下三品，每个药物品种所涉内容有正名及出处、性味、药毒、功用、生境、产地、异名、采造时月、注文或按语等。在药物品种数目方面，《本草经集注》原载药物730种，《新修本草》增加了114种。编修过程中，曾将《本草经集注》中某些药合并或分条，故《新修本草》载药850种。

药图和图经两部分在宋代以后均已失传，目前已无法考见。现称《新修本草》指的即是本草部分内容。

三、特色与价值

1. 普查药物，广收资料 《新修本草》作为官修本草，实际主编及其参编人员大多为当时著名的中医药专家，具有较高的中医药学术水平；在编写中，广泛征集全国各地药材，"普颁天下，营求药物"（《新修本草》孔志约"序"），朝廷通令全国各郡县，将当地所出产药物同有关记录及描绘的图样，送往京城长安汇总，供编撰者参考采用；编撰过程中多方搜集文献资料和听取群众的用药经验与知识，并对获得的资料和经验知识进行探讨综合，即孔志约《新修本草》"序"中"下询众议""详探秘要，博综方术"。由于编撰人员的专业性，征集资料和药物的广泛性，使《新修本草》具有篇幅大、资料全、内容广等特点，全面、真实、系统地反映了唐代本草学术成就。

2. 体例完备，图文并茂 《新修本草》规范并完善了本草的编纂体例，书中保留了前代《本草经集注》诸药的书写体例，并对新增加的注文冠以"谨按"，附于原有的注说之后，又模仿《神农本草经》和《名医别录》药物的书写顺序，撰成新药条目，末注"新附"二字以示区别，从而使对药物的认识过程和历史十分清晰；其内容不仅包括前人的认识，而且反映了当时对药物的新知。

由于官修本草的编纂属政府行为，是在全国范围内进行药物普查的基础上进行的，能比较全面地了解全国的用药情况，使其内容丰富而充实。

《新修本草》包容丰富的动物、植物、矿物学知识，药物条目下大多附有药图，该书25卷药图是根据全国各州的药材实物标本绘制的彩图，基本反映了当时对药物的全面认识，对研究实际用药情况、鉴别药材的真伪具有十分重要的意义。

编撰过程中还十分注重对药物品种及其内容的全面考证，纠正前人谬误，正如《新修本草》孔志约序记载："《本经》虽阙，有验必书；《别录》虽存，无稽必正。考其同异，择其去取。"

3. 唐以前本草药物学的系统总结 《新修本草》在收集前代本草内容的同时，既注重对药物品种和内容进行认真考订，阐发新的观点，又对药物的药性和主治进行了全面考订，从而使药物内容更加完备和充实，对认识药物和应用药物具有指导作用。《新修本草》还在药物品种、数量方面均有所增加，其中新增药物有114种，不仅较广泛地记载了全国各地的药物，采集了较多的用药经验，同时还吸收了一些国外的药物知识，如蓖麻子、蒲公英、诃黎勒、郁金、胡椒、茴香、阿魏、安息香、龙脑香等。因此，它是唐朝对前代本草学成就的系统大总结。

四、版本流传

《新修本草》原书已佚，仅有残卷遗留于世。如日本江户时期古抄本残卷10卷，敦煌发现该书4类古抄残卷。其文字通过《证类本草》《本草纲目》《本草品汇精要》《备急千急要方》《千金翼方》以及日本的《医心方》等基本上完整保存下来。目前，完整的《新修本草》辑复本有两种。

1. 尚志钧辑本《唐·新修本草》 尚志钧先生积十余年时间完成《新修本草》辑复本，1962年由芜湖医学专修学校出版油印本，早于日本冈西为人辑本2年。1979年尚志钧对内容重加修订，将原朱书部分用黑体字排印，采用简化字，横排，标点，1981年由安徽科学技术出版社出版，更名《唐·新修本草》（辑复本）。2004年，第2版仍由安徽科学技术出版社出版，并附影印残本及研究资料。

　　尚志钧除了辑复《新修本草》，还系统辑复了《吴普本草》《名医别录》《本草经集注》等书，使辑复《新修本草》工作得到深化。与日本冈西为人辑本比较，尚志钧辑本在资料依据、佚文收集、资料取舍、真伪佚文考证及序例中药性的标记方面质量更优，是公认的最好的辑本。

　　2. 日本冈西为人的《重辑新修本草》　此辑本 1964 年先由台湾地区出版。1978 年由日本学术图书刊行会朱墨套色影印精装，并增补了附录的考察部分内容及索引。

　　另外两种分别为日本小岛宝素辑本 10 卷，目前已失佚，仅傅云龙刊本中还保存着小岛宝素所辑的卷三 1 卷；另一种则是清末李梦莹补辑本，其子李浩于 1922 年校补本，藏于中国中医科学院图书馆。

第二节　《新修本草》选读

一、孔志约序

【原文】*

　　蓋聞天地之大德曰生，運陰陽以播物；含靈之所保曰命，資亭育以盡年。蟄穴棲巢，感物之情蓋寡；範金揉木，逐欲之道方滋。而五味或爽，時昧甘辛之節；六氣斯沴[1]，易愆寒燠之宜。中外交侵，形神分戰。飲食伺釁，成腸胃之眚[2]；風濕候隙，遘手足之災。幾纏膚腠，莫知救止；漸固膏肓，期於夭折。暨炎暉[3]紀物[4]，識藥石之功；雲瑞名官[5]，窮診候之術。草木咸得其性，鬼神無所遁情。刳麝剸犀[6]，驅泄邪惡；飛丹煉石，引納清和。大庇蒼生，普濟黔首；功侔造化，恩邁財成[7]，日用不知，于今是賴。岐、和、彭、緩[8]，騰絕軌於前；李[9]、華、張、吳[10]，振英聲於後。昔秦政煨燔，茲經不預；永嘉[11]喪亂，斯道尚存。

【注释】

［1］沴（lì）：伤害。《前汉·五行志》："气相伤谓之沴。"

［2］眚（shěng）：病患。

［3］炎暉：上古帝王神农氏以火德王，称为炎帝。暉，阳光，光明。

［4］紀物：记录药物，指《神农本草经》。

［5］雲瑞名官：相传黄帝出，有祥云相应，遂以云命名百官。这里指黄帝与岐伯等众官研讨医事。

［6］刳（kū）麝剸（tuán）犀：挖取麝香，截断犀角。

［7］財成：指筹谋成就万物的帝王。

［8］岐、和、彭、緩：分别指岐伯、医和、巫彭、医缓，均为上古名医。

［9］李：似指东汉时蜀医李助，通经方。

［10］吴：指吴普，华佗弟子，著《吴普本草》。

［11］永嘉：晋怀帝年号（307～313），历史上有永嘉之乱。

【按语】

　　在序卷开始，第一层次主要表明了人们为什么要寻医问药及寻医问药的来源。认为天地的最

　　*　原文以尚志钧 1962 年《补辑新修本草》为底本。

高品德是生，人们所珍重的是命，但自然界六气侵袭，容易超过身体寒热的限度，饮食失常伺隙伤身，造成肠胃的疾患；风湿外淫乘机犯体，构成四肢的病害等，引出神农辨认药物著本草，懂得药物的功用；黄帝任命岐伯等众医官，深入研究诊治病候的技术。指出其功德等同于大自然，其恩惠超过其他帝王。炼制神丹妙药，导引吐纳清和之气。广泛地庇护人民，普遍地拯救百姓。人们日常使用而不知不觉，直到如今仍然有赖于它，看病吃药成为人们日常生活必不可少的一部分。

【原文】

梁陶弘景雅好攝生，研精藥術。以爲《本草經》者，神農之所作，不刊之書也。惜其年代浸遠，簡編殘蠹，與桐、雷眾記[1]，頗或踳駁。興言撰緝，勒成一家，亦以雕琢經方，潤色醫業。然而時鐘鼎峙，聞見闕於殊方；事非僉議，詮釋拘於獨學。至如重建平[2]之防己，棄槐里[3]之半夏。秋采榆人，冬收雲實。謬粱、米之黃白，混荊子之牡、蔓。異繁縷於雞腸，合由跋於鳶尾。防葵、狼毒，妄曰同根；鉤吻、黃精，引爲連類。鉛、錫莫辨，橙、柚不分。凡此比例，蓋亦多矣。自時厥後，以迄於今，雖方技分鑣，名醫繼軌，更相祖述，罕能釐正。乃復采杜蘅於及己，求忍冬於絡石。舍陟釐而取莂藤，退飛廉而用馬薊。承疑行妄，曾無有覺。疾療多殆，良深慨嘆。

【注释】

[1]桐、雷眾記：指桐君、雷公等人的著述。相传两人都是黄帝时医官，分别著有《药录》和《药对》，系后人托名之作。

[2]建平：古地名，今四川巫山。

[3]槐里：古地名，今陕西兴平东南。

【按语】

第二层次主要说明了《本草经集注》的撰写背景及局限。引出梁代陶弘景素好养生，精研药物之学，但认为《神农本草经》这部书由于年代久远，书简残缺虫蛀，颇有错杂混乱。他整理编撰《本草经集注》，想成为一家之言，用以深入研究经方，使之润色增光，然而其时正值天下分峙鼎立，使陶弘景对远方异域的药物缺乏了解，从事编纂时又未经过广泛讨论，注释说明均受到个人独学的局限，以至于偏重建平的防己，遗弃槐里的半夏，并错误地认为秋季采集榆仁，冬天收获云实，搞错了粱米的黄、白品种，混淆了荆子的牡、蔓之分，误认为繁缕不同于鸡肠草，把由跋并入鸢尾，并说防葵和狼毒同根，钩吻和黄精同类，铅锡不辨，橙柚不分等，而种种错误还一直延续到了今天。虽然医药分道扬镳各有进展，名医辈出，但大都相互效法前人的陈述，很少能有订正的，疾患因此酿成险证，令人感慨不已。

【原文】

既而朝議郎行右監門府長史騎都尉臣[1]蘇敬，摭陶氏之乖違，辨俗用之紕紊。遂表請修定，深副聖懷。乃詔太尉楊州都督監修國史上柱國趙國公臣無忌、太中大夫行尚藥奉御臣許孝崇等二十二人[2]，與蘇敬詳撰。竊以動植形生，因方舛性；春秋節變，感氣殊功。離其本土，則質同而效異；乖於采摘，乃物是而時非。名實既爽，寒溫多謬。用之凡庶，其欺已甚；施之君父，逆莫大焉。于是上稟神規，下詢眾議；普頒天下，營求藥物。羽、毛、鱗、介，無遠不臻；根、莖、花、實，有名咸萃。遂乃詳探秘要，博綜方術。《本經》雖闕，有驗必書；《別錄》雖存，無稽必正。考其同異，擇其去取。鉛翰昭章，定群言之得失；丹青綺煥，備庶物之形容。撰本草并圖經、目錄等，凡成五十四卷。庶以網羅今古，開滌耳目。盡醫方之妙極，拯生靈之性命。傳萬祀而無昧，懸百王而不朽。

【注释】

[1]朝议郎行右监门府长史骑都尉臣：朝议郎，唐代官名，正六品上；行，唐代官制，凡官员的身份级别高于其职务官的品级时，在官名前加"行"字；监门府长吏，唐代官名，从七品上，协助管理宫殿门卫等事物；骑都尉，唐代第八等的军功勋号。

[2]乃诏太尉……二十二人：太尉、都督，唐代官名；监修国史，领衔编修史书，实际上不参与具体编写工作；赵国公，长孙无忌的封爵；太中大夫，唐代从四品下的文官；尚药奉御，唐代中央官署殿中省下设尚药奉御二人（正五品下），主管御医；许孝崇，唐代医药学家。

【按语】

第三层次主要说明了《新修本草》的撰写背景和方法。指出了由朝议郎行右监门府长史骑都尉苏敬，摘取了陶氏著作中的失误，辨明世俗用药的错乱，请求准许修订本草，并获得了朝廷的认可和大力支持。朝廷命令长孙无忌、许孝崇等二十二人，跟苏敬一起细心编撰。一方面认为动植物的形态秉性因地区不同而质地相异，春秋四季节令变更，感受气候不同而功效有别，对采收产地和时间进行了统一；另一方面也纠正了名称和实质的偏差，寒温药性的错乱等。在编撰过程中，于继承神农规范的前提下，广泛征询众人的意见，并普遍告示天下四方，搜求各种药物，详细探讨其秘奥，同时广泛联系医术之实际。"《本经》虽阙，有验必书；《别录》虽存，无稽必正"。对《神农本草经》中虽缺而未载的，如果施用有效就必定记录；对《名医别录》中虽有其说，但如无根据必加纠正。在编写内容上，文字清楚明白，彩图绮美鲜艳。编撰而成本草及图经、目录等，总共五十四卷。几乎把古今药物均罗列进来，希望一方面能够拯救众多生命，另一方面使本草流传万年，颁行百代而不致失传。

序言以三个层次，从人们为什么寻医问药，神农本草经和岐伯之术的广泛流传，到对当时普遍应用的陶弘景《本草经集注》的局限性的阐明，再到《新修本草》的编撰背景及过程、主要内容的概述等，层层递进，充分表达了作序者对《新修本草》的高度赞赏和寄予厚望之情。

二、石膏

【原文】

石膏，味辛、甘，微寒、大寒，无毒。主中风寒热，心下逆气惊喘，口干舌焦，不能息，腹中坚痛，除邪鬼，产乳，金疮。除时气，头痛，身热，三焦大热，皮肤热，肠胃中膈热，解肌发汗，止消渴，烦逆，腹胀，暴气喘息，咽热，亦可作浴汤。一名细石，细理白泽者良，黄者令人淋。生齐山山谷及齐庐山、鲁蒙山，采无时。

鸡子为之使，恶莽草、毒公。　　二郡之山，即青州、徐州也。今出钱塘县狱地中，雨后时时自出，取之皆方如碁子，白澈最佳。比难得，皆用灵隐山者。彭城者亦好。近道多有而大块，用之不及彼土。《仙经》不须此。　[谨案]石膏、方解石大体相似，而以未破者为异。今市人以方解石代石膏，未见有真石膏也。石膏生于石旁，其方解石不因石生，端然独处，大者如升，小者若拳，或在土中，或生溪水，其上皮随土及水苔色，破之方解，大者方尺。今人以此为石膏，疗风去热虽同，解肌发汗不如真者也。

【按语】

《新修本草》药物内容分为正文（大字部分）与注释文字（小字部分）两大部分。

《新修本草》药物正文主要记载药物的性味、主治、功效、异名、产地及采收等。文字有三种来源：①《神农本草经》文（唐代原底本作"朱书"，宋代本草引用时刻成黑底白字，明代本草以文字注明，在本教材中为加粗黑体）；②《名医别录》文（唐代原底本作"墨书"，宋代本草引用时刻成黑字，明代本草以文字注明，在本教材中为非加粗字体）；③《新修本草》新增药物的正文（唐代原底本标以"新附"，宋代本草中注明"唐本先附"，明代本草注明"唐本"或"苏恭"），如光明盐、珊瑚等药物。所谓"朱书"与"墨书"，即《新修本草》对《神农本草经》文字采用朱字书写，对《名医别录》文字采用墨字书写，充分体现了编撰者尊重经典，对历代本草资料的精心保存，以及对文献标记的重视。

《新修本草》药物正文的体例编写，其程序为：正名（石膏）→味性（味辛、甘，微寒、大寒）→有毒无毒（无毒）→《神农本草经》载主治作用（主中风寒热，心下逆气惊喘，口干舌焦，不能息，腹中坚痛，除邪鬼，产乳，金疮）→《名医别录》载作用主治（除时气，头痛，身热，三焦大热，皮肤热，肠胃中膈热，解肌发汗，止消渴，烦逆，腹胀，暴气喘息，咽热，亦可作浴汤）→异名（一名细石）→鉴别（细理白泽者良，黄者令人淋）→生境（生齐山山谷）→产地（齐卢山、鲁蒙山）→采收（采无时）。

《新修本草》药物正文后所附注释文字，一律用小字，分为三部分，相互间用空位间隔：首列为七情畏恶资料，为《名医别录》内容，如"鸡子为之使，恶莽草、毒公"；次为陶弘景《本草经集注》注文，如"二郡之山，即青州、徐州也……《仙经》不须此"；最后为《新修本草》所增注文，冠以［谨案］标识。

石膏的正文中，可见《名医别录》在《神农本草经》的基础上新增了"甘，大寒，无毒"，也增加了主治病证、别名，尤其增加了质量评价、产地和采收时间。

通过《本草经集注》中石膏的注文，可见当时石膏出自钱塘即杭州，雨后采收，以棋子状方形、色白者为佳，并对石膏不同产地的品质优劣进行了说明。《新修本草》新增注释则阐述了石膏与方解石的鉴别，以澄清两者混用现象，并进一步指出如用作解肌发汗，宜用石膏。

三、人参

【原文】

人参，味甘，微寒、微温，無毒。**補五藏，安精神，定魂魄，止驚悸，除邪氣，明目，開心益智。**療腸胃中冷，心腹鼓痛，胸脅逆滿，霍亂吐逆，調中，止消渴，通血脈，破堅積，令人不忘。**久服輕身延年。一名人銜，一名鬼蓋，**一名神草，一名人微，一名土精，一名血參。如人形者有神。生上黨山谷及遼東。二月、四月、八月上旬采根，竹刀刮，曝乾，無令見風。

茯苓爲之使，惡溲疏，反藜蘆。　　上黨郡在冀州西南。今魏國所獻即是，形長而黃，狀如防風，多潤實而甘。俗用不入服乃重百濟者，形細而堅白，氣味薄於上黨。次用高麗，高麗即是遼東。形大而虛軟，不及百濟。百濟今臣屬高麗，高麗所獻，兼有兩種，止應擇取之爾。實用並不及上黨者，其爲藥切要，亦與甘草同功，而易蛀蚛。唯內器中密封頭，可經年不壞。人參生一莖直上，四五葉相對生，花紫色。高麗人作人參贊曰：三椏五葉，背陽向陰。欲來求我，椵樹相尋。椵樹葉似桐甚大，陰廣，則多生陰地，采作有法。今近山亦有，但作之不好。　　［謹案］陶說人參，苗乃是薺苨、桔梗，不悟高麗贊也。今潞州、平州、澤州、易州、檀州、箕州、幽州、媯州並出。蓋以其山連亘相接，故皆有之也。

【按语】

药物的体例参见"石膏"。人参的正文中，《名医别录》记载："生上党山谷及辽东。"在注文中，《本草经集注》解释："上党郡在冀州西南。今魏国所献即是，形长而黄，状如防风，多润实而甘。"还阐述百济、上党、高丽等产人参的质量，介绍人参如何可以防虫蛀。《新修本草》新增的注释增加了对陶注文的评说（陶说人参，苗乃是荠苨、桔梗，不悟高丽赞也），新增了人参的产地（今潞州、平州、泽州、易州、檀州、箕州、幽州、妫州并出。盖以其山连亘相接，故皆有之也）。

《神农本草经》谓"微寒"，《名医别录》谓"微温"。人参一名人衔，言人服之则补虚。人参味甘，主补五脏之气。人参益心气、安精神、定魂魄、止惊悸，临床可用于治疗心气不足所致的心神不宁之心烦、失眠、心悸等。

《名医别录》言人参"通血脉，破坚积"。肺朝百脉、脾统血、心主血脉，人参补肺气、健脾气、益心气，气为血帅，气足则血行。

四、决明子

【原文】

决明子，味鹹、苦、甘，平、微寒，無毒。**主青盲，目淫，膚赤，白膜，眼赤痛，淚出。**療唇口青。**久服益精光，輕身。**生龍門川澤，石決明生豫章。十月十日采，陰乾百日。

蓍實爲之使，惡大麻子。　　龍門乃在長安北。今處處有。葉如茳芒，子形似馬蹄，呼爲馬蹄決明。用之當搗碎。又別有草決明，是萋蒿子，在下品中也。　　〔謹案〕石決明，是蚌蛤類，形似紫貝，附見別出在魚獸條中，皆主明目，故並有決明之名。俗方惟以療眼也，道術時須。

【按语】

药物的体例参见"石膏"。从《神农本草经》至《本草经集注》，一些药物或合并或分条。《本草经集注》将《神农本草经》中大豆与赤小豆、胡粉与粉锡、葱实与薤、文蛤与海蛤等合并；也从郁核分出鼠李，从六畜毛蹄甲分出鼺鼠等。决明子，始载《神农本草经》。决明子，一名草决明，根据陶弘景注文，石决明在《神农本草经》中原接在决明子条内，陶弘景作《本草经集注》时将石决明从决明子条内析出，如《本草经集注》在石决明条下注云："此一种（指石决明），本亦附见在决明条中，甲既是异类，今为副品也。"《新修本草》将决明子与石决明分列。决明子列于草部上品，石决明列于虫鱼部。

五、大黄

【原文】

大黃、將軍，味苦，寒、大寒，無毒。**主下瘀血，血閉，寒熱，破癥瘕積聚，留飲宿食，蕩滌腸胃，推陳致新，通利水穀，調中化食，安和五藏。**平胃下氣，除痰實，腸間結熱，心腹脹滿，女子寒血閉脹，小腹痛，諸老血留結。一名黃良。生河西山谷及隴西。二月、八月采根，火乾。

得芍藥、黃芩、牡蠣、細辛、茯苓療驚恚怒，心下悸氣。得消石、紫石英、桃仁療女子血閉。黃芩爲之使。　　今采益州北部汶山及西山者，雖非河西、隴西，好者猶作紫地錦色，味甚苦澀，色至濃黑。西川陰乾者勝。北部日乾，亦有火乾者，皮小焦不如，而耐蛀堪久。此藥至勁利，贏者便不中服，最爲俗方所重。道家時用以去痰疾，非養性所須也。將軍之號，當取其駿快矣。　　〔謹案〕大黃性濕潤，而易壞蛀，火乾乃佳。二月、八月日不烈，恐不時燥，即不堪矣。葉、子、莖並似羊蹄，但羸長而厚，其根細者，亦似宿羊蹄，大者乃如椀，長二尺。作時燒石使熱，橫寸截著石上煿之，一日微燥，乃繩穿晾之，至乾爲佳。幽、并已北漸細，氣力不如蜀中者。今出宕州、涼州、西羌、蜀地皆有。其莖味酸，堪生啖，亦以解熱，多食不利人。陶稱蜀地者不及隴西，誤矣。

【按语】

大黄根状茎肥厚，若加工不善，易造成糠心，影响质量。大黄采收最佳时间为晚秋茎叶枯萎至地冻前。因大黄生长海拔较高，过早干物质积累少，质量差；过迟天寒地冻，大黄受冻变质。

目前，大黄产区有熏烤法和阴干法两种传统加工方法。熏烤法：把已整好形的大黄根茎和块根分别放在用木椽、竹棍搭成的棚上，体积过大者可纵切成两半或四半。棚下火盆中点燃柴火，用微烟熏烤，不用明火。熏烤一周后，看到大黄体表有油状物时，再用较大的烟熏，每隔10～15天翻动一次，使热量均匀，昼夜不停地熏烤60天后，在棚上晾干。阴干法：阴干的优点是不用烟熏，使其自然干制；缺点是干制时间长，约180天。具体做法是把整好形的根茎分别用竹篾子或绳子横串起来，挂在房檐下，或在室内搭架挂晾。要通风，忌雨淋，防曝晒。

这两种方法在古代本草中均有记载。如《名医别录》记载大黄："二月、八月采根，火干。"《本草经集注》认为："西川阴干者胜。北部日干，亦有火干者，皮小焦不如，而耐蛀堪久。"说明南北朝时期，有阴干法也有用火烘干者。《新修本草》详细介绍了大黄的产地加工，"作时烧石使热，横寸截著石上博之，一日微燥，乃绳穿晾之，至干为佳"。与当前用绳子穿起晾干类似。

大黄又名将军，将军之名言其骏快。大黄荡涤肠胃，临床可用于治疗肠胃积滞，如便秘、食积等。大黄走而不守，能入血分，破瘀血，主下瘀血、血闭、破癥瘕积聚，大黄入血分每与桃仁同用。大黄苦寒直折，清热泻火，导热下行。大黄苦寒沉降达下，通利水谷，导湿热从二便而出，临床可用于治疗淋证，如热淋、血淋等。

附：《本草拾遗》选读

《本草拾遗》共10卷，唐陈藏器撰，为《新修本草》补遗之作。序例1卷，拾遗6卷，解纷3卷。序例部分相当于总论，序例中有"宣、通、补、泄、轻、重、涩、滑、燥、湿"十剂的说明及五方之气致病的原因。"十剂"是按药物性能分类的方法，对后世有一定的影响。"拾遗"（卷二至卷七），专拾《新修本草》之遗，共收载药物712种，其分类与《新修本草》一致。"解纷"（卷八至卷十），主要为审辨药物和纠正《新修本草》所出现的某些错误，并对形态相似易产生混乱的药品进行辨析，有很多新的见解。该书收罗广博，内容丰富，李时珍对其评价："藏器著述，博极群书，精核物类，订绳谬误，搜罗幽隐，自本草以来，一人而已。"《本草拾遗》在唐代是仅次于《新修本草》的一部重要本草著作。原著已散失，今有尚志钧辑本。

一、鼠曲草

【原文】

鼠麴草

味甘，平，无毒。调中益气，止泄除痰，压时气，去热嗽。杂米粉作糗[1]，食之甜美。生平岗熟地，高尺余，叶有白毛，黄花。《荆楚岁时记》[2]云：三月三日取鼠麴汁，蜜和为粉，谓之龙舌粘（音盼，屑米饼也），以压时气。山南人呼为香茅，取花杂榉皮染褐，至破犹鲜。江西人呼为鼠耳草。

【注释】

[1]糗：干饭，如《广韵》："糗，干饭屑也。"亦作寒粥。

[2]《荆楚岁时记》：南朝宗懔（501—565年）撰。自序"录荆楚岁时风物故事，自元旦至除日，凡二十余事"。每条下正文简述节令时俗，加按语说明源流。该书是我国最早记述荆楚岁时风物故事的著作。

【按语】

《本草拾遗》各药内容基本上可分药名、性味、毒性、药效、主治、产地、药物形态、采制等内容。

《本草拾遗》首载鼠曲草，叙述了性味、功效、主治、生长环境、植物形态、采收时月、别名、食用加工、染色原料等。目前，湖北与安徽等地称鼠曲草为"茅香"，在农历三月三日依然有采集鼠曲草的习俗，切碎后与米粉作粑食用。

从引用《荆楚岁时记》可见，《本草拾遗》参考资料广博。据统计，引用的书名如史书、地方志、杂记、医书等116种。其中有些书几乎是陈藏器同时代人的作品。

二、益智子

【原文】

益智子

止呕哕。《廣志》云：葉似蘘荷，長丈餘，其根上有小枝，高八九寸，無葉萼，子叢生，大如棗，中瓣黑，皮白，核小者名益智，含之攝涎穢。出交趾。

【按语】

《本草拾遗》首载益智子。文中主要记载益智子的主治、植物形态、产地等。引用《广志》记载了益智的植物形态，为考证益智原植物提供了依据。在临床应用方面，说明早在唐代已用益智仁主治脾胃虚寒所致吐泻及口涎自流等。

三、姜黄

【原文】

薑黄

真者是經種三年已上。老薑能生花，花在根際，一如蘘荷，根節緊硬，氣味辛辣，種薑處有之，終是難得。性熱不冷，《本經》云寒，誤也。破血下氣。西番亦有來者，與鬱金、莸藥[1]相似。如蘇所附，即是莸藥，而非薑黄，蘇不能分別二物也。又云：莸，味苦，溫。主惡氣疰忤，心痛，血氣結積。蘇云薑黄是莸，又云鬱金是胡莸，夫如此，則三物無別，遞相連名，總稱爲莸，功狀則合不殊。今莸味苦，色青。薑黄味辛，溫，無毒，色黄，主破血，下氣，溫不寒。鬱金味苦，寒，色赤，主馬熱病。三物不同，所用各別。

【注释】

[1] 莸藥：即莪术。

【按语】

该文为解纷一卷，叙述姜黄、郁金、莸药（莪术）三者性味、功效、主治的鉴别，主要解决旧本草著作姜黄、郁金、莸药记载之纷乱。

《本草拾遗》"解纷"中所录药物，大多见于《新修本草》。"解纷"是讨论药物品种混乱及辨别前代本草错误的，如姜黄"性热不冷，《本经》云寒，误也"。

《本草拾遗》记载姜黄的植物形态："老姜能生花，花在根际，一如蘘荷，根节紧硬，气味辛辣。"为考订其基原提供了依据。并指出姜黄、郁金、莸药三者在味与颜色的差异，为三种形态相似、易于混淆的药物辨别提供了依据。宋《本草图经》引用了《本草拾遗》有关姜黄的论述："陈藏器解纷云：'今莸味苦，色青。姜黄味辛，温，无毒，色黄……郁金味苦，寒，色赤，主马热病。三物不同，所用各别。'"三者均为姜科植物，均能活血行气。姜黄、莪术性温，郁金性寒。郁金苦寒，既能活血，又能凉血。

第五章
《证类本草》简介与选读

《证类本草》资料丰富，内容广泛，体例严谨，系统总结了宋代以前本草学成就，保存了大量医药学文献，具有重要文献价值。在《本草纲目》问世之前，《证类本草》一直是本草学研究的范本。《本草经集注》《新修本草》《本草拾遗》《开宝本草》等宋代及以前多部本草的辑复，均与《证类本草》密切相关。

第一节 《证类本草》简介

《经史证类备急本草》广辑经史百家药物资料，以证其类，故名"经史证类"，简称《证类本草》。

一、作者及成书年代

北宋唐慎微撰。唐慎微，字审元，原为蜀州晋原（今四川崇州）人。"其为士人疗病，不取一钱，但以名方密录为请，以此士人尤喜之。每于经史诸书得一药名、一方论，必录以告。"唐氏用这种方法收集了大量的药物资料。

关于本书的成书年代有多种说法。马继兴据《政和本草》宇文虚中跋文及原书引用书籍的刊行年代，认为该书初稿在元丰五年（1082年）前后已完成，经陆续增补，于1097～1100年之间定稿。

二、主要内容

《证类本草》主要由《嘉祐本草》《本草图经》和唐慎微增补资料三部分组成。其后的版本还增入了北宋陈承《重广补注神农本草并图经》和寇宗奭《本草衍义》等内容。

《嘉祐本草》和《本草图经》两书内容密切相关，分别刊为单行本，使用不便。于是，唐慎微将二书的单行本合为一书，以便于读者"一启帙而两得之"。唐慎微不是简单地将二书合为一体，而是在保留二书原貌的基础上，又增添了大量资料。在《证类本草》的药物条文中，第一部分为《嘉祐本草》原文，第二部分为《本草图经》的药图和原文，第三部分为唐慎微增添的药物和药学资料。

《证类本草》收药1746种，唐慎微所增添的药物中，有563种来自前代本草而为《嘉祐本草》所未收，这些药物前有文字标明来自何书；有8种是他个人新增的。唐慎微还征引了大量药学资料，这些资料取材广泛，除医药书籍外，还遍及其他经史子集各类文献，共计247种文献。唐慎微所增药及增补资料前均有墨盖子"▼▼"标记。

扫一扫，查阅本章数字资源，含PPT、音视频、图片等

三、特色与价值

1. 资料丰富　《经史证类备急本草》在北宋官修本草的基础上，兼收并录经史百家药学资料，它囊括了北宋及北宋以前本草学的精华，是我国以完整的原书形式流传至今的最早的一部本草著作。在它之前的《神农本草经》《本草经集注》和《新修本草》等本草文献的原书均未能完整保存下来，但这些典籍的全部内容几乎均记录在《证类本草》中。

据统计，《证类本草》引书达 343 种左右，最主要的资料是本草和方书。本草中以引用《雷公炮炙论》《本草拾遗》《食疗本草》《海药本草》《食医心鉴》等书条文为最多。引用方书 80 余种，补充方剂数千首，其中不少方书今佚散。李时珍评价其"使诸家本草及各药单方，垂之千古，不致沦没，皆其功也"。

2. 内容广泛　《证类本草》中有丰富的本草、方剂知识，特别是在药物形态、产地、采收、性味、功能、主治、附方、炮制等方面有大量的内容记载。在唐氏以前，综合性本草中炮制方法内容不多，唐氏补入《雷公炮炙论》（涉及药物 288 种），使这部分内容更加全面。书中大量的附方突出了本草文献的医药结合、以方证药的特点，增强了本草著作的临床实用性。

3. 体例严谨　保持了《嘉祐本草》原体例，又创墨盖子"▶ ◀"做续添内容标记，采用大字标出处，小字写注文，或用文字说明（如某种某余）等方法，明确而清晰地展现了历代主要本草的发展脉络。

四、版本流传

唐慎微自己并未将《证类本草》付梓刊刻，而是由别人刊刻的。在宋代大观、政和、绍兴年间，都对《证类本草》进行了校勘补充，从而形成《经史证类大观本草》（简称《大观本草》）、《政和新修经史证类备用本草》（简称《政和本草》）、《绍兴校定经史证类备急本草》（简称《绍兴本草》）3 个版本或版本系统。

1.《大观本草》　属地方官刻本，由"通仕郎行杭州仁和县尉管句学事"艾晟校补，于大观二年（1108 年）首刊。31 卷，目录 1 卷。此版本后世多次刊印，今最常见的有清代柯逢时光绪三十年影刻本。

2.《政和本草》　由国家组织、医官曹孝忠领衔校修。这次校修是以《大观本草》为底本进行校勘，内容上并无增补。但将《大观本草》的卷三十和卷三十一合为一卷，故其总卷数为 30 卷。书成于北宋政和六年（1116 年）。初刊本已佚，后世流行的是蒙古·张存惠（晦明轩）本。

3.《绍兴本草》　南宋绍兴二十九年（1159 年），下诏由医官王继先领衔对《大观本草》再次校修。书成 32 卷（31 卷，卷首 1 卷）。除文字校勘外，主要特点是增加了一部分讨论文字。今存有多种日本抄本残卷。

第二节　《证类本草》选读

《证类本草》各论中，每种药物编写体例可分为 4 个部分：首先是《本草图经》的药图，随后是正文用大字，集录《神农本草经》《名医别录》《新修本草》《开宝本草》《嘉祐本草》等内容，并用不同标记区分文献；注文用双行小字，集录《本草经集注》《新修本草》《开宝本草》《嘉祐本草》等注文内容，冠以不同标记以作区分。再次是《本草图经》说明文字，冠以"图经曰"。最后是唐慎微集录经史医方的文字，冠以墨盖子标记，是《证类本草》附方的主要部分。

一、黄连（第七卷·草部上品之下）

【原文】*

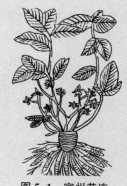
图 5-1 宣州黄连

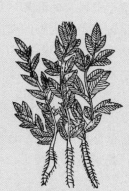
图 5-2 澧州黄连

【按语】

《证类本草》图文并茂，在黄连条下列有《本草图经》两张不同产地的黄连图。

图中所绘为宣州黄连与澧州黄连（图 5-1，图 5-2）。宣州，今安徽宣城；澧州，今湖南澧县。从图可见：有根状茎及明显的节与节间，并有不定根；叶与花序均从根状茎头部发出；叶为复叶状。与毛茛科黄连属植物相似。从分布地域看，均是短萼黄连 Coptis chinensis Franch. var. brevisepala W. T. Wang et Hsiao 的分布区。

《证类本草》集录了《开宝本草》和《本草图经》中宣黄连为道地药材的记载。宣黄连在唐宋时期是黄连的唯一道地药材。

【原文】

黄连，味苦，寒、微寒，无毒。主热气目痛，眥伤泣出，明目。肠澼腹痛，下痢，婦人陰中腫痛，五藏冷热，久下洩澼膿血。止消渴、大驚，除水利骨，調胃厚腸，益膽，療口瘡。久服令人不忘。一名王連。生巫陽[1]川谷及蜀郡[2]、太山[3]，二月、八月采。黄芩、龍骨、理石爲之使，惡菊花、芫花、玄參、白鮮，畏款冬，勝烏頭，解巴豆毒。

【注释】

［1］巫陽：古地名，今重庆巫山之南面。

［2］蜀郡：古地名，今四川成都一带。

［3］太山：古地名，今山东泰山。

【按语】

该段为药物的正文部分。文字中黑底白字出自《神农本草经》，其余正字为《名医别录》内容，主要记载黄连的性味与功效。

《证类本草》药物正文的体例编写程序为：正名（黄连）→味性（味苦，寒、微寒）→有毒无毒（无毒）→主治（主热气……）→久服（久服令人不忘）→一名（一名王连）→生境（生巫阳川谷）→产地（及蜀郡、太山）→采收时月（二月、八月采）→配伍宜忌（黄芩、龙骨……畏款冬，胜乌头，解巴豆毒）。

《本草经集注》与《新修本草》对《神农本草经》文字采用红字书写，称为"朱书神农"，对《名医别录》中文字采用"墨书"，即"朱墨分书"。北宋时期版刻印刷技术发明，使书籍传播

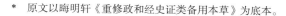

* 原文以晦明轩《重修政和经史证类备用本草》为底本。

由手抄向版刻印刷转变。那时没有套印技术，无法"朱墨分书"，因此《证类本草》改阴阳文来区分，以《神农本草经》内容雕成阴文，印成墨底白字，即与其他文区分。充分体现了古人尊重经典、保存历代本草资料及标记文献方面的智慧。

　　配伍宜忌文字记载了该药物的七情畏恶相反资料，也为《名医别录》内容。影印版印成双行小字，续在条文大字末尾。《证类本草》中个别的七情配伍注文系后代本草学家所增加。如卷三生消，系《开宝本草》新增药物，故该条下七情注文亦系《开宝本草》所增。

> 【原文】
>
> 　　陶隱居云：巫陽在建平[1]。今西間者，色淺而虛，不及東陽、新安諸縣最勝。臨海諸縣者不佳。用之當布裹挼去毛，令如連珠。俗方多療下痢及渴，道方服食長生。
>
> 　　唐本注云：蜀道者粗大節平，味極濃苦，療渴爲最。江東者節如連珠，療痢大善。今澧州者更勝。
>
> 　　今注：醫家見用宣州九節堅重、相擊有聲者爲勝。
>
> 　　臣禹錫等謹按蜀本[2]圖經云：苗似茶，花黃，叢生，一莖生三葉，高尺許，冬不凋。江左者節高若連珠。蜀都者，節下不連珠。今秦地及杭州、柳州者佳。
>
> 　　藥性論云：黃連，臣。一名支連，惡白僵蠶，忌豬肉，惡冷水。殺小兒疳蟲，點赤眼昏痛，鎮肝去熱毒。
>
> 　　蕭炳云：今出宣州絕佳，東陽亦有，歙州、處州者次。
>
> 　　陳藏器云：主羸瘦氣急。
>
> 　　日華子云：治五勞七傷，益氣，止心腹痛，驚悸煩躁，潤心肺，長肉止血，并瘡疥，盜汗，天行熱疾。豬肚蒸爲丸，治小兒疳氣。

【注释】

　　［1］建平：古地名。后文东阳、新安、江东、澧州、宣州、蜀本、江左、秦地、杭州、柳州、歙州均为古地名。

　　［2］蜀本：即《蜀本草》，全名为《蜀重广英公本草》，成书于五代后蜀时期。

【按语】

　　这是药物注文部分，并按《本草经集注》《新修本草》《开宝本草》《嘉祐本草》等顺序依次列出。

　　《本草经集注》中陶隐居的注文，冠以"陶隐居"。影印版印成双行小字，"陶隐居"印为黑底白小字。《本草经集注》中对黄连的记载已经论述了黄连以中国东部地区的浙江、安徽一带分布的短萼黄连为道地药材。

　　《新修本草》注文，开头冠以"唐本注"。影印版印成双行小字，"唐本注"印为黑底白字。《新修本草》认为四川的川黄连与安徽皖南山区一带短萼黄连在性状与临床上各有侧重，前者"粗大节平，味极浓苦，疗渴为最"，后者"节如连珠，疗痢大善"。

　　《开宝本草》注文，开头冠以"今注"，或冠以"今按"，或冠以"又按"，或冠以"今详"。今注：是《开宝本草》作者自己的注文。今按：是引用前代文献论述的注文。今详：表示自家据医药理论作考证性的注文。《开宝本草》在道地药材方面，提出以"宣州"者为道地，与下文的《本草图经》中"而以宣城者为胜"和所附宣州黄连图一致。

　　《嘉祐本草》注文，俱标记"臣禹锡谨按"。

　　历代以来，地名时有变迁。这段原文中建平即三国时建平郡，属今重庆、湖北境内，辖南陵县、信陵县、巫县、秭归县四县；东阳，今浙江金华及衢江流域；新安，今浙江淳安以西、安徽新安江流域及江西婺源一带；江东，又称江左，今安徽芜湖以下长江南岸地区；澧州，今湖南澧县；宣州，今安徽宣城；处州，今浙江丽水。

这部分内容涉及黄连的产区、道地药材、植物形态、药材鉴别、临床应用等，为研究宋代及以前道地药材的沿革与变迁提供了本草文献依据。

【原文】

圖經[1]曰：黃連，生巫陽川谷及蜀郡、泰山，今江、湖、荊、夔州郡亦有，而以宣城者爲勝，施[2]、黔[3]者次之。苗高一尺已來，葉似甘菊，四月開花，黃色。六月結實似芹子，色亦黃。二月、八月采根用。生江左者，根若連珠，其苗經冬不凋，葉如小雉尾草，正月開花作細穗，淡白微黃色，六、七月根緊始堪采。

古方以黃連爲治痢之最，胡洽[4]方載九盞湯，主下痢，不問冷熱、赤白、穀滯、休息、久下悉主之。以黃連長三寸三十枚秤重一兩半，龍骨如碁子四枚重四分，附子大者一枚，乾薑一兩半，膠一兩半，并切。先以水五合，著銅器中，去火三寸，煎沸便下，著生土上，沸止又上水五合，如此九上九下；內諸藥著火上，沸輒下，著土上，沸止，又復九上九下，度可得一升，頓服即止。

又香連丸，亦主下痢，近世盛行。其法以宣連、青木香分兩停同擣篩，白蜜丸如梧子，空腹飲下二三十丸，日再，如神。其久冷人，即用煨熟大蒜作丸。此方本出李絳《兵部手集方》[5]，嬰孺用之亦效。

又治目方用黃連多矣，而羊肝丸尤奇異，取黃連末一大兩，白羊子肝一具，去膜，同于砂盆內，研令極細，衆手撚爲丸如梧子。每食以煖漿水吞二七枚，連作五劑，差。但是諸眼目疾及障翳、青盲皆主之，禁食豬肉及冷水。劉禹錫云，有崔承元者，因官治一死罪囚出活之，因後數年以病自致死。一旦，崔爲內障所苦，喪明逾年後，半夜歎息獨坐，時聞階除間悉窣之聲，崔問爲誰？曰是昔所蒙活者囚，今故報恩至此，遂以此方告訖而沒。崔依此合服，不數月，眼復明，因傳此方于世。

又今醫家洗眼湯，以當歸、芍藥、黃連等分停，細切，以雪水或甜水煎濃汁，乘熱洗，冷即再溫洗，甚益眼目，但是風毒赤目、花翳等，皆可用之，其說云：凡眼目之病，皆以血脈凝滯使然，故以行血藥合黃連治之，血得熱即行，故乘熱洗之，用者無不神劾。

【注释】

[1]圖經：即宋代苏颂《本草图经》。

[2]施：即施州，古地名。

[3]黔：古地名。

[4]胡洽：南北朝时宋医家。

[5]《兵部手集方》：医书，唐代李绛著，3卷。

【按语】

这段文字是《本草图经》说明文部分，冠以"图经曰"字样。

《证类本草》是合《嘉祐本草》和《本草图经》两书为一书，原文照录。以《嘉祐本草》为框架，将《本草图经》中相应内容分别插入《嘉祐本草》各部中。《本草图经》有说明文和药图，药图置于各药条文之首，说明文置于相应条文之末。此段后半部分选择附方几例，主要治痢疾、目疾，是黄连的最大特点。

【原文】

雷公云：凡使，以布拭上肉毛，然後用漿水浸二伏時，漉出，于柳木火中焙乾用。若服此藥得十兩，不得食豬肉。若服至三年，不得食豬肉一生也。

外臺秘要[1]治卒心痛。黃連八兩，一味，咬咀，以水七升，煮取五升，絞去滓，寒溫飲五合，日三服。又方治目卒痒，且痛，末黃連，乳汁浸，點眥中止。

千金方[2]治大熱毒純血痢。宣連六兩，以水七升，煮取三升半，夜露星月下，平旦空腹頓服之，少臥將息。

肘後方[3]治眼淚出不止，濃汁漬綿乾拭目。又方赤痢熱下，久不止。黃連末，鷄子白丸，飲服十丸，三十丸即差。又方治卒消渴，小便多。擣黃連，絹篩，蜜和，服三十丸，治渴延年。又方赤白痢下，令人下部疼重，故名重下，出膿血如鷄子白，日夜數十行，絞臍痛。治之：黃連一升，酒五升，煮取一升半，分再服，當小絞痛即差，不差再服。

經驗方[4]治暴赤白痢如鵝、鴨肝者，痛不可忍。黃連、黃芩各一兩，以水二升，煎取一升，分三服，熱喫，冷即凝矣。

梅師方[5]傷寒病，發豌豆瘡，未成膿方：黃連四兩，水三升，煎取一升，去滓分服。

斗門方[6]治痔疾有頭如鷄冠者，用黃連末傅之即差，更加赤小豆末尤良。

簡要濟衆[7]小兒吐血不止。以一兩去須，擣爲散，每服一錢，水七分，入豉二十粒，同煎至五分，去滓，溫服，量兒大小加減進。

博濟方[8]治久患脾洩，神聖香黃散：宣連一兩，生薑四兩，一處以慢火炒，令薑乾脆，色深，去薑取連擣末，每服二錢匕，空心臘茶清下。甚者不過二服，差。

勝金方[9]治眼黃連丸：宣連不限多少，搥碎。用新汲水一大椀，浸至六十日後，用綿濾過取汁，入元椀內，却于重湯上熬，不住以匙蕩攪，候乾爲度。即穿地，坑子可深一尺，以瓦鋪底，將熟艾四兩，坐在瓦上，以火然如灸法。然後以藥椀覆上，四畔封泥，開孔令煙出盡即止，取出刮下，丸如小豆大，每服十丸，甜竹葉湯下。又方治久痢，累醫不差。黃連一兩爲末，以鷄子白和爲餅，炙令如紫肝色，杵爲末，以漿水三升，慢火煎成膏。白痢加酒半盞同煎，每服半合，溫米飲調下，食前服。

廣利方治骨節熱積，漸黃瘦。黃連四分，碎切，以童子小便五大合浸，經宿，微煎三四沸，去滓，食上分兩服，如人行四五里再服。

杜壬治氣痢瀉，裏急後重。

神妙方宣連一兩，乾薑半兩，各爲末。每用連二錢，薑半錢，和勻，空心溫酒下。

子母秘錄因驚、舉重胎動出血。取黃連末，酒服方寸匕，日三服。孫尚藥同。又方小兒赤白痢多時，體弱不堪。宣連濃煎，和蜜服。日六七服，量其大小，每煎三分水減二分，頻服。又方小兒耳後月蝕瘡，末黃連敷之。又方小兒鼻下兩道赤者名曰䘌，亦名赤鼻疳。鼻以米泔洗，敷黃連末，日三四度，佳。

姚和衆小兒方小兒食土，取好土濃煎黃連汁搜之，日乾與服。

抱樸子乳汁煎之，治目中百病。

宋王微黃連讚黃連味苦，左右相因。斷凉滌暑，闔命輕身。縉雲昔御，飛蹕上旻。不行而至，吾聞其人。

梁江淹黃連頌黃連上草，丹砂之次。禦蟇辟妖，長靈久視。駿龍行天，馴馬匝地。鴻飛以儀，順道則利。

【注釋】

［1］外臺秘要：方書，唐代王燾著，30卷，集唐以前方書之大成。

［2］千金方：即唐代孫思邈《备急千金要方》。

［3］肘後方：即晉代葛洪《肘后备急方》。

［4］經驗方：方書。作者與成書年代不詳。今无传本。

［5］梅師方：梅師，隋代僧医，号文梅。

［6］斗門方：今无传本。约成书于五代宋初之际。

［7］簡要濟衆方：方书。宋代医官节取《太平圣惠方》部分内容而编成。

［8］博濟方：方书。宋代王衮撰。

［9］勝金方：方书。今无传本，作者不详。

【按语】

这部分是《证类本草》中唐慎微集录经史医方的文字，冠以墨盖子标记。其中"雷公"为《雷公炮炙论》作者的简称，由于唐慎微的引证，使得散佚的该书得以存世，这也是《证类本草》给后代人最大的贡献之处。其他诸如"外台秘要""千金方"为不同时代医书资料的引证，将临床验方进行罗列。后代如《本草纲目》及其他本草著作基本沿用此种体例编撰。

该段唐慎微所加黄连的经史医方内容，广泛收集了各类方书和志书中有关黄连品种炮制和应用的论述。原文开始即引《雷公炮炙论》之黄连的炮制方法，从中可以了解黄连须去须毛，然后水浸漉出，焙干后用。接下来更多的是引录各种方书中有关黄连的临床运用处方，用于治疗痢疾、伤寒、目疾、胎动不安或胎漏、小儿疳积等病，其具体用法十分详尽。文尾两首"黄连颂"则将黄连的特性描述得十分生动、透彻。

二、丹砂（第三卷·玉石部上品）

【原文】

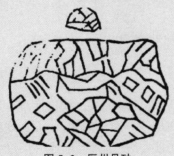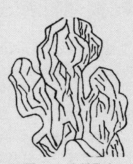

图 5-3 辰州丹砂　　　　　图 5-4 宜州丹砂

【按语】

《证类本草》在丹砂条下列有《本草图经》两张不同产地的丹砂图：辰州丹砂与宜州丹砂（图 5-3，图 5-4）。辰州，今湖南省沅陵一带，宜州，今广西宜山一带。

【原文】

丹砂，味甘，微寒，無毒。主身體五藏百病，養精神，安魂魄，益氣明目。通血脈，止煩滿，消渴，益精神，悅澤人面。殺精魅邪惡鬼。除中惡、腹痛、毒氣、疥瘻、諸瘡。久服通神明不老。輕身神仙。能化爲汞。作末名真朱。光色如雲母，可析者良。生符陵[1]山谷。採無時。惡磁石，畏鹹水。

【注释】

［1］符陵：古地名。今重庆合川、铜梁、大足，四川武胜等地。

【按语】

该段为药物的正文部分。体例参见"黄连"。

【原文】

陶隱居云：按：此化爲汞及名真朱者，即是今朱砂也。俗醫皆別取武都[1]、仇池雄黃夾雌黃者，名爲朱砂。方家亦往往俱用，此爲謬矣。符陵是涪州，接巴郡南，今無復採者。乃出武陵西川諸蠻夷中，皆通屬巴地，故謂之巴砂。《仙經》亦用越砂，即出廣州、臨漳者，此二處并好，惟須光明瑩澈爲佳。如雲母片者，謂雲母砂。如樗蒲子、紫石英形者，謂馬齒砂，亦好。如大小豆及大塊圓滑者，謂豆砂。細末碎者，謂末砂。此二種粗，不入藥用，但可畫用爾。采砂，皆鑿坎入數丈許。雖同出一郡縣，亦有好惡。地有水井勝火井也。煉餌之法，備載仙方，最爲長生之寶。

　　唐本注云：丹砂，大略二種，有土砂、石砂。其土砂，復有塊砂、末砂，體并重而色黃黑，不任畫用。療疥瘡亦好，但不入心腹之藥爾。然可燒之，出水銀乃多。其石砂便有十數種，最上者光明砂。云一顆別生一石龕內，大者如鷄卵，小者如棗栗，形似芙蓉，破之如雲母，光明照澈，在龕中石臺上生。得此者，帶之辟惡爲上；其次，或出石中或出水內，形塊大者如拇指，小者如杏仁，光明無雜，名馬牙砂，一名無重砂。入藥及畫俱善，俗間亦少有之。其有磨嵯、新井、別井、水井、火井、芙蓉、石末、石堆、豆末等砂，形類頗相似。入藥及畫，當擇去其雜土石，便可用矣。南有越砂，大者如拳，小者如鷄鵝卵。形雖大，其雜土石，不如細明淨者。經言末之名真朱，謬矣！豈有一物而以全末爲殊名者也？

　　今注：今出辰州、錦州者，藥用最良，餘皆次焉。陶云出西川，非也。蠻夷中或當有之。

　　臣禹錫等謹按藥性論[2]云：丹砂，君，有大毒。鎮心，主尸疰，抽風。

　　日華子云：涼，微毒。潤心肺，治瘡疥痂，息肉。服并塗用。

【注释】

［1］武都：古地名。后文仇池、武陵、西川、辰州、锦州等均为古地名。

［2］藥性論：书名，唐代甄权所著。

【按语】

　　中国古代炼丹术中的"丹"，最初是指丹砂。因其色泽鲜红，故称作丹。后来把炼制长生药的活动均称为"炼丹"。《神农本草经》已经认识到丹砂"能化为汞"，而在水银中又记载"熔化还复为丹"。水银在空气中以文火（低于350℃）加热，表面就会生成一层红色的氧化汞，色貌与天然丹砂相似。说明中国古代炼丹家很早就掌握了汞的化学反应。

【原文】

　　圖經[1]曰：丹砂，生符陵山谷，今出辰州、宜州、階州[2]，而辰州者最勝，謂之辰砂。生深山石崖間，土人采之，穴地數十尺，始見其苗，乃白石耳，謂之朱砂牀。砂生石上，其塊大者如鷄子，小者如石榴子，狀若芙蓉頭。箭鏃連牀者紫黯若鐵色，而光明瑩澈，碎之巖巖作牆壁，又似雲母片可析者，真辰砂也。無石者彌佳。過此，皆淘土石中得之，非生於石牀者。陶隱居注謂出武陵西川諸蠻中。今辰州乃武陵故地，雖號辰砂，而本州境所出殊少，往往在蠻界中溪澗、錦州得之，此地蓋陶所謂武陵西川者是也。而後注謂出西川爲非，是不曉武陵之西川耳。宜砂絕有大塊者，碎之亦作牆壁，但罕有類物狀，而色亦深赤，爲不及辰砂，蓋出土石間，非白石牀所生也。然宜州近地春州、融州皆有砂，故其水盡赤，每煙霧鬱蒸之氣，亦赤黃色，土人謂之朱砂氣，尤能作瘴癘，深爲人患也。階砂又次，都不堪入藥，惟可畫色耳。凡砂之絕好者，爲光明砂；其次，謂之顆塊；其次，謂之鹿蓛；其下，謂之末砂。而醫方家惟用光明砂，餘並不用。采無時。［謹按］鄭康成注《周禮》[3]，以丹砂、石膽、雄黃、礜石、磁石爲五毒，古人惟以攻創瘍。而《本經》以丹砂爲無毒，故人多煉治服食，鮮有不爲藥患者。豈五毒之說勝乎？服餌者，當以爲戒。

【注释】

［1］圖經：即宋代苏颂《本草图经》。

　　[2]阶州：今甘肃武都一带。

　　[3]周禮：儒家经典，十三经之一。

【按语】

　　这段文字是《本草图经》说明文部分，冠以"图经曰"字样。此部分主要记载了丹砂的分布、开采、名称及制备、应用。其中砂之绝好者为光明砂，医方家唯用光明砂，余并不用。

【原文】

　　雷公云：凡使宜須細認。取諸般，尚有百等，不可一一論之。有妙硫砂，如拳許大，或重一鎰[1]，有十四面，面如鏡，若遇陰沉天雨，即鏡面上有紅漿汁出。有梅柏砂，如梅子許大，夜有光生，照見一室。有白庭砂，如帝珠子許大，面上有小星現。有神座砂，又有金座砂、玉座砂，不經丹竈，服之而自延壽命。次有白金砂、澄水砂、陰成砂、辰錦砂、芙蓉砂、鏡面砂、箭鏃砂、曹末砂、土砂、金星砂、平面砂、神末砂，已上不可一一描述也。夫修事硃砂，先于一靜室內，焚香齋沐。然後取砂，以香水浴過了，拭乾，即碎搗之，後向鉢中更研三伏時，竟取一甆鍋子著研砂于內，用甘草、紫背天葵、五方草各剉之，著砂上下，以東流水煮亦三伏時，勿令水火闕失。時候滿，去三件草，又以東流水淘，令淨。乾曬又研如粉，用小甆瓶子盛。又入青芝草、山鬚草半兩蓋之，下十斤火煅，從巳至子時方歇。候冷，再研似粉。如要服，則入熬蜜，丸如細麻子許大，空腹服一丸。如要入藥中用，則依此法。凡煅，自然往火，五兩硃砂，用甘草二兩，紫背天葵一鎰，五方草自然汁一鎰，若東流水，取足。

　　外臺秘要[2]傷寒、時氣、瘟疫、頭痛、壯熱脈盛，始得一二日者。取真砂一兩，以水一斗，煮取一升，頓服，覆衣被取汗。**又方**辟瘟疫。取上等硃砂一兩細研，以白蜜和丸如麻子大，常以太歲日平旦，一家大小勿食諸物，面向東立，各吞三七丸，永無疫疾。**又方**療心腹宿癥及卒得癥。取硃砂細研，搜飯令硃匀，以雄雞一隻，先餓二日，後以硃飯飼之；著雞于板上，收取糞，曝燥爲末，溫清酒服方寸匕至五錢，日三服。若病困者，晝夜可服六服。一雞少，更飼一雞，取足服之，候愈即止。

　　斗門方[3]治小兒未滿月驚著似中風欲死者。用硃砂以新汲水濃磨墨汁，塗五心上，立差，最有神驗。

　　十全博救[4]療子死腹中不出，用朱砂一兩，以水煮數沸，末之，然後取酒服之，立出。

　　姚和衆[5]小兒初生六日，溫腸胃，壯血氣方：煉成朱砂如大豆許，細研，以蜜一棗大熟調，以棉搵取，令小兒吮之，一日令盡。

　　太上八帝玄變經[6]三皇真人煉丹方：丹砂一斤，色發明者，研末，重絹篩之，令靡靡，以醇酒不見水者沃丹，撓之令如葑泥狀，盛以銅盤中，置高閣上，勿令婦人見。曝之，身自起居數撓燥，復沃之，當令如泥。若陰雨疾風，復藏之無人處。天晏，出曝之，盡酒三斗而成，能長之三百日，當紫色，握之不污手。如著手未乾，可丸。欲服時，沐浴蘭香，齋戒七日，勿令婦人近藥過傍，丸如麻子大。常以平旦向日吞三丸，服之一月，三蟲出。服之五六月，腹內諸病皆差。服之一年，眉發更黑，歲加一丸。服之三年，神人至。

　　張潞云烏髭鬢大効方：以小雌雞一對，別處各養喂，不得令食蟲并雜物，只與烏麻油一件，并與水喫，使雞長大放卵時專覷取出。先放者卵收取，及別處，更放卵絕却收。先放者卵，細研好硃砂一兩，擊破卵巔，些些作竅，入砂于卵內安置，用紙粘損處數重，候乾用。後放者卵，一齊令雞抱，候雞子出爲度。其藥在卵內，自然結實，打破取出，爛研如粉，用蒸餅丸如綠豆大，不計時候，酒下五七丸，不惟變白，亦愈疾矣。

　　青霞子丹砂，自然不死，若以氣衰血散，體竭骨枯，入石之功，稍能添益。若欲長生久視，保命安神，須餌丹砂。且八石見火，悉成灰燼，丹砂伏火，化爲黃銀，能重能輕，能神能靈，能黑能白，能暗能明，一斛人擎，力難升舉，萬斤遇火，輕速上騰，鬼神尋求，莫知所在。

　　太清服煉靈砂法[7]丹砂，外包八石，內含金精，先稟氣于甲，受氣于丙，出胎見壬，結魄成庚，增光歸戊，陰陽升降，各本其原。且如礦石五金，俱受五陰神之氣結，亦分爲五類之形，形質頑嚚，志性沉滯。

寶藏論硃砂若草伏住火，胎包在輔，成汁可點銀爲金，次點銅爲銀。

【注释】

［1］鎰（yì）：古代重量单位，二十四两或二十两。

［2］外臺秘要：方书，唐代王燾著，30卷，集唐以前方书之大成。

［3］斗門方：今无传本，约成书于五代宋初之际。

［4］十全博救：方书，1卷，宋代刘甫辑，《宋史・艺文志》著录，已佚。

［5］姚和衆：人名，唐代人，生平里居未详，著有《童子秘诀》《延龄至宝方》，均佚。

［6］太上八帝玄變經：道经，原书已佚。

［7］太清服煉靈砂法：唐代外丹著作。

【按语】

这部分是《证类本草》中唐慎微集录经史医方的文字，冠以墨盖子标记。该段唐慎微所加丹砂的经史医方内容，广泛收集了各类方书和志书中有关丹砂品种采集制备和应用的论述。原文开始即引《雷公炮炙论》中关于丹砂的分类、制备及服用方法，从中可以了解甘草、紫背天葵、五方草同制丹砂法。接下来更多的是引录各种方书中有关丹砂的临床运用处方，用于治疗伤寒、时气、瘟疫、头痛、瘟疫、心腹宿癥、小儿惊风、胎死腹中等，同时也记载了朱砂炼丹用以保健的方法。

【原文】

別說云：［謹按］金商州亦見出一種，作土氣，色微黃。陝西、河東、河北、京東、京西等路並入藥，及畫家亦用。長安、蜀中研以代水銀朱作漆器。又信州近年出一種，極有大者光芒牆壁，略類宜州所產，然皆有砒氣，破之多作生砒色，入藥用，見火恐殺人。今浙中市肆所貨往往多是，用者宜審諦之。晟近得武林陳承編次《本草圖經》本參對，陳於《圖經》外，又以《別說》附著於後，其言皆可稽據不妄，因增入之。

【按语】

《本草别说》丹砂条下记载："晟近得武林陈承编次《本草图经》本参对，陈于《图经》外，又以《别说》附着于后，其言皆可稽据不妄，因增入之。"即说明艾晟校正时，补入了1092年陈承《重广补注神农本草并图经》一书中"别说"部分的内容。换言之，今《证类本草》中凡记以"别说云"的注文均是艾晟依据陈承所著补充。

【原文】

衍義[1]曰：丹砂，今人謂之朱砂。辰州朱砂，多出蠻峒[2]、錦州界猺獠[3]峒老鴉井，其井深廣數十丈，先聚薪於井，滿則縱火焚之。其青石壁迸裂處，即有小龕，龕中自有白石床，其石如玉。床上乃生丹砂，小者如箭鏃，大者如芙蓉，其光明可鑒，研之鮮紅。砂泊床，大者重七八兩至十兩者。晃州[4]亦有形如箭鏃帶石者，得自上中，非此之比也。此物鎮養心神，但宜生使。煉服，少有不作疾者，亦不減硫黃輩。又一醫流服伏火者數粒，一旦大熱，數夕而斃。李善勝嘗煉朱砂爲丹，經歲餘，沐浴再入鼎，誤遺下一塊，其徒丸服之，遂發懵冒，一夕而斃。生朱砂，初生兒便可服。因火力所變，遂能殺人，可不謹也。

【注释】

［1］衍義：书名，《本草衍义》。

［2］蠻峒：南方少数民族聚居的地区。

［3］猺獠：古代少数民族名。

［4］晃州：相当于今湖南省新晃侗族自治县西南部和贵州省三穗县东部、玉屏侗族自治县南部，属黔州都督府。唐末废。

【按语】

《本草衍义》之文，位于"别说云"引文之后，另起头，冠以"衍义曰"。

《本草衍义》是 1116 年（政和六年）任职医官通直郎的寇宗奭所撰，原名《本草广义》，南宋时因避宁宗赵扩之名改"广"为"衍"。因《本草衍义》刊行后很快受到医药学界的重视，在金和南宋广为流传，被并入《证类本草》的多种传本中。张存惠于 1249 年刻《重修政和经史备用本草》时，也将《本草衍义》内容逐条编入相应的药物项下。明代以后，因多次翻刻张存惠刊本，使《本草衍义》单行本反而少见。

《本草衍义》详细记载了丹砂的道地药材辰州朱砂的产地采集、性状特点，同时记载一些案例以说明丹砂的使用禁忌。

三、甘草（第六卷·草部上品之上）

【原文】

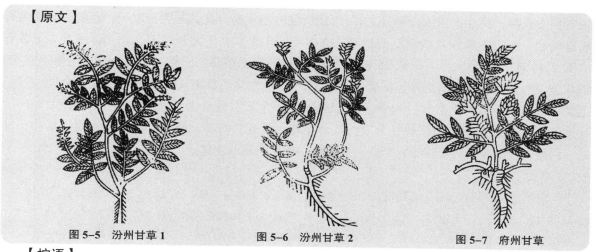

图 5-5　汾州甘草 1　　　图 5-6　汾州甘草 2　　　图 5-7　府州甘草

【按语】

《证类本草》在甘草条下列有《本草图经》两种不同产地的甘草图三张（图 5-5～图 5-7）。图中所绘为汾州甘草与府州甘草，汾州即今山西汾阳，府州即今陕西府谷。从图可见：根和根状茎粗壮，茎直立，多分枝，单数羽状复叶；托叶长三角形、披针形或披针状锥形；小叶 7～17，卵形或宽卵形，长 2～5.5cm，宽 1～3cm，先端急尖或钝，基部圆形或宽楔形。

【原文】

甘草，國老，味甘，平。無毒。主五藏六府寒熱邪氣，堅筋骨，長肌肉，倍力，金瘡　[1]，解毒。溫中下氣，煩滿短氣，傷藏咳嗽，止渴，通經脈，利血氣，解百藥毒。爲九土之精，安和七十二種石，一千二百種草。久服輕身延年。一名蜜甘。一名美草。一名蜜草。一名蕗草。生河西[2] 川谷[3] 積沙山[4] 及上郡[5]。二月、八月除日采根，曝乾十日成。朮、乾漆、苦參爲之使。惡遠志，反大戟、芫花、甘遂、海藻四物。

【注释】

[1] 尰（zhǒng）：足肿曰尰。

[2] 河西：春秋战国时指今日的陕西、山西两省间黄河西南段以西，南北朝时指山西省吕梁山以西的黄河两岸，汉唐时期指今甘肃省与青海省黄河以西。

[3] 川谷：即河谷。

[4] 積沙山：甘肃临夏积石山。

[5] 上郡：今陕西榆林东南。

【按语】

在中药药性理论中，"十八反"属于配伍禁忌，是中药配伍禁忌的核心内容。目前广泛流传的"十八反"歌诀出自《儒门事亲》，也是后世采用最多的版本，即"本草名言十八反，半蒌贝蔹及攻乌；藻戟遂芫俱战草，诸参辛芍叛藜芦"。

该歌诀中"藻戟遂芫俱战草"，源于《名医别录》中甘草的配伍宜忌。

《神农本草经》序例中记载：药有"单行者，有相须者，有相使者，有相畏者，有相恶者，有相反者，有相杀者，凡此七情，合和视之，当用相须、相使者良，勿用相恶、相反者，若有毒宜制，可用相畏、相杀者，不尔勿合用也"。所谓"勿用相恶、相反者"，即今日之配伍禁忌的总原则。

"十八"之数，首见《蜀本草》。《证类本草》载："蜀本注云：凡三百六十五种，有单行者七十一种，相须者十二种，相使者九十种，相畏者七十八种，相恶者六十种，相反者十八种，相杀者三十六种。凡此七情，合和视之。"历代所载的相反药，尤其是明清以后，药物内容较前有明显增加，有关本草在收载相反药物时，亦多不囿于十八、十九种之限，如《普济方》记载有57种、48对，《本草集要》记载25种、19对，《中药品汇精要》记载29种、28对，《本草蒙筌》记载25种、26对，《本草纲目》记载31种、29对。虽然反药数超过了十八，但仍冠以"十八反"之名，所以从历史衍化来看，"十八反"已经不是一个绝对数量含义，而成为中药配伍禁忌的统称。其中《名医别录》中记载甘草反大戟、芫花、甘遂、海藻，乌头、乌喙反半夏、栝楼、贝母、白蔹、白及，藜芦反细辛、芍药、五参仍是相反禁忌的主体。

【原文】

陶隱居云：河西上郡不復通市。今出蜀漢中，悉從汶山諸夷中來。赤皮斷理，看之堅實者，是枹罕草，最佳。枹罕[1]，羌地名。亦有火炙乾者，理多虛疎。又有如鯉魚腸者，被刀破，不復好。青州[2]間亦有，不如。又有紫甘草，細而實，乏時可用。此草最爲眾藥之主，經方少不用者，猶如香中有沉香也。國老，即帝師之稱，雖非君，爲君所宗。是以能安和草石而解諸毒也。

臣禹錫等謹按爾雅[3]云：蘦，大苦。注：今甘草也，蔓延生，葉似荷，青黃，莖赤有節，節有枝相當。疏引《詩·唐風》云"采苓采苓，首陽之巔"是也。

藥性論[4]云：甘草，君。忌豬肉。諸藥眾中爲君。治七十二種乳石毒，解一千二百般草木毒，調和使諸藥有功，故號國老之名矣。主腹中冷痛，治驚癇，除腹脹滿，補益五藏，制諸藥毒，養腎氣內傷，令人陰痿。主婦人血瀝，腰痛，虛而多熱，加而用之。

日華子云：安魂定魄，補五勞七傷，一切虛損，驚悸，煩悶，健忘，通九竅，利百脈，益精養氣，壯筋骨，解冷熱，入藥炙用。

【注释】

[1] 枹罕：甘肃兰州、陇江、甘谷一带。

[2] 青州：山东德州、齐河县以东，马颊河以南，济南、临朐、安丘、高密、来阳、栖霞等以北的地区。

[3] 爾雅：辞书之祖，收集了比较丰富的古代汉语词汇。

[4] 藥性論：书名，唐代甄权所著。

【按语】

《名医别录》增加甘草别名"国老"。国老之名，为后世本草所推崇。《本草经集注》："此草最为众药之主，经方少有不用者……国老，即帝师之称，虽非君，而为君所宗。"《药性论》认为："调和使诸药有功，故号国老之名矣。"

【原文】

圖經曰：甘草，生河西川谷積沙山及上郡，今陝西河東州郡皆有之。春生青苗，高一二尺，葉如槐葉，七月開紫花似奈，冬結實作角子如畢豆。根長者三四尺，麤細不定，皮赤，上有橫梁，梁下皆細根也。二月、八月除日採根，暴乾十日成，去蘆頭及赤皮。今云陰乾用。今甘草有數種，以堅實斷理者爲佳。其輕虛縱理及細韌者不堪，惟貨湯家用之。[謹按]《爾雅》云：蘦，大苦。釋曰：蘦，一名大苦。郭璞云：甘草也，蔓延生，葉似荷，青黃，莖赤有節，節有枝相當。或云：蘦似地黃。《詩·唐風》云：采苓采苓，首陽之巔是也。蘦與苓通用。首陽之山，在河東蒲坂縣，乃今甘草所生處相近。而先儒所說苗、葉與今全別，豈種類有不同者乎？張仲景《傷寒論》有一物甘草湯、甘草附子、甘草乾薑、甘草瀉心等湯，諸方用之最多，又能解百毒，爲眾藥之要。孫思邈論云：有人中烏頭、巴豆毒，甘草入腹即定。方稱大豆解百藥毒，嘗試之不効，乃加甘草爲甘豆湯，其驗更速。又《備急方》云：席辯刺史嘗言嶺南俚人解毒藥，並是嘗用物，畏人得其法，乃言三百頭牛藥，或言三百兩銀藥。辯久往彼，與之親狎，乃得其實。凡欲食，先取甘草一寸炙熟，嚼咽汁。若中毒，隨即吐出。乃用都淋藤、黃藤二物，酒煎令溫，常服，毒隨大小溲出。都淋藤者出嶺南，高三尺餘，甚細長。所謂三百兩銀藥也。又常帶甘草十數寸隨身，以備緩急。若經含甘草而食物不吐者，非毒也。崔元亮《海上方》治發背秘法，李北海云：此方神授，極其秘：以甘草三大兩，生擣，別篩末，大麥麵九兩，于一大盤中相和，攪令勻，取上好酥少許，別捻入藥，令勻，百沸水溲如餅劑，方圓大于瘡一分，熱傅腫上。以油片及故紙隔，令通風，冷則換之。已成膿水自出，未成腫便內消。當患腫著藥時，常須喫黃耆粥，甚妙。又一法：甘草一大兩，微炙，搗碎，水一大升浸之，器上橫一小刀子，置露中經宿，平明以物攪令沫出，吹沫服之。但是瘡腫發背，皆可服，甚效。

【按语】

从《神农本草经》至《本草衍义》对甘草产区的记载，可以发现古代甘草产区的变迁。《名医别录》记载："生河西川谷积沙山及上郡。"河西指武威往西的广大地区；上郡，即今陕西榆林东南、内蒙古鄂尔多斯左翼之地；积沙山则指甘肃临夏积石山。南北朝时天下割据，交通、贸易不便，《本草经集注》记载："河西、上郡不复通市，今出蜀汉中，悉从汶山诸夷中来……抱罕，羌地名。青州间亦有，不如。又有紫甘草，细而实，乏时可用。"宋《本草图经》："甘草，生河西川谷积沙山及上郡，今陕西河东州郡皆有之。"并附图有府州、汾州甘草，府州今陕西府谷，汾州今山西汾阳。《本草衍义》："今出河东西界（今山西西部）。"甘草由甘肃、陕西一带，转移到蜀汉汶山，到宋代，以陕西和山西为主产。

【原文】

雷公[1]云：凡使，須去頭尾尖處。其頭尾吐人。每斤皆長三寸，剉劈破作六七片，使甆器中盛，用酒浸蒸，從巳至午，出，暴乾細剉。使一斤，用酥七兩塗上，炙酥盡爲度。又，先炮令內外赤黃用，良。

外臺秘要[2]救急瘦疾。甘草三兩炙，每旦以小便煮三四沸，頓服之，良。

百一方[3]小兒初生，未可與朱、蜜。取甘草一指節長炙碎，以水二合，煮取一合，以纏綿點兒口中，可得一蜆殼止。兒當快吐胸中惡汁，此後待兒飢渴，更與之。若兩服並不吐，盡一合止，得吐惡汁，兒智慧無病。又方中蠱者，煮甘草服之。當痰出。若平生預服防蠱者，宜熟炙甘草煮服之。凡中蠱毒即內消，不令吐痰，神驗。又方食牛、羊肉中毒者，煮甘草汁服之一二升，當愈。

經驗方[4]崔宣州衍傳赤白痢方：甘草一尺，炙擘破，以淡漿水蘸三二度，又以慢火炙之，後用生薑去皮半兩，二味以漿水一升半，煎取八合，服之立効。

梅師方[5]治初得痢，冷熱赤白及霍亂。甘草一兩炙，豆蔻七箇剉，以水三升，煎取一升分服。

孫真人食忌[6]主一切傷寒。甘草如中指長，炙，細剉，取童子小便一升和煎，取七合，空心服，日再服之。

廣利方[7]治肺痿久咳嗽，涕唾多，骨節煩悶，寒熱。甘草十二分炙，擣爲末，每日取小便三合，甘草末一錢匕，攪令散服。

御藥院[8]治二三日咽痛，可與甘草湯去滓，日三服。

今古錄驗[9]治陰下濕癢。甘草一尺並切，以水五升，煮取三升，漬洗之，日三五度，差。

金匱玉函菜中有水莨菪，葉圓而光，有毒。誤食之令人狂亂，狀若中風，或吐。甘草煮汁，服之即解。**又方**治誤飲饌中毒者，未審中何毒，卒急無藥可解，只煎甘草、薺苨湯服之，入口便活。**又方**治小兒撮口及發噤方：用生甘草一分細剉，以水一盞，煎至六分去滓，溫與兒服。令吐痰涎後，以乳汁點兒口中差。**又方**治小兒中蠱欲死。甘草半兩剉，以水一盞，煎五分去滓，作二服，當吐蠱出。**又方**治小兒羸瘦惙惙方：甘草二兩，炙焦，杵爲末，蜜丸如綠豆大。每溫水下五丸，日二服。

傷寒類要治傷寒三二日咽痛者。與甘草二兩炙，水三升，煮取一升半，服五合，日三。**又方**傷寒，脈結代者，心悸動方：甘草二兩，水三升，煮取一半，服七合，日二。

姚和衆治小兒尿血。甘草五分，以水六合，煎取二合去滓，一歲兒一日服令盡。

淮南子甘草主生肌肉。

衍義曰：甘草，枝葉悉如槐，高五六尺，但葉端微尖而糙澀，似有白毛。實作角生，如相思角，作一本生。子如小扁豆，齒嚙不破。今出河東西界，入藥須微炙。不爾，亦微涼。生則味不佳。

【注释】

[1]雷公：即《雷公炮炙论》的作者雷敩。

[2]外臺秘要：方书名，唐代王焘著，30卷，集唐以前方书之大成。

[3]百一方：方书名，作者与成书年代不详，今无传本。

[4]經驗方：方书名，作者与成书年代不详，今无传本。

[5]梅师方：梅师，隋代僧医，号文梅，著《梅师方》和《梅师集验方》。

[6]孫真人食忌：方书名，唐代孙思邈著。

[7]廣利方：方书名。

[8]御藥院：官署名称。

[9]今古錄驗：方书名，50卷，唐代甄立言撰。

【按语】

甘草临床应用，通常分生甘草和炙甘草。《神农本草经》尚未明确划分生甘草和炙甘草。《伤寒论》中治疗咽喉肿痛、热入血室常用生甘草；治疗心气不足、脾胃虚弱等常用炙甘草。在方名中更是首次出现了炙甘草之名，如《伤寒论》："伤寒，脉结代，心动悸，炙甘草汤主之。"《本草经集注》中已经明确记载"亦有火炙干者，理多虚疏"。《证类本草》引用了大量方书，绝大部分均用炙甘草。

第三节 《证类本草》对本草典籍辑复的贡献

一、辑佚与本草辑佚

1. 辑佚 辑佚，是指对亡佚古籍的辑复。即通过现存文献中散见的佚文进行搜集摘录、考校整理、汇聚编排，辑复成册，最大限度地恢复亡佚古籍原貌。辑佚是对已遗失古籍的一种尝试性补救措施，能够为后人提供宝贵文献版本，有利于古籍文献的保存和流通。通过辑佚得到的文献，称为辑本或辑佚本。

从辑佚文献存世情况划分，辑佚可分为三类：①全书完全亡佚，通过辑佚，使失传文献重现于世；②全书基本存世，有少量缺失，通过辑佚，使缺失部分补全；③全书完全亡佚，尚有前人辑本存世，通过辑佚，把前人辑本漏辑部分加以补充，使辑本更加完善。

辑佚工作需要根据目录著作了解古书存佚残缺，通过辨伪来考证辑录文献真假，通过版本、校勘来审订所辑字句的异同多寡和是非得失。因此，辑佚工作涉及目录学、辨伪学、版本学及校勘学多方面知识。类书、总集、方志、古注、金石及新出土的古代文献等均可作为辑佚资源。

2. 本草文献辑佚 "本草文献"指我国历史上记载本草内容的古籍，包括某些综合性古籍中记载本草内容的章节。"本草文献"辑佚整理的主要目的是将前代本草文献完整保存下去，推动本草学发展。

二、《证类本草》对宋代以前本草辑复的价值

《证类本草》以前的很多本草均已亡佚，如《神农本草经》《名医别录》《本草经集注》《新修本草》《开宝本草》《嘉祐本草》等。这些本草古籍虽已亡佚，但它们的主要内容仍保存在《证类本草》中。

《证类本草》在编写体例上，以《神农本草经》为核心，《名医别录》《本草经集注》《新修本草》《开宝本草》《嘉祐本草》等历代主流本草按出现时代先后顺序加上去，如同包心菜一样层层包裹起来。其体例严谨，唐慎微仅作资料收集，使这些资料都持原貌，对研究宋代以前本草有重要的文献价值。

另外，《证类本草》对古代本草是原文采录，保存了《本草拾遗》《食疗本草》《药性论》《海药本草》《雷公炮炙论》《日华子本草》等本草古籍的主要内容。这些失传的本草从《证类本草》所引的资料中依然能窥其概略。

此外，《证类本草》采录古典医方，如《伤寒论》《金匮药略》《外台秘要》等古方及宋以前历代名医方论，包括当时医家常用方和民间习用单方，总计三千余首，分别载入有关药物条文之后，特别是某些失传的古方，全赖《证类本草》得以保存其大概。故李时珍评价："使诸家本草及各药单方垂之千古，不致沦没者，皆其功也。"

三、尚志钧先生辑复宋代以前本草古籍

尚志钧先生自20世纪50年代起将本草文献学研究作为主攻方向，通过对《证类本草》的深入研究，辑佚出20本亡佚的本草著作（表5-1），并详加校点，成为国内外瞩目的本草学家。

表5-1 尚志钧辑复的本草著作（20本）

序号	辑佚的本草著作	辑复出版（年）
1	《神农本草经校注》/《神农本草经辑校》	2008初版/2014修订
2	《吴普本草》/《吴氏本草经》	1987初版/2005修订
3	《名医别录》	1986
4	《雷公炮炙论》	1991
5	《本草经集注》	1960
6	《雷公药对》	1994
7	《药性论》	1982

续表

序号	辑佚的本草著作	辑复出版（年）
8	《新修本草》	1981 初版 /2004 修订
9	《食疗本草》	2003
10	《本草拾遗》	2002
11	《四声本草》	1976
12	《食医心镜》	1992
13	《食性本草》	1976
14	《蜀本草》	2005
15	《海药本草》	1997
16	《日华子本草》	2005
17	《开宝本草》	1998
18	《嘉祐本草》	1990
19	《本草图经》	1994
20	《补辑肘后方》	1983 初版 /1996 修订

尚志钧先生接受安徽省名中医尚启东"医药文献整理大有可为"的建议，并融入现代植物分类及药学知识，形成了本草文献研究的特色。他以《证类本草》为基础，将全部精力聚焦于宋以前本草整理，建立了本草书籍、本草人物、单味药物 3 个系统的卡片档案，可从源到流地梳理药物应用的概貌，并借助于整理《肘后方》搭建的医学系统资料，形成了辑佚医药方书的联络网，据此笔耕不辍，学术著作硕果累累。

《本草纲目》是一部系统总结我国16世纪以前药物学成就的巨著。该书是李时珍在《证类本草》基础上，参考经、史、子、集、山经、地志等800多家文献，经过27年，三易其稿，才编纂而成。它不仅促进了我国传统医药学的发展，而且对世界药物的进步也起到了一定的作用。

第一节　《本草纲目》简介

　　《本草纲目》全书190多万字，载药1892种，其中新增374种，附方1.1万多首，附药图1000多幅。自问世以后，被反复翻刻，并被译成拉丁、法、日、英、德、朝、俄等文字，在世界上广为发行，影响巨大而深远。

一、作者及成书时间

　　李时珍（1518—1593年），明代杰出的医药学家，字东璧，晚年号濒湖山人，蕲州（今湖北蕲春县）人。出生于中医世家，其祖父、父亲均为当地名医。李时珍年幼多病体弱，博览群书，凡子史经传、声韵农圃、医卜星象，无所不读，尤其喜读医籍。曾在14岁时考中秀才，但三次考举人不中，转而随父学医。因其医术高超，名重一时，曾被举荐入朝为官，官授太医院判，为官一年即辞官回乡。告归后，李时珍针对先前本草文献的弊端、错误，立志重编一部本草，他效仿朱熹《通鉴纲目》"以纲系目，纲举目张"，编撰《本草纲目》。

　　为编撰此书，李时珍不但参阅大量的历代医药典籍（276家），而且还引据古代经史440家。同时，李时珍还亲自采药、种药、服药，亲历山泽，实地观究，结合自身的体验和临床经验，纠正古代文献中的许多错误记载，并补充了大量的新药物品种。李时珍从1552年起着手编写本书，历经27年的千辛万苦，终于在1578年完成书稿编辑，给后世留下了一部不朽巨著。遗憾的是，李时珍本人未能亲眼看到本书的正式出版（1596年），于1593年在其76岁时溘然长逝。

二、主要内容

　　《本草纲目》（以下简称《纲目》）共52卷。第1、2卷为序例（上、下），主要辑录历代诸家本草序例；第3、4卷参照《证类本草》诸病通用药予以评述、补充。第5卷以后将药物按自然属性分为16部、62类。对每种药物按正名、释名、集解、正误、修治、气味、主治、发明、附方等项进行论述。其中，释名对药物的多种名称予以解释，以正其名；集解主要解其产地、形状、采集；正误以辨疑、纠正错误；修治讲述药物的炮制；气味记录药物的性、味；发明对药物的功用、主治、药物特性予以阐述、发挥；附方主要介绍药物主治病症的应用处方。

三、特色与价值

《纲目》无论是编写体例、结构编排，还是内容选择、理论阐述，都极具特色，具有不可替代的重要价值。

1. 分类全面，系统科学　《纲目》之前的药物分类历代并不统一，如《神农本草经》按三品分类、陶弘景《本草经集注》按自然属性分为 7 类等。李时珍在《证类本草》分为 13 类的基础上，进一步予以修正、整合、补充，将全书 1892 味药物系统分为 16 部、62 类。这种体例为李时珍所首创，不仅便于阅览，而且极其符合药物分类原则，成为当时世界上药物分类最为系统、全面、科学的体系。

如《纲目》针对之前玉、石、水、土混同，诸虫、鳞、介不辨的现象予以更正、整合。首先以水、火、土分类，认为水火为万物之先，土为万物之母；其次以金、石分类，与土相从；接着按从微至巨的顺序，以草、谷、菜、果、木分类；再次以服、器分类，与草、木相从；最后按从贱至贵的顺序以虫、鳞、介、禽、兽、人分类。其中动物药 443 味，植物药 1094 味，矿物药 355 味（包括水、火、服器在内）。在各部之下，又分为若干类，如草部分为山草、芳草、隰草、毒草、蔓草、水草、石草、苔草、杂草等 9 类；木部又分为香木、乔木、灌木、寓木、苞木和杂木等 6 类。

2. 结构严谨，层次分明　《纲目》的编写结构具有鲜明的特色，全书结构可以分为三大块：序例、病证用药（百病主治药）、药物介绍。

序例分为上下两部分。序例上主要介绍了明代之前的历代诸家 42 种本草著作的概况，引用医家、经史百家书目，药物数量，历代药性认识等；序例下则重点介绍了药物的配伍应用、用药禁忌及部分医家的用药凡例。读者通过该部分的阅读，能对明代以前的本草学成就与发展脉络有一个清晰的了解。

百病主治药分为上下两部分总结、归纳前人的用药经验。上主要介绍了内科常见病证的证型分类、用药规律和用药方法，特别是部分病证的特效药物；下主要介绍了五官科、外科、皮肤科、妇科等常见病证的主要证型、用药规律与特效药物。读者可以根据实际需要有目的、有选择地研读本部分的内容，十分便利、实用。

药物介绍部分可以说是全书的核心，结构清晰、层次分明。从药物的名称、产地、生长特点、形态、药用部位、采集时间、炮制方法、药物性能、功用主治、方剂应用等各个方面阐述每一味药物，几乎概括了所有的药物知识。对从事药学学习、研究的人员是一本不可多得的著作，也是现代本草著作（包括教材）编写体例的蓝本。

3. 包罗万象，内容丰富　《纲目》全书约 190 万字，收载药物 1892 种，其中 374 种是李时珍新增，插图 1109 幅，附方 11096 首，收集到的药物品种是明代以前最完整、最系统的一部本草。该书内容丰富、资料翔实，不仅限于本草学的内容，还广泛涉及动物学、植物学、天文学、矿物学、地理学、地质学、医学、化学、历史学等内容，被誉为"十六世纪中国的百科全书"。该书不但是中医药学家研读的必备著作，而且也是西医西药从业人员、其他学科的研究人员（如天文、植物、地质、矿产、水产、动物等领域）重要的参考书。

《纲目》不但集明代以前本草学之大成，总结了明代以前千百年的用药经验、本草发展，而且李时珍通过查阅大量明代以前的医书、本草文献、经史百家论著，结合中华传统文化和丰富的临床用药经验予以充实、拓展。难能可贵的是该书几乎囊括了与药学有关的各个领域，包括生药、炮制、药性、药理、药剂、方剂及临床各科用药，体现了李时珍渊博的学识。

4. 实事求是，传承创新　李时珍在编辑《纲目》时务真求实、实事求是，对古人论述并不盲目照搬，而是甄别真伪，勇于纠错，去伪存真，体现了严谨的治学态度，为后人留下了光辉榜样。

李时珍非常重视前人的用药经验，并善于总结、概括，留下许多经典名言。为了佐证药物的功用，他善于引经据典，而非引用传说。如李时珍在论述延胡索功用特性时指出："（延胡索）能行血中气滞，气中血滞，故专治一身上下诸痛，用之中的，妙不可言。"为了进一步论证这一功用特点，李时珍列举个人医案进行佐证："荆穆王妃胡氏，因食荞麦面着怒，遂病胃脘当心痛，不可忍。医用吐下行气化滞诸药，皆入口即吐，不能奏功。大便三日不通。因思《雷公炮炙论》云：心痛欲死，速觅延胡。乃以玄胡索末三钱，温酒调下，即纳入，少顷大便行而痛遂止。"李时珍最后强调"盖玄胡索能活血行气，第一品药也"，成为传世名言。

李时珍虽然重视前人经验，但并不盲从，而是善于辨别真伪，勇于纠错。如苏颂将大黄与羊蹄大黄混同，李时珍明确指出："苏（颂）说即老羊蹄根也。因其似大黄，故谓之羊蹄大黄，实非一类。又一种酸模，乃山大黄也。状似羊蹄而生山上，所谓土大黄或指此，非羊蹄也。"这类现象不可枚数。

5. 影响深远，传播四海　《纲目》不但系统、全面地总结了明代以前的药学成就，而且其编写体例、文献引用、分类体系、药物认识与应用及其他所涉及的内容，对后世的本草研究与发展乃至整个中医体系，也包括对其他自然科学领域如地质学、水产的研究与发展都产生了极其深远的影响。

《纲目》一经问世，便在国外传播开来，成为我国有史以来被译成外文最多的医学著作之一。先后被翻译成日文、朝鲜文、拉丁文、俄文、英文、法文、德文等多国文字，在世界范围内产生了深远的影响，不但为李时珍本人赢得了荣誉，而且极大地提高了中医药的国际地位。《纲目》本身已经超出国界和医学、药学的范围，为全人类共有的财富。著名的中国科技史研究专家李约瑟博士评价道："李时珍作为科学家，达到了同伽利略、维萨里的科学活动隔绝的任何人所不能达到的最高水平"，"毫无疑问，明代最伟大的科学成就，是李时珍那部本草书中登峰造极的著作《本草纲目》。"

时至今日，《纲目》的历史地位和现实应用不容置疑。国内外纷纷成立各种研究《纲目》、纪念李时珍的协会、机构。可以预言，《纲目》将在今后的历史长河中依然焕发出强大的生命力，"世界文化名人"李时珍依然会获得崇高的敬重，流芳百世。

四、版本流传

自 1596 年《纲目》在南京（古称金陵）正式刊出，被称为"金陵版"，其后《纲目》版本有 70 多种，可以概括为"一祖三系"——初刻金陵本为祖本，江西本、钱本、张本为三系。

1. 金陵本　祖本最早为金陵书商兼藏书家胡承龙刻印，载图 1109 幅（藤黄有名无图），于 1596 年刊行，通称"金陵本"或"胡刻本"。1640 年程嘉祥翻刻，改金陵本"辑书姓氏"为"校书姓氏"，并添上程氏姓名及摄元堂。金陵本问世后，被医药学家视为难得的宝典，也为博物学家作为致知之秘籍。

2. 江西本　明万历三十一年（1603 年），江西巡抚夏良心、江南按察使张思鼎依"金陵本"

重刻于江西南昌，载图 1109 幅（藤黄有名无图），通称"江西本"，附刊李时珍《濒湖脉学》及《奇经八脉考》。该版本无论刻工还是插图，都较金陵本有很大的进步，但文字、插图都忠于"金陵本"，对后世影响较大，为明末清初《纲目》各种版本的底本。1977～1981 年，刘衡如先生依江西本为底本详加点校，由人民卫生出版社出版。

3.钱本　1640 年，钱蔚起刻于杭州（旧时别称武林），增加藤黄图 1 幅，共收绘图 1110 幅，简称"钱本"或"杭州本"，因扉页题有："重订本草纲目，翻刻千里必究，武林钱衙藏板。"因此又称武林钱衙本。清代的版本以此为主要底本。

4.张本　1885 年，合肥张绍棠刻于南京，简称"张本"或"合肥本"，又称味古斋本。该本文字参校江西本、钱本，药图参照钱本改绘，并参考《救荒本草》和《植物名实图考》，共收药图 1122 幅。该本药图精美，但被责失真原著，然全书文字不伪，故而翻刻较多，流传亦广。清代以后的版本大多是以此为底本。

以上几个版本，各有所长，作为《纲目》最原始刻本的金陵本，最能体现李时珍的原意。因此，研究《纲目》都不应脱离金陵本的基础。

第二节　《本草纲目》选读

一、序

【原文】*

　　紀稱：望龍光，知古劍[1]；覘寶氣，辯明珠[2]。故萍實商羊[3]，非天明莫洞。厥後博物稱華[4]，辯字稱康[5]，析寶玉稱倚頓[6]，亦僅僅晨星耳。

　　楚[7]蘄陽[8]李君東璧[9]，一日過予弇山園[10]謁予，留飲數日。予窺其人，睟然貌也[11]，癯然身也[12]，津津然譚議也[13]，真北斗以南一人。解其裝，無長物，有本草綱目數十卷。謂予曰："時珍，荊楚[14]鄙人也，幼多羸疾，質成鈍椎；長耽典籍，若啖蔗飴。遂漁獵群書，搜羅百氏。凡子史經傳，聲韻農圃，醫卜星相，樂府諸家，稍有得處，輒著數言。古有本草一書，自炎皇及漢、梁、唐、宋，下迨國朝，註解群氏舊矣。第其中舛謬差訛遺漏，不可枚數，迺敢奮編摩之志，僭纂述之權。歲歷三十稔，書攷八百餘家，稿凡三易。複者芟之[15]，闕者緝之[16]，訛者繩之[17]。舊本一千五百一十八種，今增藥三百七十四種，分爲一十六部，著成五十二卷，雖非集成，亦粗大備，僭名曰本草綱目。願乞一言，以託不朽。"

　　予開卷細玩，每藥標正名爲綱，附釋名爲目，正始也；次以集解、辯疑、正誤，詳其土產形狀也；次以氣味、主治、附方，著其體用也。上自墳典，下及傳奇，凡有相關，靡不備采。如入金谷之園，種色奪目；如登龍君之宮，寶藏悉陳；如對冰壺玉鑑，毛髮可指數也。博而不繁，詳而有要，綜核究竟，直窺淵海。茲豈禁以醫書觀哉[18]？實性理之精微，格物之通典，帝王之秘籙，臣民之重寶也。李君用心加惠何勤哉。噫！砥[19]玉莫剖，朱紫相傾，弊也久矣。故辯專車之骨，必竢魯儒[20]；博支機之石，必訪賣卜[21]。予方著弇州巵言[22]，恚博古如丹鉛巵言後乏人也[23]，何幸覩茲集哉[24]。茲集也，藏之深山石室無當，盍鍥之，

----

*　原文以明代金陵本《本草纲目》为底本。

以共天下後世味太玄如子雲者。

旹^[25]萬曆歲庚寅^[26]春上元日^[27]弇州山人鳳洲王世貞拜撰

【注释】

[1]望龍光，知古劍：望见龙泉古剑的光芒，便知藏古剑之地。

[2]覘寶氣，辯明珠：看到宝库的神光异气，便能辨别明珠之所在。

[3]萍實商羊：萍乡（江西萍乡）产的萍实果及齐地产的独足商羊鸟。

[4]厥後博物稱華：其后论博物学的首推张华。

[5]辯字稱康：精于辨析字义的，首推嵇康。

[6]析寶玉稱倚頓：善于识别宝的人，首推倚顿。

[7]楚：今湖北，湖北古为楚地。

[8]蘄陽：即湖北蘄春。

[9]東璧：李时珍，字东璧。

[10]弇山園：明王世贞住所，在今江苏太仓隆福寺西。

[11]睟然貌也：外貌鹤发童颜，形如周岁婴儿的样子。

[12]癯然身也：身体清瘦而有精神的外貌。

[13]津津然譚議也：学识渊博，善于言谈，津津有味的样子。

[14]荆楚：即楚地。

[15]複者芟之：重复的删除。

[16]闕者緝之：缺漏的补缉。

[17]譌者繩之：错误的更正。

[18]茲豈禁以醫書覯哉：岂能仅仅把它当作医书看待呢。

[19]砆：浮石。

[20]辯專車之骨，必竢魯儒：要辨别防风氏的专车巨骨，必等待鲁国读书人孔子。专车，占满一车。典出自《国语》："吴伐越，堕会稽，获骨焉，节专车……仲尼曰：'丘闻之，昔禹致群神于会稽之山，防风氏后至，禹杀而戮之，其骨节专车，此为大矣。'"

[21]博支機之石，必訪賣卜：要弄清织女星的支机石，必须问卖卜人严君平。

[22]弇州卮言：指王世贞自己著《艺苑卮言》，"卮言"即大众化，无创见。

[23]恚博古如丹鈆卮言後乏人也：可惜博通古代学问像著作《丹铅卮言》的人已经缺乏了。

[24]何幸覯兹集哉：何等幸运看到此书（指《本草纲目》）。

[25]旹：古同"时"。

[26]萬曆歲庚寅：明万历十八年，即1590年。

[27]春上元日：农历正月十五。

【按语】

《本草纲目》的序言由明代大文豪王世贞撰写（下称"王序"）。序言言简意赅，字字珠玑，情真意切，引人入胜，充分展示了作为大文豪的王世贞光彩夺目的文采和丰富的内涵，读之令人回味无穷，赞叹不已。

"王序"只有短短的551个字，却包含了多层意境。可以将其划分为5个部分。

第一部分，营造和烘托李时珍的出场气氛，展示笔者深厚的文学底蕴和卓越的识人之能。从"纪称"到"亦仅仅晨星耳"，虽然只有短短数语，不足50字，却显示出王世贞极其厚实的文学功底和修辞技巧。运用由远及近、由大至小、从古到今、由物及人的手法，其赞扬历史名人张华、嵇康、倚顿的目的就是为了衬托李时珍的伟大，因与李时珍相比，这些虽为公认的历史名人，也仅仅是如同星辰罢了！这一部分的另一个作用则需要读者去深层次地领悟，那就是隐喻在后的王世贞过人的识人辨物的能力。其实，这也是王世贞向世人、后人的自我介绍，其是一位辨识世间千里马的杰出伯乐。

第二部分，对李时珍形神兼备的介绍。从"楚蕲阳"到"真北斗以南一人"寥寥数语，则将一个形神兼备的李时珍生龙活现地呈现在读者眼前，犹如读者亲眼所见：温和润泽的面容，清瘦的身材，充满趣味的言谈，使人感到李时珍是一位平易近人、幽默风趣、学识渊博的人。

第三部分，李时珍的自我介绍。这部分内容基本上可以视为李时珍本人原话，主要包含了两个方面的内容：李时珍对自己生平的介绍；撰写《纲目》的出发点、过程、主要内容、体例和自我评价。从中可以体悟到李时珍渊博学识的源泉，历尽艰辛、矢志不渝的编写历程，工程浩大、内容丰富的书稿。

第四部分，王世贞对《纲目》内容的概括与评价。从"予开卷细玩"到"李君用心加惠何勤哉"是王世贞在仔细阅读《纲目》后对《纲目》编写体例、结构的介绍和主要内容的概括，继而毫不吝啬地以最为华丽的语言对《纲目》赞赏有加。将《纲目》的特色提炼为"博而不繁，详而有要，综核究竟，直窥渊海"，留下不朽名句。其后的评价更是令人叹服不已，不仅仅将《纲目》看作医书，而且是性命理气的精华，研究万物的通典，帝王的秘籍，臣民的至宝！无怪乎《纲目》有"十六世纪中国的百科全书"之称。从中至少也可以看出两点：其一，王世贞不但非常认真地研读了《纲目》，而且也反映出其通晓中医中药知识；其二，王世贞对《纲目》的高度欣赏及对李时珍的无比折服。

第五部分，王世贞写"序"的宗旨与希望。李时珍托付王世贞写序除了王世贞为当时大文豪、声名显赫的因素之外，更为重要的还是希望能借助于王世贞的名望使《纲目》能刻印出版发行，使之流传于世，造福千秋万代。王世贞自然知晓其中的道理，但更为重要的却是他本人对《纲目》发自内心的欣赏，以他洞若观火的分辨力，意识到该书的真正价值，也希望能以自己的身份与名望引起社会的关注而使该书得以刻印而流芳百世，造福于民。

二、黄芪（草部第十二卷　草之一　山草类）

【原文】

黄耆本經上品

【按语】

这部分即为"正名"项，说明药物主名，或是统领该药的总名，也就是该药的纲，"标正名为纲"。正名后用小字标明该药的出处，即黄芪最早记载于《神农本草经》，且为上品。有些药在正名下还附注"［校正］云"，如"黄蜀葵"下注"宋嘉祐"，又有"［校正］云：自菜部移此"。

【原文】

　［釋名］黄芪綱目　戴糝本經　戴椹別録　又名獨椹。芰草別録　又名蜀脂。百本別録　王孫藥性論［時珍曰］耆，長也。黄耆色黄，爲補藥之長，故名。今俗通作黄芪。或作著者非矣，著乃菷龜之菷，音尸。王孫與牡蒙同名異物。

【按语】

"释名"项，主要是对该药的相关药名予以汇总与注解，这是《纲目》的一大特色。将相关药名列出，并标明出处，使读者对该药历史上的药名沿革有一个清晰的脉络。药物的别名，是附属正名的，故称"标正名为纲，附释名为目"。

"释名"项中，分别列举各个异名，每个异名下用小字标注文献出处；各个异名排列顺序，多数是按文献年代先后排列；对某些异名进行训诂注释，有时对主要药名从字义、形状、产地、功用特性等多个方面予以解释；对名称来源有问题的，集诸说以正其误，还时常将历史上用药的混淆予以甄别，或同名异物或异物同名。

通过黄芪的"释名"项可见，黄芪最早记载于《神农本草经》，别名戴糁，而《别录》中黄芪有戴椹、独椹、芰草、蜀脂、百本等别名，《药性论》有别名"王孙"。李时珍对黄芪进行了注解："耆，长也。黄耆色黄，为补药之长，故名。今俗通作黄芪。"读者一看便能了解黄芪的内涵与主要功用，并且特地指出，黄耆的"耆"非蓍龟之"蓍"，并指出王孙与牡蒙同名异物。

【原文】

［集解］［别録曰］黄耆生蜀郡山谷、白水[1]、漢中，二月、十月采，陰乾。［弘景曰］第一出隴西洮陽[2]，色黄白甜美，今亦難得。次用黑水宕昌[3]者，色白肌理粗，新者亦甘而溫補，又有蠶陵[4]白水者，色理勝蜀中者而冷補。又有赤色者，可作膏貼。俗方多用，道家不須。［恭曰］今出原州[5]及華原者最良，蜀漢不復采用。宜州[6]、寧州[7]者亦佳。［頌曰］今河東[8]、陝西州郡多有之。根長二三尺以來。獨莖，或作叢生，枝幹去地二三寸。其葉扶疏作羊齒狀，又如蒺藜苗。七月中開黄紫花。其實作莢子，長寸許。八月中采根用。其皮折之如綿，謂之綿黄耆。然有數種，有白水耆、赤水耆、木耆，功用并同，而力不及白水者。木耆短而理橫。今人多以苜蓿根假作黄耆，折皮亦似綿，頗能亂真。但苜蓿根堅而脆，黄耆至柔韌，皮微黄褐色，肉中白色，此爲異耳。［承曰］黄耆本出綿上[9]者爲良，故名綿黄耆，非謂其柔韌如綿也。今圖經所繪憲州[10]者，地與綿上相隣也。［好古曰］綿上即山西沁州[11]，白水在陝西同州[12]。黄耆味甘，柔軟如綿，能令人肥；苜蓿根味苦而堅脆，俗呼爲土黄耆，能令人瘦。用者宜審。［嘉謨曰］綿上，沁州鄉名，今有巡檢司；白水、赤水二鄉，俱屬隴西。［時珍曰］黄耆葉似槐葉而微尖小，又似蒺藜葉而微闊大，青白色。開黄紫花，大如槐花。結小尖角，長寸許。根長二三尺，以緊實如箭簳者爲良。嫩苗亦可煠淘茹食。其子收之，十月下種，如種菜法亦可。

【注释】

［1］白水：南北朝时，白水在四川广元西北。王好古说白水在陕西同州，今陕西大荔。

［2］洮陽：今甘肃临洮。

［3］宕昌：今甘肃宕昌。

［4］蠶陵：今四川松潘。

［5］原州：今宁夏固原。

［6］宜州：今广西宜山。

［7］寧州：今甘肃宁县。

［8］河東：在今山西省境内。

［9］綿上：今山西沁县。

［10］憲州：今山西静乐。

［11］沁州：今山西沁县。

［12］同州：今陕西大荔。

【按语】

"集解"项部分内容非常丰富，包括了药物的历史、产地、生境、性状、品种、鉴别方法、采收时间等。"别录曰"即《名医别录》中的内容，"弘景曰"即《本草经集注》中的内容，"恭曰"即《新修本草》中的内容，"颂曰"即《本草图经》中的内容，"承曰"即《本草别说》中的内容，"好古曰"即《汤液本草》中的内容，"嘉谟"即《本草蒙筌》中的内容，"时珍曰"即李时珍在《本草纲目》中自己的认识。基本按照朝代的顺序，将历代有代表性的论述摘录，并结合李时珍所处时代的应用情况和其本人见解，提出他自己的观点。这些资料对药物品种确定与药物分类，提供了主要依据，对本草考证、药物品种鉴定和植物分类都是重要的参考资料。

从集解可见，黄芪的产地历代虽有变迁，但主要集中在西北地区，如甘肃、山西、陕西、宁夏等。其中宋代以后本草文献多认为黄芪以山西绵上为道地。李时珍在"集解"中详细描述了黄芪的植物形态及质量评价要点，并介绍了其苗可食和栽培方法。

【原文】

修治：[敩曰]凡使，勿用木耆草，真相似，只是生時葉短并根橫也。須去頭上皺皮，蒸半日，擘細[1]，於槐砧上銼用。[時珍曰]今人但槌扁，以蜜水塗炙數次，以熟爲度。亦有以鹽湯潤透，器盛，於湯瓶蒸熟切用者。

【注释】

［1］擘細：《雷公炮炙论》作"用手擘令細"。

【按语】

"修治"专门论述药物的炮制。《本草纲目》的"修治"多引用《雷公炮炙论》等前人著作，也包括李时珍自己的炮制经验和认识。因此，《本草纲目》的"修治"项反映了明代以前中药炮制学的技术水平。

宋金元时期，方书大量涌现，方书中所载的一些药物炮炙方法是针对疾病而设，具有具体性和多样性，甚至比较独特。但是只有读至该方书，才能知晓特定的炮制方法。本草著作所载的炮制方法往往具有普遍性和指导性，具有一般方书所不具备的优势。《本草纲目》吸收了方书中优秀的炮制方法，总结了药物炮制规律，具有普及和推广作用。此外，还阐明了一些药物炮制方法改进的原因，反映了药物炮制方法的变迁，为研究中药炮制方法的沿革提供了宝贵的资料。"敩曰"即《雷公炮炙论》中的观点。黄芪的"修治"引录了《雷公炮炙论》中炮炙方法，并记载了李时珍自己的见解，反映了黄芪炮制方法的变迁。

【原文】

根［氣味］甘，微溫，無毒。本經　　白水者冷，補。別錄　　［元素曰］味甘，氣溫、平。氣薄味濃，可升可降，陰中陽也。入手足太陰氣分，又入手少陽、足少陰命門。［之才曰］茯苓爲之使，惡龜甲、白鮮皮。［主治］癰疽久敗瘡，排膿止痛，大風癩疾，五痔鼠瘻，補虛，小兒百病。本經　　婦人子藏風邪氣，逐五藏間惡血，補丈夫虛損，五勞羸瘦，止渴，腹痛洩痢，益氣，利陰氣。別錄　　主虛喘，腎衰耳聾，療寒熱，治發背，內補。甄權　　助氣壯筋骨，長肉補血，破癥癖，瘰癧癭贅，腸風血崩，帶下赤白痢，產前後一切病，月候不勻，痰嗽，頭風熱毒赤目。日華　　治虛勞自汗，補肺氣，瀉肺火心火，實皮毛，益胃氣，去肌熱及諸經之痛。元素　　主太陰瘧疾，陽維爲病苦寒熱，督脈爲病逆氣裏急。好古

【按语】

"气味"项，以记录药物性味为主，即记述历代本草中本品四气五味、有毒无毒，以及七情畏恶等资料，也包括李时珍本人对该药气味的认识。

"主治"项，以详论药物效用为主，即记述历代本草有关本品功能主治，也包括李时珍本人用药经验，按本草年代顺序排列。

在黄芪的气味和主治项下，李时珍分别汇总了《神农本草经》《名医别录》《药性论》《日华子本草》及张元素、王好古的论述。值得说明的是，如有明确的作者，李时珍就写出作者的姓

名，如不明确的就写书名，均用小字附于内容之后。对于黄芪的功用，李时珍未提出其自己的见解，说明历代对黄芪功用的认识已至完整，只是侧重点不同。

《神农本草经》基本明确了黄芪的主要功用，并突出其在外科、皮肤科中的应用，尤其是在小儿百病中的应用。《名医别录》在此基础上明确提出了黄芪具有补虚扶正、祛邪活血的作用及主要应用范围，并强调益气养阴、生津止渴的功用。《药性论》对黄芪的功用逐步补充了其能够治疗肾虚耳疾及在虚喘中的应用，突出了其能补虚、治疗发背。《日华子本草》中黄芪的功用主治围绕着治疗血证的应用，强调其能补血、止血、活血，用于妇产科的多种病证及一些有形病证，并能用于肠风下血、血崩出血等。张元素强调了黄芪能补肺气、益胃气、固表止汗及泻火除热的功用。

【原文】

［發明］［弘景曰］出隴西者溫補，出白水者冷補。又有赤色者，可作膏用，消癰腫。［藏器曰］虛而客熱，用白水黃耆；虛而客冷，用隴西黃耆。［大明曰］黃耆，藥中補益，呼爲羊肉。白水耆涼無毒，排膿治血，及煩悶熱毒骨蒸勞。赤水耆涼無毒，治血退熱毒，餘功並同。木耆涼無毒，治煩排膿之力，微於黃耆，遇闕即倍用之。（略，其他医家注解见原书）

【按语】

"发明"可以认为是《纲目》的核心内容，非常丰富，汇集了古今医家对药物的综合认识。包括药物的性能、功用、用法、特点、主治、医理、药理、配伍、代表性方剂、鉴别等。应该予以重点关注。

在黄芪的"发明"中，李时珍汇集了自《神农本草经》以来历代十余家对黄芪的认识。这些认识中既有对黄芪功用的发挥，又有对黄芪应用的剖析，也有对黄芪功用的总结。

从"发明"汇集可以看出：①功效：集中在补虚、补气、除肌肤发热、止汗、排脓等方面。②适应证：气虚体弱、脾胃不足、肌肤发热、皮肤疮痈、体虚汗出等病证。③配伍：根据具体病证，常配伍防风、人参、甘草、芍药、川芎等。④药物功用鉴别：黄芪、桂枝均能补三焦、实卫气；但黄芪性质较桂枝平和，桂枝温通血脉而实卫气，黄芪补气固表。黄芪、人参均能补气，但黄芪以益气固表为主，人参以健脾补气为主。所以，内伤脾胃以人参为君，黄芪辅之；表虚自汗则以黄芪为君，人参辅之。⑤使用注意：体质壮实、内有火热者不宜服用，用之则会胸脘胀闷。所谓的"若面黑形实而瘦者服之，令人胸满"，素有"瘦人多火"之说。

此外，通过引经据典用以说明药物的某一特性和功用也是《纲目》的特色。黄芪的发明条下就引用了一则黄芪配伍防风煎汤熏蒸治疗柳太后病风不能言的典故。

【原文】

［附方］舊五，新九。小便不通綿黃耆二錢，水二盞，煎一盞，溫服。小兒減半。總微論。酒疸黃疾心下懊痛，足脛滿，小便黃，飲酒發赤黑黃斑，由大醉當風，入水所致。黃耆二兩，木蘭一兩，爲末。酒服方寸匕，日三服。肘後方。氣虛白濁黃耆鹽炒半兩，茯苓一兩，爲末。每服一錢，白湯下。經驗良方。治渴補虛男子婦人諸虛不足，煩悸焦渴，面色萎黃，不能飲食，或先渴而後發瘡癤，或先癰疽而後發渴，並宜常服此藥，平補氣血，安和藏府，終身可免癰疽之疾。用綿黃耆箭簳者去蘆六兩，一半生焙，一半以鹽水潤濕，飯上蒸三次，焙剉，粉甘草一兩，一半生用，一半炙黃，爲末。每服二錢，白湯點服，早晨、日午各一服，亦可煎服，名黃耆六一湯。外科精要。老人閟塞綿黃耆、陳皮去白，各半兩，爲末。每服三錢，用大麻子一合，研爛，以水濾漿，煎至乳起，入白蜜一匙，再煎沸，調藥空心服，甚者不過二服。此藥不冷不熱，常服無秘塞之患，其效如神。和劑局方。腸風瀉血黃耆、黃連等分，爲末，麵糊丸綠豆大。每服三十丸，米飲下。孫用和秘寶方。尿血沙淋痛不可忍。黃耆、人參等分，爲末，以大蘿蔔一個，切一指厚

大，四五片，蜜二兩，淹炙令盡，不令焦，點末食無時，以鹽湯下。永類方。吐血不止黃耆二錢半，紫背浮萍五錢，爲末。每服一錢，薑蜜水下。聖濟總錄。欬嗽膿血咽乾，乃虛中有熱，不可服涼藥。以好黃耆四兩，甘草一兩，爲末。每服二錢，點湯服。席延賞方。肺癰得吐黃耆二兩，爲末。每服二錢，水一中盞，煎至六分，溫服，日三四服。聖惠方。甲疽瘡膿生足趾甲邊，赤肉突出，時常舉發者。黃耆二兩，茼茹一兩，醋浸一宿，以豬脂五合，微火上煎取二合，絞去滓，以封瘡口上，日三度，其內自消。外臺秘要。胎動不安腹痛，下黃汁。黃耆、川芎藭各一兩，糯米一合。水一升，煎半升，分服。婦人良方。陰汗濕癢綿黃耆，酒炒，爲末，以熟豬心點喫，妙。趙真人濟急方。痒疽內固黃耆、人參各一兩，爲末，入真龍腦一錢，用生藕汁和丸綠豆大。每服二十丸，溫水下，日日服。本事方。

【按语】

"附方"项，用以记录有关该药的主要处方。该项是《纲目》的一大特色，体现了李时珍注重药物的具体应用和丰富的临床经验。

李时珍为了验证药物功用主治，博采众方，以为佐证。《证类本草》附方不足3000首，而《纲目》搜集大小方子多达1.1万余首，其网罗之富，为本草之冠。每个方详列方名、适应病证、药物配伍分量、制作方法、使用方法、方源及其功效等。

各药后所附方子的来源有二：一是转录《证类本草》的附方，称为旧方；二是转录其他医药书的方子，称为新方。例如黄芪条的附方下注云"旧五，新九"，一共列举14方。所选用的方子以单方为主，复方很少，尤以大方极少选用。一般都是用一两味药组成的方子较多。药味少的方子和单方能够说明单味药的作用；药味太多的方子，很难说明单味药的主治功效。李时珍是"方以病附"，选择简易的效方，以印证药物的作用。由于《纲目》附方都是为说明药物效用而设，对于以病求方，很难查录，颇不便于临床医家的应用。所以在清顺治六年至九年（1649～1652年）便有蔡烈先曾将《纲目》全方附方，用3年时间进行归类，分列于105门病证中，称为《本草万方针线》，对临床应用很有参考价值。其后又有曹绳彦，在蔡书的基础上进行补充整理，分病证107门，更名为《本草纲目万方类编》。

【原文】

莖葉［主治］療渴及筋攣，癰腫疽瘡。別錄

【按语】

《本草纲目》收录了1892种药物，每一种药物内容繁多，资料庞杂，李时珍为了有序地记载每种药物，采用"纲目体例"的编排。他指出："诸品首以释名，正名也。次以集解，解其出产、性状、采取也。次以辨疑、正误，辨其可疑，正其谬误也。次以修治，谨炮炙也。次以气味，明性也。次以主治，录功也。次以发明，疏义也。次以附方，著用也。"（《本草纲目·凡例》）通过这种"首""次"的方式，使每种药物资料主次分明，井然有序。以黄芪为例，黄耆为总名，即纲，下列释名、集解、修治为目；然"释名"下又列别名"黄芪""戴糁"，即为正名"黄耆"下之目。黄耆为纲，下列"根""茎叶"为目；黄耆的"根"为纲，下列气味、主治、发明、附方为目。

三、三七（草部第十二卷　草之一　山草）

【原文】

三七 綱目

［釋名］山漆綱目　金不換［時珍曰］彼人言其葉左三右四，故名三七，蓋恐不然。或云本名山漆，謂其能合金瘡，如漆粘物也，此說近之。金不換，貴重之稱也。

［**集解**］［時珍曰］生廣西南丹諸州番峒深山中，采根暴乾，黃黑色。團結者，狀略似白及；長者如老乾地黃，有節。味微甘而苦，頗似人參之味。或云：試法，以末摻豬血中，血化爲水者乃真。近傳一種草，春生苗，夏高三四尺。葉似菊艾而勁厚，有歧尖。莖有赤稜。夏秋開黃花，蕊如金絲，盤紐可愛，而氣不香，花乾則吐絮如苦蕒絮。根葉味甘，治金瘡折傷出血，及上下血病甚效。云是三七，而根大如牛蒡根，與南中來者不類，恐是劉寄奴之屬，甚易繁衍。

根［**氣味**］甘、微苦，溫，無毒。［**主治**］止血散血定痛，金刃箭傷跌撲杖瘡血出不止者，嚼爛塗，或爲末摻之，其血即止。亦主吐血衄血，下血血痢，崩中經水不止，產後惡血不下，血運血痛，赤目癰腫，虎咬蛇傷諸病。時珍。　　［**發明**］［時珍曰］此藥近時始出，南人軍中用爲金瘡要藥，云有奇功。又云：凡杖撲傷損，瘀血淋漓者，隨即嚼爛，罨之即止；青腫者即消散。若受杖時，先服一二錢，則血不衝心，杖後尤宜服之。產後服亦良。大抵此藥氣溫、味甘微苦，乃陽明、厥陰血分之藥，故能治一切血病，與騏驎竭、紫礦相同。［**附方**］新八。吐血衄血山漆一錢，自嚼米湯送下。或以五分，加入八核湯。瀕湖集簡方。　　赤痢血痢三七三錢，研末，米泔水調服，即愈。同上。　　大腸下血三七研末，同淡白酒調一二錢服，三服可愈。加五分入四物湯，亦可。同上。　　婦人血崩方同上。產後血多山漆研末，米湯服一錢。同上。男婦赤眼十分重者，以山漆根磨汁塗四圍甚妙。同上。　　無名癰腫疼痛不止，山漆磨米醋調塗即散。已破者，研末乾塗。虎咬蛇傷山漆研末，米飲服三錢，仍嚼塗之。并同上。

葉［**主治**］折傷跌撲出血，傅之即止，青腫經夜即散，餘功同根。時珍。

【按语】

三七正名后用小字标注"纲目"，即表示为《本草纲目》新增药物。李时珍在《本草纲目》中共新增 374 味药物。

"释名"项中，李时珍对三七之名从植物形态的解读提出质疑，并从其功用特性和药物的价值解释其药名，目前都宗其说。

"集解"项中，李时珍较为详尽地介绍了三七的产地、性状、生长、功用特性及容易混淆的其他药物。其中，有几点特别应予重视：①产地：彼时的三七原产地当为广西的南丹，这与目前基本一致，尽管现今以云南文山为三七的主要产地。②三七的药味与人参类似，甘、微苦。现已明确人参、三七均为五加科。③鉴别、判断三七真伪的方法：将三七研末掺入猪血中，如能将猪血化为水的，即为三七。表明三七具有显著的化瘀功能。④三七善于治疗跌打伤痛，止血。

三七"根"项下记载其气味、主治、发明与附方。气味：甘、微苦，温，与人参基本一致。功效：集中在化瘀、止血。主治：以筋伤骨折为主，以及其他的出血、血瘀病证，称之为"能治一切血病"。"发明"与"集解"项均叙述三七来自南方，从中可以看出李时珍对药物信息的敏锐和了解程度，而且其非常善于吸收新的事物，重视新药物的发现与应用。"附方"基本上都为三七单用，所治病证集中在出血上，可见三七止血力之强，应用之广。

三七"叶"，简要记载其主治，"余功同根"。条理清晰，简明扼要。

四、地黄（草部第十六卷　草之五　隰草）

【原文】

地黄 本經上品

［**釋名**］芐音戶。芑音起。地髓本經【大明曰】生者以水浸驗之。浮者名天黃，半浮半沉者名人黃，沉者名地黃。入藥沉者爲佳，半沉者次之，浮者不堪。【時珍曰】爾雅云：芐，地黃。郭璞云，江東呼爲芐。羅願云：芐以沈下珍爲貴，故字從下。

[集解][別錄曰]地黃,生咸陽川澤黃土地者佳,二月、八月采根陰乾。[弘景曰]咸陽即長安也。生渭城者乃有子實如小麥。今以彭城乾地黃最好,次歷陽,近用江寧板橋[1]者爲勝。作乾者有法,搗汁和蒸,殊用工意;而此云陰乾,恐以蒸作爲失乎?人亦以牛膝、萎蕤作之,人不能別。[頌曰]今處處有之,以同州[2]者爲上。二月生葉,布地便出似車前,葉上有皺文而不光。高者及尺餘,低者三四寸。其花似油麻花而紅紫色,亦有黃花者。其實作房如連翹,中子甚細而沙褐色。根如人手指,通黃色,粗細長短不常。種之甚易,根入土即生。一說:古稱種地黃宜黃土。今不然,大宜肥壤虛地,則根大而多汁。其法以葦席圍編如車輪,徑丈餘,以壤土實葦席中爲壇。壇上又以葦席實壤土爲一級,比下壇徑減一尺。如此數級,如浮屠。乃以地黃根節多者寸斷之,蒔壇上,層層令滿,逐日水灌,令茂盛。至春秋分時,自上層取之,根皆長大而不斷折,不被鍬傷故也。得根暴乾。出同州者光潤甘美。[宗奭曰]地黃葉如甘露子,花如脂麻花,但有細斑點,北人謂之牛奶子花,莖有微細短白毛。[時珍曰]今人惟以懷慶[3]地黃爲上,亦各處隨時興廢不同爾。其苗初生塌地,葉如山白菜而毛澀,葉面深青色,又似小芥葉而頗厚,不叉丫。葉中攛莖,上有細毛。莖梢開小筒子花,紅黃色。結實如小麥粒。根長四五寸,細如手指,皮赤黃色,如羊蹄根及葫蘿蔔根,曝乾乃黑,生食作土氣。俗呼其苗爲婆婆奶。古人種子,今惟種根。王旻山居錄云:地黃嫩苗,摘其旁葉作菜,甚益人。本草以二月、八月采根,殊未窮物性。八月殘葉猶在,葉中精氣,未盡歸根。二月新苗已生,根中精氣已茲於葉。不如正月、九月采者殊好,又與蒸曝相宜。禮記云:羊苄豕薇,則自古已食之矣。[嘉謨曰]江浙壤地種者,受南方陽氣,質雖光潤而力微;懷慶山產者,稟北方純陰,皮有疙瘩而力大。

【注释】

[1]板橋:江苏南京西南板桥镇。

[2]同州:陕西大荔。

[3]懷慶:明清时期怀庆府,今河南省焦作市。

【按语】

通过地黄"集解"项可以看出:①地黄的产地古今变迁较大,历经咸阳、江宁板桥、同州到怀庆、江浙。至陈嘉谟和李时珍时,已以怀庆产的地黄为佳,与目前的认识一致,即地黄是河南的四大怀药之一。②李时珍记载了"古人种子,今惟种根",说明繁殖方式由种子繁殖已改为块根繁殖。③李时珍详细叙述了地黄从苗初生至开花结实不同时期的形态特征,对药用部位的描述也非常细致。④李时珍认为地黄的最佳采收时间为每年的正月与九月,且与蒸晒的炮制方法相适宜。⑤还记载了地黄嫩苗可食,为其资源综合利用提供了本草学依据。

【原文】

乾地黃[修治][藏器曰]乾地黃,本經不言生乾及蒸乾。方家所用二物各別,蒸乾即溫補,生乾即平宣,當依此法用。[時珍曰]本經所謂乾地黃者,即生地黃之乾者也。其法取地黃一百斤,擇肥者六十斤洗淨,曬令微皺。以揀下者洗淨,木臼中搗絞汁盡,投酒更搗,取汁拌前地黃。日中曬乾,或火焙乾用。[氣味]甘,寒,無毒。[別錄曰]苦。[權曰]甘,平。[好古曰]甘、苦,寒,氣薄味厚,沉而降,陰也。入手足少陰厥陰及手太陽之經。酒浸,上行外行。日乾者平,火乾者溫,功用相同。[元素曰]生地黃大寒,胃弱者斟酌用之,恐損胃氣。[之才曰]得清酒、麥門冬良。惡貝母,畏蕪荑。[權曰]蔥、蒜、蘿蔔、諸血,令人營衛澀,鬚髮白。[斅曰]忌銅鐵器,令人腎消并發白,男損營,女損衛。[時珍曰]薑汁浸則不泥膈,酒制則不妨。鮮用則寒,乾用則涼。[主治]傷中,逐血痹,填骨髓,長肌肉。作湯除寒熱積聚,除痹,療折跌絕筋。久服輕身不老,生者尤良。本經。主男子五勞七傷,女子傷中胞漏下血,破惡血,溺血,利大小腸,去胃中宿食,飽力斷絕,補五藏內傷不足,通血脈,益氣力,利耳目。別錄。助心膽氣,強筋骨長志,安魂定魄,治驚悸勞劣,心肺損,吐血鼻衄,婦人崩中血運。大明。產後腹痛。久服變白延年。甄權。涼血生血,補腎水真陰，除皮膚燥，去諸濕熱。元素。　　　　主心病掌中熱痛，脾氣痿蹷嗜臥，足下熱而痛，好古。　　　治齒痛唾血。

生地黃［**氣味**］大寒。［**主治**］治婦人崩中血不止，及產後血上薄心悶絕。傷身胎動下血，胎不落，墮墜踠折，瘀血留血，鼻衄吐血，皆搗飲之。別錄。解諸熱，通月水，利水道。搗貼腹，能消瘀血。甄權。［**發明**］［好古曰］生地黃入手少陰，又爲手太陽之劑，故錢仲陽瀉丙火與木通同用以導赤也。諸經之血熱，與他藥相隨，亦能治之。溺血、便血皆同。［權曰］病人虛而多熱者，宜加用之。［戴原禮曰］陰微陽盛，相火熾強，來乘陰位，日漸煎熬，爲虛火之證者，宜地黃之屬，以滋陰退陽。［宗奭曰］本經只言乾、生二種，不言熟者。如血虛勞熱，產後虛熱，老人中虛燥熱者，若與生乾，當慮太寒，故後世改用蒸曝熟者。生熟之功殊別，不可不詳。［時珍曰］本經所謂乾地黃者，乃陰乾、日乾、火乾者，故又云生者尤良。別錄復云：生地黃者，乃新掘鮮者，故其性大寒。其熟地黃乃後人複蒸曬者。諸家本草皆指乾地黃爲熟地黃，雖主治證同，而涼血補血之功稍异，故今別出熟地黃一條於下。

熟地黃［**修治**］［頌曰］作熟地黃法：取肥地黃三二十斤淨洗，別以揀下瘦短者三二十斤搗絞取汁，投石器中，浸漉令浹，甑[1]上浸三四過，時時浸漉轉蒸訖，又暴使汁盡。其地黃當光黑如漆，味甘如飴。須甆器收之，以其脂柔喜潤也。［斅曰］采生地黃去皮，甆鍋上柳木甑蒸之，攤令氣歇，拌酒再蒸，又出令乾。勿犯銅鐵器，令人腎消并髮白，男損榮，女損衛也。［時珍曰］近時造法：揀取沉水肥大者，以好酒入縮砂仁末在內，拌匀，柳木甑于瓦鍋內蒸令氣透，晾乾。再以砂仁酒拌蒸晾。如此九蒸九晾乃止。蓋地黃性泥，得砂仁之香而竄，合和五藏冲和之氣，歸宿丹田故也。今市中惟以酒煮熟售者，不可用。［**氣味**］甘、微苦，微溫，無毒。［元素曰］甘、微苦，寒。假酒力灑蒸，則微溫而大補。味厚氣薄，陰中之陽，沉也。入手足少陰厥陰之經。治外治上，須酒制。忌蘿蔔、蔥、蒜、諸血。得牡丹皮、當歸，和血生血涼血，滋陰補髓。［**主治**］填骨髓，長肌肉，生精血，補五藏內傷不足，通血脈，利耳目，黑鬚髮，男子五勞七傷，女子傷中胞漏，經候不調，胎產百病。時珍。補血氣，滋腎水，益真陰，去臍腹急痛，病後脛股酸痛。元素。坐而欲起，目晾晾無所見。好古。［**發明**］［元素曰］地黃生則大寒而涼血，血熱者須用之；熟則微溫而補腎，血衰者須用之。又臍下痛屬腎經，非熟地黃不能除，乃通腎之藥也。［好古曰］生地黃治心熱、手足心熱，入手足少陰厥陰，能益腎水，涼心血，其脈洪實者宜之。若脈虛者，則宜熟地黃，假火力蒸九數，故能補腎中元氣。仲景六味丸以之爲諸藥之首，天一所生之源也。湯液四物湯治藏血之藏，以之爲君者，癸乙同歸一治也。［時珍曰］按王碩易簡方云：男子多陰虛，宜用熟地黃；女子多血熱，宜用生地黃。又云：生地黃能生精血，天門冬引入所生之處；熟地黃能補精血，用麥門冬引入所補之處。虞摶醫學正傳云：生地黃生血，而胃氣弱者服之，恐妨食；熟地黃補血，而痰飲多者服之，恐泥膈。或云：生地黃酒炒則不妨胃，熟地黃薑汁炒則不泥膈。此皆得用地黃之精微者也。［頌曰］崔元亮海上方：治一切心痛，無問新久。以生地黃一味，隨人所食多少，搗絞取汁，搜麵作餺飥或冷淘食，良久當利出蟲，長一尺許，頭似壁宮，後不復患矣。昔有人患此病二年，深以爲根，臨終戒其家人：吾死後當剖去病本。從其言果得蟲，置于竹節中，每所食皆飼之。因食地黃餺飥亦與之，隨即壞爛。由此得方。劉禹錫傳信方亦紀其事云：貞元十年，通事舍人崔抗女，患心痛垂絕，遂作地黃冷淘食，便吐一物，可方寸匕，狀如蛤蟆，無足目，似有口，遂愈。冷淘勿着鹽。

【注釋】

[1]甑：古代的一種蒸食用具。

【按語】

通過對 3 種地黃"修治"項敘述：①明確了《本經》中的干地黃與《別錄》中的生地黃的區別。即生地黃是新鮮剛挖掘出的地黃，干地黃則爲生地黃的干燥品。②介紹了干地黃的修治法：洗淨，晒干或火焙干。③詳細介紹了熟地黃的修治方法。分別介紹了明代以前生地黃的主要修治方法，继而李时珍详尽地介绍了他所处的明朝对熟地黄的修治方法与过程：选优质地黄，以好酒与砂仁拌匀，在瓦锅内蒸，晾干，如此9个来回，所谓的九蒸九晒。从中可以看出药物炮制的几大要素：原药材、辅料、器具、方法等。并明确告诫市面上以酒煮熟的地黄不可以用。可见李时珍对药物使用的严谨及对医药市场的了解。

通过对3种地黄"气味""主治""发明"项叙述，可知：①三种地黄均为甘味，性质沉降，但鲜地黄性寒，干地黄性凉，熟地黄性微温。②三者使用注意、饮食禁忌有别：对于生地黄（应为鲜地黄）因性寒而慎用于胃弱者；不宜与贝母、芜荑同用；不可用铜铁器；忌用葱、蒜、萝卜、诸血等。③历代对地黄的功用认识与应用不断深化、分化、拓展与完善。地黄也逐渐有鲜地黄、生地黄、干地黄、熟地黄等名称的不同，随之有临床应用上的差异。④虽然历代对地黄的功用、主治认识不尽相同，但主要围绕两点：补虚、血证。干地黄、生地黄、熟地黄均能通利血脉，活血化瘀。干地黄、生地黄尚能凉血止血，干地黄与熟地黄又能生血补血。干地黄、熟地黄均能补益肾阴、益精填髓、补虚强体，可治疗虚劳病证。生地黄能凉血清热，治疗血热及阴虚发热。在熟地黄的发明中，记载了一个非常值得重视的地黄用途：治疗因寄生虫所致的心痛。

【原文】

[附方] 舊十三，新五十一。服食法地黃根淨洗，搗絞汁，煎令稠，入白蜜更煎，令可丸，丸如梧子大。每晨溫酒送下三十丸，日三服。亦可以青州棗和丸。或別以乾地黃末入膏，丸服亦可。百日面如桃花，三年身輕不老。抱朴子云：楚文子服地黃八年，夜視有光。神仙方。地黃煎補虛除熱，治吐血唾血，取乳石，去癥瘕等疾。生地黃不拘多少，三搗三壓，取汁令盡，以瓦器盛之，密蓋勿泄氣，湯上煮減半，絞去滓，再煎如餳，丸彈子大。每溫酒服一丸，日二服。千金方。地髓煎生地黃十斤，洗淨，搗壓取汁，鹿角膠一斤半，生薑半斤，絞取汁，蜜二升，酒四升。文武火煮地黃汁數沸，即以酒研紫蘇子四兩，取汁入煎一二十沸，下膠，膠化，下薑汁、蜜再煎，候稠，瓦器盛之。每空心酒化一匕服，大補益。同上。地黃粥大能利血生精。地黃切二合，與米同入罐中煮之，候熟，以酥二合，蜜一合，同炒香入內，再煮熟食。臞仙神隱。地黃酒見穀部酒下。瓊玉膏常服開心益智，髮白返黑，齒落更生，辟穀延年。治癰疽勞瘵，咳嗽唾血等病，乃鐵甕城申先生方也。生地黃汁十六斤取汁，人參末一斤半，白茯苓末三斤，白沙蜜十斤，濾淨拌勻，入瓶內，箬封，安砂鍋中，桑柴火煮三日夜。再換蠟紙重封，浸井底一夜，取起，再煮一伏時。每以白湯或酒點服一匙。丹溪云：好色虛人，欬嗽唾血者，服之甚捷。國朝太醫院進御服食，議加天門冬、麥門冬、枸杞子末各一斤，賜名益壽永真膏。臞仙方：加琥珀、沉香半兩。明目補腎生苄、熟苄各二兩，川椒紅一兩，爲末，蜜丸梧桐子大，每空心鹽湯下三十丸。普濟方。固齒烏須一治齒痛，二生津液，三變白鬚，其功極妙。地黃五斤，柳木甑內，以土蓋上，蒸熟曬乾。如此三次，搗爲小餅。每嚹咽一枚。御藥院方。男女虛損或大病後，或積勞後，四體沉滯，骨肉酸痛，及吸少氣，或小腹拘急，腰背強痛，咽乾唇燥，或飲食無味，多臥少起，久者積年，輕者百日，漸至瘦削。用生地黃二斤，麵一斤，搗爛，炒乾爲末。每空心酒服方寸匕，日三服。忌如法。肘後方。虛勞困乏地黃一石，取汁，酒三斗，攪勻煎收。日服。必效方。病後虛汗口乾心躁。熟地黃五兩，水三盞，煎一盞半，分三服，一日盡。聖惠方。骨蒸勞熱張文仲方，用生地黃一斤，搗三度，絞盡，分再服。若利即減之，以凉爲度。外臺秘要。婦人發熱欲成勞病，肌瘦食減，經候不調。地髓煎：用乾地黃一斤，爲末，煉蜜丸梧子大，每酒服五十丸。保慶集。婦人勞熱心松。地黃煎：用生乾地黃、熟乾地黃等分，爲末，生薑自然汁，入水相和，打糊丸梧子大。每服三十丸，用地黃湯下，或酒醋茶湯下亦可，日三服。覺藏府微冷，則晨服八味丸，地黃性冷壞脾。陰虛則發熱，地黃補陰血故也。婦人良方。咳嗽唾血勞瘦骨蒸，日晚寒熱。生地黃汁三合，煮白粥臨熟，入地黃汁攪勻，空心食之。食醫心鏡。吐血欬嗽熟地黃末，酒服一錢，日三。聖惠方。吐血不止生地黃汁一升二合，白膠香二兩，以瓷器盛，入甑蒸，令膠消，服之。梅師。

肺損吐血或舌上有孔出血。生地黃八兩取汁，童便五合同煎熱，入鹿角膠炒研一兩，分三服。心熱吐衄脈洪數者。生苄汁半升，熬至一合，入大黃末一兩，待成膏，丸梧子大，每熟水下五丸至十丸。并聖惠方。

　　鼻出衄血乾地黃、地龍、薄荷等分，爲末，冷水調下。孫兆秘寶方。　　　**吐血便血**地黃汁六合，銅器煎沸，入牛皮膠一兩，待化入薑汁半盃，分三服，便止。或微轉一行，不妨。聖惠方。　　（略）

【按语】

"附方"项一共收录了64首方，包括了干地黄、生地黄和熟地黄。附方的内容极为丰富：①应用广泛，养生、治疗、康复均有涉及，包括内、外、妇、儿、皮肤、五官科多个病证。②形式多样：内服、外用、单用、复方配伍、汤剂、丸剂、膏剂、酒剂及粥。

【原文】

　　葉［**主治**］惡瘡似癩，十年者，擣爛日塗，鹽湯先洗。千金方　　　［時珍曰］按抱朴子云：韓子治用地黃苗喂五十歲老馬，生三駒，又一百三十歲乃死也。張鷟朝野僉載云：雉被鷹傷，銜地黃葉點之；虎中藥箭，食清泥解之。鳥獸猶知解毒，何況人乎？

　　實［**主治**］四月采，陰乾擣末，水服方寸匕，日三服，功與地黃等。蘇頌　　　［弘景曰］出渭城者有子，淮南七精丸用之。

　　花［**主治**］爲末服食，功同地黃。蘇頌。　　　腎虛腰脊痛，爲末，酒服方寸匕，日三。時珍。　　　［**附方**］新一。内障青盲風赤生翳，及墜眼日久，瞳損失明。地黃花晒、黑豆花晒、槐花晒各一兩，爲末。豬肝一具，同以水二斗，煮至上有凝脂，掠盡瓶收。每點少許，日三四次。聖惠方。

　　［**附錄**］胡面莽拾遺。［藏器］味甘，溫，無毒。主去痃癖及冷氣，止腹痛，煮服。生嶺南，葉如地黃。

【按语】

《本草纲目》"附方"项把某些药的同类药，其形态相似者附于条末。如《本草拾遗》中"胡面莽"，"生岭南，叶如地黄"，附于"地黄"条下。

通过黄芪、三七和地黄，可以看出《本草纲目》全书编排，以纲系目，条理清晰。使全书内容系统化、条理化。故书名亦以"纲目"名之。

全书各个方面都可以体现"纲""目"的精神：①从卷次上看，全书52卷，卷一至卷四属总论部分，可以视为"纲"；卷五至卷五十二为各论部分，可以视为"目"。②从药物类别来看：全书分16部，各部下再分为各类，总计有62类。其中，"部"可视为"纲"，类可视为"目"。③从自然属性归类与三品归类关系来看，自然属性可以视为"纲"，三品分类可以视为"目"。④从条文书写格式来看，大字书写文可以视为"纲"，小字注文可视为"目"。⑤从单味药来看，同一植物，其根、枝、叶、花、种子等都可入药。例如地黄为纲，干地黄、生地黄和熟地黄为目。⑥从一个药物内容来看，每个药名下，分为若干项目叙述。在每个项目下，又有若干个内容。例如释名项目下，又有很多异名和训诂文。则释名可以视为"纲"，释名下所列若干异名，即为释名下的"目"。又如主治下，收载各家主治资料，这个主治可视为"纲"，所收载的各家主治资料，可视为主治下的"目"。

这种体例目随纲举，部类分明，条理清晰，与宋代以前本草代代增补，层层囊括，形成包心菜似的编撰方式大不相同。但《本草纲目》保留前代本草对文献出处的标识方法，对文献保存和考据有重要意义。

附:《本草纲目拾遗》选读

　　《本草纲目拾遗》，赵学敏编著，成书于清乾隆三十年（1765年）。该书是在《本草纲目》刊行100多年之后编著的。其目的是拾《本草纲目》之遗。全书载药物921种，其中《本草纲目》未收载的药物有716种。本书对《本草纲目》遗漏未载或所载药物备而不详的药物加以补充，还在书首列"正误"一篇，纠正《本草纲目》中的错误记载和疏漏达数十条。

　　《本草纲目拾遗》全书共10卷，依据《本草纲目》的体例分为水、火、土、金、石、草、木、藤、花、果、谷、蔬、器用、禽、兽、鳞、介、虫等部，删去了人部，而增加了藤部、花部，并把"金石"部分为两部。该书对《本草纲目》和明代以来药物进行了系统总结，搜集了很多民间单验方，保存了大量的中医药文献，是清代最重要的本草著作之一。

一、浙贝

【原文】

　　今名象貝。去心炒。《百草鏡》云：浙貝出象山，俗呼象貝母。皮糙味苦，獨顆無瓣，頂圓心斜，入藥選圓白而小者佳。葉闇齋云：寧波象山所出貝母，亦分兩瓣，味苦而不甜，其頂平而不尖，不能如川貝之象荷花蕊也。土人于象貝中揀出一二與川貝形似者，以水浸去苦味，曬乾，充川貝賣，但川貝與象貝性各不同。象貝苦寒，解毒利痰，開宣肺氣。凡肺家挾風火有痰者宜此。川貝味甘而補肺，不若用象貝治風火痰嗽爲佳。若虛寒咳嗽，以川貝爲宜。

　　張景岳云：味大苦，性寒，陰也，降也，乃手太陰少陽、足陽明厥陰之藥。大治肺癰肺痿欬喘，吐血衄血，最降痰氣，善開鬱結，止疼痛，消脹滿，清肝火，明耳目，除時氣煩熱，黃疸淋閉，便血溺血，解熱毒，殺諸蟲，及療喉痹瘰癧，乳癰發背，一切癰瘍腫毒，濕熱惡瘡痔瘻，金瘡出血，火瘡疼痛，爲末可敷。煎湯可服。性味俱厚，較之川貝母清降之功，不啻數倍。反烏頭，又解上焦肺胃之火。

　　張石頑《本經逢原》云：貝母浙產者，治疝瘕喉痹乳癰，金瘡風痙，一切癰瘍。同苦參、當歸，治妊娠小便難，同青黛治人面惡瘡，同連翹治項上結核。皆取其開鬱散結化痰解毒之功也。

　　吹喉散　《經驗廣集》：治咽喉十八症俱效。大黑棗每個去核，裝入五倍子一個，去蟲研，象貝一個，去心研，用泥裹煨存性，共研極細末，加薄荷葉末少許，冰片少許，貯瓷瓶內，臨用吹患處，任其嘔出痰涎數次，即愈。

　　對口　《楊春涯驗方》：象貝母，研末敷之，神效。

【按语】

　　该段原文针对《本草纲目》所载贝母内容中浙贝与川贝，备而不详，用而不分，加以补充鉴别。浙贝出象山又名象贝，原文首先指出浙贝的产地与命名，接着根据辨析形态，介绍了浙贝与川贝二者的鉴别。该段原文还引用名医张景岳、张石顽论点对浙贝从性味、归经、功效、主治、配伍、七情畏恶、炮制等进行了较为详细的阐述。并从《经验广集》《杨春涯验方》中收载了简便有效以浙贝为主的方剂及运用方法。

二、夏草冬虫

【原文】

出四川江油縣化林坪，夏爲草，冬爲蟲，長三寸許，下趺六足，腹以上絕類蠶，羌俗采爲上藥。功與人參同。《從新》[1]云：產雲貴，冬在土中，身活如老蠶，有毛能動，至夏則毛出土上，連身俱化爲草。若不取，至冬復化爲蟲。《四川通志》云：冬蟲夏草出裏塘撥浪工山，性溫煖，補精益髓。《黔囊》[2]：夏草冬蟲出烏蒙塞外，暑苗土爲草，冬蜇土爲蟲。《青藜餘照》：四川產夏草冬蟲，根如蠶形，有毛能動，夏月其頂生苗，長數寸，至冬苗槁，但存其根，嚴寒積雪中，往往行於地上。《文房肆考》：邇年蘇州皆有之，其氣陽性溫，孔裕堂述其弟患怯汗大泄，雖盛暑處密室帳中，猶畏風甚，病三年，醫藥不效，症在不起，適有戚自川歸，遺以夏草冬蟲三斤，逐日和葷蔬作餚燉食，漸至愈。因信此物保肺氣，實腠理，確有徵驗，用之皆效。七椿園《西城聞見錄》：夏草冬蟲生雪山中，夏則葉歧出類韭，根如朽木，凌冬葉乾，則根蠕動化爲蟲。入藥極熱。徐后山《柳崖外編》：冬蟲夏草，一物也。冬則爲蟲，夏則爲草。蟲形似蠶，色微黃，草形似韭，葉較細。入夏蟲以頭入地，尾自成草，雜錯于蔓草間，不知其爲蟲也，交冬草漸萎黃，乃出地蠕蠕而動，其尾猶歠歠然帶草而行。蓋隨氣化轉移，理有然者，和鴨肉頓食之，大補。紹興平萊仲先生言：其尊人曾任雲南麗江府中甸司馬，其地出冬蟲夏草，其草冬爲蟲，一交春，蟲蛻而飛去。土人知之，其取也有期，過期無用也。朱排山《柑園小識》：冬蟲夏草生打箭爐，冬生土中如蠶，夏則頭上生苗，形長寸許，色微黃，較蠶差小，如三眠狀，有口眼，足十有二，宛如蠶形，苗不過三四葉。以酒浸數枚啖之，治腰膝間痛楚，有益腎之功，以番紅花同藏則不蛀。或云：與雄鴨同煮食，宜老人。

潘友新云：粵中鴉片丸，用夏草冬蟲合鴉片、人參合成，乃房中藥也。此草性更能興陽，則入腎可知。甘平，保肺益腎，補精髓，止血化痰，已勞嗽，治膈症皆良。《從新》：味甘性溫，秘精益氣，專補命門。藥性考。

按：物之變化，必由陰陽相激而成，陰靜陽動，至理也。然陽中有陰，陰中有陽，所謂一陰一陽，互爲其根。如無情化有情，乃陰乘陽氣。有情化無情，乃陽乘陰氣。故皆一變而不復返本形，田鼠化駕，駕化田鼠，鳩化鷹，鷹化鳩，悉能復本形者，陽乘陽氣也。礦石化丹砂，斷松化爲石，不復還本形者，陰乘陰氣也。夏草冬蟲，乃感陰陽二氣而生，夏至一陰生，故靜而爲草。冬至一陽生，故動而爲蟲。輾轉循運，非若腐草爲螢，陳麥化蝶，感濕熱之氣者可比，入藥故能治諸虛百損，以其得陰陽之氣全也。然必冬取其蟲，而夏不取其草，亦以其有一陽生發之氣可用。張子潤云：夏草冬蟲，若取其夏草服之，能絕孕無子。猶黃精鉤吻之相反，殆亦物理之奧云。周兼士云：性溫，治蠱脹，近日種子丹用之。

燉老鴨法。用夏草冬蟲三五枚，老雄鴨一隻，去肚雜，將鴨頭劈開，納藥于中，仍以線縶好，醬油酒如常蒸爛食之。其藥氣能從頭中直貫鴨全身，無不透浹。凡病後虛損人，每服一鴨，可抵人參一兩。

【注釋】

[1]《從新》：即清代吳儀洛《本草从新》。

[2]《黔囊》：书名，为清代著名学者、方志家檀萃所著。

【按语】

　　该段原文主要论述药物夏草冬虫，因《本草纲目》无此药物，故加以补充。"夏草冬虫"记录了虫草菌感染后蝙蝠蛾幼虫完成种族繁衍的周期过程，藏于蝙蝠蛾虫体内的菌丝在夏季冰雪融化后，从虫体头部长出子座柄和子座，露出地面成为"草"，待散失孢子后枯萎；至冬天虫草菌的孢子感染新的蝙蝠蛾幼虫，潜藏于幼虫体内，成为"虫"，到第二年夏季冰雪融化后长出子座柄和子座，又成为"草"，古代根据其在一年中夏天和冬天的变化，命名夏草冬虫，而现代则根据一个完整生命周期过程（从第一年冬至第二年夏）而称为"冬虫夏草"。原文首先引用了最早记载冬虫夏草的《本草从新》内容，又引用在云南生活了20多年的方志家檀萃《黔囊》中的内容说明药物的形态与产地，并广泛收集各类方书和志书，经史医方中有关冬虫夏草的性味、功效、主治、药名、生长环境、采收时月、加工、贮藏、配伍等。尤其重点记载冬虫夏草炖老鸭法，该食疗方法一直沿用至今。

三、石打穿

【原文】

　　葛祖方：一名龍芽草、石見穿、地胡蜂、地蜈蚣。《百草鏡》：地蜈蚣與神仙對坐相似，惟葉上有紫斑爲別，且神仙對坐草之花，每節兩朵，此則攢聚莖端，或三四或五六相聚爲別，疑即石見穿。龍芽草生山土，立夏時發苗布地，葉有微毛，起莖高一二尺，寒露時開花成穗，色黄而細小，根有白芽，尖圓似龍芽，頂開黄花，故名金頂龍芽。一名鐵胡蜂，以其老根黑色，形似之，又一種紫頂龍芽，莖有白毛，葉有微毛，寒露時抽莖，開紫花成穗，俱二月發苗，葉對生貼地，九月枯，七月采。

　　按：石打穿，《綱目》於有名未用下列之，只言止骨痛大風癩腫，不言他用。而《葛祖遺方》載其功用甚廣，并有諸名考之。《百草鏡》：龍芽二種與地蜈蚣俱非一物，論其功用，石打穿治黄疸，地蜈蚣治跌撲黄疸。故《百草鏡》因其用相同，於地蜈蚣下註，疑即石打穿，於龍芽草下註，亦名石見穿。治下氣活血，理百病，散痞滿，跌撲吐血，崩痢腸風下血，明明二種功用各異，不知《葛祖方》何以混爲一？此書傳自明末，或有舛訛，或有的識，未敢妄議，附識于此，以俟再考。

　　敏按：蔣儀《藥鏡拾遺賦》云：滾咽膈之痰，平翻胃之噦，石打穿識得者誰？註：噎膈翻胃，從來醫者病者群相畏懼，以爲不治之症。余得此劑，十投九效，不啻如飢荒之粟，隆冬之裘也。乃作歌以志之。歌曰：誰人識得石打穿，綠葉深紋鋸齒邊，闊不盈寸長更倍；圓莖枝抱起相連。秋發黄花細瓣五，結實區小針刺攢，宿根生本三尺許，子發春苗隨弟肩。大葉中間夾小葉，層層對比相新鮮。味苦辛平入肺藏，穿腸穿胃能攻堅。采掇莖葉搗汁用，蔗漿白酒佐使全。噎膈飲之痰立化，津咽平復功最先。世眼愚蒙知者少，岐黄不識名浪傳。丹砂句漏葛仙事，余愛養生著數言。據歌中所言形狀，則又似鐵筅帚，故并存其說而附錄之。

　　癸丑，余親植此草於家園，見其小暑後抽薹，屆大暑即著花吐蕊，抽條成穗，儼如馬鞭草之穗。其花黄而小，攢簇條上，始悟馬鞭草花紫，故有紫頂龍芽之名。此則花黄，名金頂龍芽，與地蜈蚣絕不相類，因此草亦有地蜈蚣之名。故《百草鏡》疑爲石見穿也。《李氏草秘》：石見穿生竹林等處，葉小如艾，而花高尺許，治打傷撲損膈氣，則石見穿之葉如艾，又與石打穿之葉深紋鋸齒不侔矣。

　　《葛祖方》：消宿食，散中滿，下氣，療吐血各病，翻胃噎膈，瘧疾，喉痹，閃挫，腸風下血，崩痢食積，黄白疸，疗腫癩疽，肺癰，乳癰，痔腫。

乳癰初起：《百草鏡》：龍芽草一兩，白酒半壺，煎至半碗，飽後服。初起者消，成膿者潰，且能令膿出不多。

【按语】

该段原文主要论述药物石打穿。石打穿，《本草纲目》载于"有名未用"下列之，只言止骨痛大风痛肿，不言他用，无产地记载与形态描述，《本草纲目拾遗》对其进行补充。原文首先介绍了石打穿别名、植物形态、与石见穿的鉴别，又进一步作歌，详细论述了石打穿的形态，尤其歌中"大叶中间夹小叶，层层对比相新鲜"指出了石打穿的特征，并自己栽种药物以分辨种类。《本草纲目拾遗》之石打穿，即为今之仙鹤草，为蔷薇科植物龙牙草 *Agrimonia pilosa* Ledeb. 的全草。苦、涩、平。归心、肝经。具有收敛止血，止痢，截疟，补虚功效。主治出血证，腹泻，痢疾，疟疾寒热，疮疖痈肿，阴痒带下，脱力劳伤等。

第七章
药论典籍简介与选读

扫一扫，查阅本章数字资源，含PPT、音视频、图片等

药论是以本草经典论述为核心，进行药物性味、功用、主治原理的探讨，类同药物功用异同的比较，药物与人体关系的研究，以及某些特殊药物的应用要点提示等。如果把本草体系比作一棵大树，综合性本草犹如根与干，那么各家药论犹如枝叶。所有的药论围绕根干展开，正是这些极其丰富、细致、深入的药论，使得整个本草体系具备了鲜活的生命力。

第一节　药论典籍简介

《神农本草经》《名医别录》等典籍记载药物的产地、性味、功用、主治、有毒无毒，而没有相关理论的探讨。正如缪仲醇所言："正以三坟之书，言大道也；言其然，而不言其所以然，言其象也。"自南北朝陶弘景始在整理和补充本草的同时，开始通过"作注"或"按语"的形式逐渐展开对药物有关问题的探讨和研究，至明清时期，药物理论逐渐完善。

一、唐宋时期

1.《药性论》 唐代甄权著。该书注重讨论药物性能，注意结合临床实践议论药物性味主治，尤以君、臣、佐、使、使用禁忌等资料收集较多，并多举方剂印证，对临床指导作用很大，对后世药学家及临床家都有较深刻的影响。

2.《本草拾遗》 唐代陈藏器撰。该书根据临床实践将药物处方按功能分为十类，即后世所谓"十剂"：宣、通、补、泄、轻、重、滑、涩、燥、湿。丰富了方剂学的治疗法则，为后世按性效分类药物提供了重要参考，并为后世剂学按功能分类奠定基石。

3.《日华子诸家本草》 简称《日华子本草》，《本草纲目》称之为《大明本草》，著者姓氏不详，约成书于唐末五代年间。将药性分为温、暖、热、凉、冷、平六类，对药物性味进行了较新颖、详细的论述，具有较高的研究价值。

4.《本草图经》 宋代苏颂编。朝廷令全国各州郡征集所产药材标本及实物图，并收集功用，把辨药和用药结合起来。该书重点讨论药物来源和鉴别，药性讨论虽非每药必有，但所论药性逻辑说理性很强。李时珍评价此书"考证详明，颇有发挥"。

5.《本草衍义》 宋代寇宗奭撰。作者认为，医家临证，全凭熟解药理，而《新修本草》《开宝本草》《嘉祐本草》诸书又显不足。于是作者对上述诸家本草进行详尽的辨证考释，并结合自己丰富的医药学理论与实践，对其中470余种药物的性味效验进行补充解释，指出并纠正了前人在论药时的许多疏漏及错误。系北宋时期药性理论水平较高的本草著作，李时珍评之曰："参考事实，核其情理，援引辨证，发明良多。"在重视药性理论方面，可谓："本草之学，自此一变。"

二、金元时期

1.《珍珠囊》　金代张元素撰。张元素为金元时期易水学派的创始人。该书主要结合《素问》理论，阐述了临床常用药物的"气味、阴阳、厚薄、升降、浮沉、补泻、六气、十二经及随证用药之法"，在药物归经、引经报使、脏腑辨证用药等方面做出了突出贡献，对易水学派乃至后世临床药法的发展产生了指导性作用。

2.《药类法象》《用药心法》　元代李杲（东垣）著，具体内容见于《东垣试效方》中。金元时期是中医药学继承和发扬较为辉煌的一个里程碑。李杲善于遣药，创立新方，对后世临床诊疗有极深远的影响。在易水学派"升降浮沉""引经报使""气味分经"基础上，前者归纳总结诸药，功效要点之外，比较突出地介绍了药物作用于人体的部位和趋势（如脏腑、经络、三焦及四肢头目等），非常适于临床需要。后者则着重介绍与临床用药制方密切相关的一些机理。

3.《汤液本草》　元代王好古著。该书是一部理论性和实践性都比较强的著作。结合前代名家诸论，最后附以己见，对药性，尤其是药物归经理论给予了特别关注，同时指出了服药时间与药性的关联性，对金元时期药性理论的继承和发扬做出了不可磨灭的贡献。

4.《本草衍义补遗》　元代朱丹溪著，明代方广增订。朱氏探讨内伤杂病证治，首创滋阴降火之法，世称"养阴派"，与刘河间、李东垣、张子和并称为"金元四大家"。该书主要是对寇宗奭所著《本草衍义》的补充和阐发，主要论药性，重视五行药性，颇具特色。

三、明清及民国时期

1.《本草蒙筌》　明代陈嘉谟著。书名"蒙筌"，"蒙"者启蒙，"筌"者工具，意在便于初学，在药性理论方面也多有阐发。该书的显著特色是以形、色、性、味、体五类高度概括药性，重点讨论辨证用药及药性药理，认为中药采收、贮藏、炮制、剂型、服药方法等各个环节都对药性有影响，在药性理论上独树一帜。

2.《药鉴》　明代杜文燮著。该书重视药性，如首载寒热温平四赋，又论述用药生熟法、药性阴阳论、引经药性、十八反药性、十九畏药性等，然后详细论述了173种常用药物的毒性、性味、阴阳升降、归经、炮制、功能及临床应用等，对气味阴阳论述比较精详，并结合个人经验探讨用药配伍规律，是一部短小实用的药学著作。

3.《神农本草经疏》　明代缪希雍著。该书主要为缪氏对《神农本草经》中临床常用药物进行注释，分别以"疏""主治参互""简误"三项论述，专以药性为纲，结合临床用药体会和规律，提出了"据经以疏义，缘义以致用，参互以尽其详，简误以防其失"等独到见解，对中药药性理论的发展有重要意义。

4.《雷公炮制药性解》　明代李中梓著。该书载药332种，主要以归经理论阐释药性及功能主治，以归经作为药物功能的主要机制。归经理论又分为据功能主治推论，据性味推论，据脏腑关系及五行归属推论及联系易理推论等多种方法。另外，该书对药物宜忌与药性药效间关系也进行了较深入的讨论，不失为一部独具特色和临床意义的药物学专著。

5.《本草崇原》　清代张志聪著。张氏力主临床用药应以识药性为第一要义，而非某病对某药，"不探其原，只言其治"，所谓对药物"知其性而用之，则用之有本，神变无方。袭其用而用之，则用之无本，窒碍难通"。关于药物的性味及功能主治，大多从生成禀受、形质特点，又结合五运六气等理论论述其所以然，在传统中药药理著作中独树一帜。

6.《本经逢原》　清代张璐著。该书不以考订《神农本草经》品种为重，而是以临床实用为主，择取切于临床的药物，以作者的理论造诣和临床经验阐述药性，阐释药理，主要反映其临床见解及理论思维。

7.《本草经解》 清代姚球撰。每药论述分 4 部分：大字为药名、性味、毒性及功能主治，小字为炮制，另段小字以生成禀受结合性味解释归经及《神农本草经》主治功能，最后论以该药为主体的配伍组方，对临床用药具有一定意义。该书与《本草崇原》《神农本草经》二书曾被郭汝聪合刊为《本草三家合注》，集中反映三家运用五运六气、生成禀受来阐释药性的思维方法。

8.《神农本草经百种录》 清代徐大椿著。该书共收《神农本草经》常用药 100 种，在对每味药物经文的注释中阐述作者的药性观点。徐氏认为药性是用药处方的依据，药性的基础是形（包括气、味、臭、声、轻、重、长、短等）和气（包括时令、盛衰、嗜好等）。论述药性采用多种推理方法，如取类比象（此为作者最常用）、一般推理及试验推理等。

9.《得配本草》 清代严洁、施雯、洪炜著。该书以《本草纲目》为准绳，收载 640 余种药，分为 25 部，着重讨论了药与药之间的相畏、相恶、相反、相使等作用关系，并结合临床实际较深刻地总结了历代配伍经验，可以说是一部配伍遣药组方的专书，对后世临床产生了不小的影响。另外，本书还将 40 余种药物列入奇经八脉，对归经理论做出了有益的补充。

10.《本草求真》 清代黄宫绣著。该书堪称药学史上理论与实际相结合的典范。作者论药，"既不泥古以薄今，复不厚今以废古，唯求理与病符，药与病对"，从临床实际入手论药性，不枉"求真"之名。内容上又以主要药性作为认识功能、主治的纲领，对药物功能，主张须分阴、阳、气、血，不可混称补泻；对药物归经，强调应分别主入某经和兼入某经；对主要药性，主张气味与形质整体观。总之，该书因其临床实用性受到后学的推崇。

11.《神农本草经读》 清代陈修园著。该书为作者所撰《神农本草经注》中选取常用药采编而成。陈氏为经方大家，提倡遵经仿古，故该书亦为清人遵经本草学派典范。书中论药性常从生成禀受入手，兼及象数之学及归经等，更有意义的是并非就药论药，而是结合仲景方中所用之义论述药性，可谓理论与实践相结合，对研习经方者裨益颇大。

12.《本经疏证》 清代邹澍著。该书原针对《本草述》"多引东垣、丹溪、海藏、洁古，而于张长沙、孙真人略焉"，故邹氏专由《神农本草经》扶发精蕴，所论药性多随兴而发，推理则论据不一，放在药性理论上多有不足处。但该书贵在理论不脱离实践，较多地结合仲景用药组方规律论述药性药理，将药、方、证结合起来，详论药物精义，突出实践性和实用性，非一般尊经之作可比。

13.《本草思辨录》 清代周岩著。该书根据张仲景立方之义，讨论药物性能，着重于药物性味和归经理论的思辨，广泛结合历代名家注解，详加论述，凡有疑义处，均提出自己见解，不失为一部研究经方用药的有益参考书。

14.《医学衷中参西录》 近代张锡纯著。张氏为近代中西汇通学派主要代表人物之一，该书所述药论，除少数为引据前人药论外，多为自己的临床心得体会。其中西汇通学术观点，认为中医之理多包括西医之理，试图印证中西医理之统一。论药时，有中、西药并论的，临床上也将中、西药并用，对药性理解颇有创见，对临床用药也给后人以宝贵的经验参考，受到后学的广泛推崇。

第二节　菊花药论选读

菊花，始载于《神农本草经》，列为上品。《中国药典》规定菊花来源于菊科植物

Chrysanthemum morifolium Ramat. 的头状花序。味甘、苦，性微寒。归肝、肺经。功能疏风清热，平肝明目，解毒消肿；适用于外感风热及温病初起、发热、头昏痛，肝经风热或肝火上攻所致的目赤肿痛，肝风头痛及肝阳上亢头痛、眩晕等证。

一、唐以前本草

《神农本草经》

【原文】

菊花　味苦，平。主風頭眩腫痛，目欲脫淚出，皮膚死肌，惡風濕痹。久服利氣血，輕身耐老延年。

《名医别录》

【原文】

菊花　味甘，無毒。主腰痛去來陶陶，除胸中煩熱，安腸胃，利五脈，調四肢。

《本草经集注》

【原文】

菊花　菊有兩種：一種莖紫，氣香而味甘，葉可作羹食者，爲真；一種青莖而大，作蒿艾氣，味苦不堪食者名苦薏，非真。其華正相似，惟以甘、苦別之爾。南陽酈縣最多，今近道處處有，取種之便得。又有白菊，莖、葉都相似，惟花白，五月取。亦主風眩，能令頭不白。《仙經》以菊爲妙用，但難多得，能令頭不白。

【按语】

《神农本草经》认为菊花味苦，《名医别录》增加"味甘，无毒"。后世本草认为菊花味甘、苦。

《名医别录》在主治方面也增加了"主腰痛去来陶陶，除胸中烦热，安肠胃，利五脉，调四肢"，菊花清内热作用始被记载。

《本草经集注》首论菊有两种，且以"气香而味甘"者为菊花正品，味苦者名苦薏，明示两者不可混用。据考其苦薏为今之野菊花。另就花色言之，有白菊，言其功"主风眩，能令头不白"。

二、唐宋本草

《本草拾遗》

【原文】

菊花　苦薏，味苦破血。婦人腹內宿血，食之。又調中止泄。花如菊，莖似馬蘭，生澤畔，似菊，菊甘而薏苦。語曰：苦如薏是也。白菊，味苦。染髭髮令黑，和巨勝、茯苓蜜丸，主風眩，變白，不老，益顏色。又《靈寶方》茯苓合爲丸以成，煉松脂和，每服如雞子一丸，令人好顏色不老，主頭眩。生平澤，花紫白，五月花。《抱朴子·劉生丹法》：用白菊花汁和之。

《药性论》

【原文】

甘菊花，使。能治熱頭風旋倒地，腦骨疼痛，身上諸風令消散。

《日华子本草》

【原文】

菊花　治四肢遊風，利血脈，心煩，胸膈壅悶，并癰毒、頭痛，作枕明目，葉亦明目，生熟并可食。

《本草衍义》

【原文】

菊花　專治頭目風熱，今多收之作枕。

【按语】

唐宋时期本草学家在《神农本草经》《名医别录》《本草经集注》的基础上有所发挥。《本草经集注》认为苦薏不是正品菊花，《本草拾遗》记载苦薏："味苦破血。妇人腹内宿血。"白菊花在《本草经集注》"能令头不白"的基础上，详细记载了具体配伍与应用："染髭发令黑，和巨胜、茯苓蜜丸，主风眩，变白，不老，益颜色。"

《药性论》《日华子本草》和《本草衍义》均强调了菊花的祛风功用。《药性论》述："能治热头风旋倒地，脑骨疼痛，身上诸风令消散。"《日华子本草》记载"治四肢游风"。《本草衍义》则提出"专治头目风热"。《日华子本草》和《本草衍义》均记载菊花作枕以明目。

三、金元本草

《药性赋》

【原文】

菊花　可升可降，陰中陽也。其用有二：散八風上注之頭眩，止兩目欲脫之淚出。

《汤液本草》

【原文】

菊花　苦而甘寒，無毒。《心》云：去翳膜，明目。《珍》云：養目血。《藥性論》云：使。治身上諸風。《日華子》云：治四肢遊風，利血脈，心煩，胸膈壅悶。

【按语】

"汤液"，取自《汉书·艺文志》中汤液经方，汤液即煎剂的含义。因中医在内科治疗中大多采用内服煎剂，故称《汤液本草》。《汤液本草》各论的体例为：药名；气味，良毒，归经；引述诸家药论。注明"《象》云"，出自《药类法象》；"《心》云"，出自《用药心法》；"《珍》云"，出自《珍珠囊》；"《液》云"和"海藏云"则为作者王好古自述。此外，还引用了《证类本草》有关用药的内容。在药学理论上，《汤液本草》的发明较少，主要汇集了上述金元诸大家的理论。《汤液本草》引用文献资料，偏重医家实践，多采张元素《珍珠囊》和李东垣之说，兼顾其他本草或医家精论。

金元时期，对菊花的药论侧重于疗眼疾。《药性赋》中"散八风上注之头眩，止两目欲脱之泪出"，与《神农本草经》中"主风头眩""目欲脱，泪出"一脉相承。《用药心法》中则明确提出"去翳膜，明目"，《珍珠囊》提出"养目血"。

四、明代本草

《本草蒙筌》

【原文】

甘菊花（节选）　味甘、微苦，氣平、寒。屬土與金，有水火，可升可降，陰中陽也。無毒。種類顏色多品，應候黃小爲良。《月令》云：菊有黃花是也。餘色不入藥。山野間，味苦莖青名苦薏，勿用。苦薏花亦黃色，但氣薄味苦，入藥反損爾。家園內味甘莖紫謂甘菊，堪收。苦者胃氣反傷，甘者陰血兼補。爲使一味，宜桑白皮。驅頭風止頭痛暈眩，清頭腦第一，養眼血收眼淚翳膜，明眼目無雙，變老人皓白成烏。同地黃釀酒，解醉漢昏迷易醒。共葛花煎湯，散濕痹去皮膚死肌。安腸胃除胸膈煩熱，利一身血氣，逐四肢遊風。腰痛陶陶，亦堪主治。久服弗已，輕身延年。搗根葉取汁頓嘗，夏秋采葉，冬春采根。救疗腫垂死即活。

【按语】

《本草蒙筌》各药内容大致分为两大部分，前半部分为正文，后半部分为按语。正文依次述性、味，阴阳升降，良毒，反忌，归经，形态，炮制，功效，用药配伍方法等。采用不甚规则的对语体体裁，比一般文体更易上口习诵。正文之中，夹有小字注文，解释某些对语的意义，如"种类颜色多品，应候黄小为良。《月令》云："菊有黄花是也。余色不入药。"文末附图，一般是一药一图。《本草蒙筌》一改前代本草以菊花为品名，用"甘菊花"为名。在正文中，作者陈嘉谟强调菊花应用黄色花小者入药，即与当前黄菊花一致。《本草蒙筌》始载药用黄菊花。并强调"苦薏花亦黄色，但气薄味苦，入药反损尔"，认为苦薏不宜药用。

该书系统总结了前代医药学家对菊花的临床功用和主治，强调"驱头风止头痛晕眩，清头脑第一，养眼血收眼泪翳膜，明眼目无双"，盛赞菊花疗头目诸疾之效。

《本草纲目》

【原文】

菊花（节选）　菊之品凡百種，宿根自生，莖葉花色，品種不同。宋人劉蒙、範致能、史正志皆有菊譜，亦不能盡收也。其莖有株蔓紫赤青綠之殊，其葉有大小厚薄尖禿之異，其花有千葉單葉、有心無心、有子無子、黃白紅紫、間色深淺、大小之別，其味有甘苦辛之辨，又有夏菊、秋菊、冬菊之分。大抵惟以單葉味甘者入藥，菊譜所載甘菊，鄧州黃、鄧州白者是矣。甘菊始生于山野，今則人皆栽植之。其花細碎，品不甚高，蕊如蜂窠，中有細子，亦可撡種，嫩葉及花皆可炸食。白菊花稍大，味不甚甘，亦秋月采之。菊之無子者，謂之牡菊，燒灰撒地中，能死蛙蝿，說出周禮。

菊春生夏茂，秋花冬實，備受四氣，飽經霜露，葉枯不落，花槁不零，味兼甘苦，性稟平和。昔人謂其能除風熱，益肝補陰，蓋不知其得金水之精英尤多，能益金水二藏也。補水所以制火，益金所以平木，木平則風息，火降則熱除。用治諸風頭目，其旨深微。黃者入金水陰分，白者入金水陽分；紅者行婦人血分，皆可入藥，神而明之，存乎其人。其苗可疏，葉可啜，花可餌，根實可藥，囊之可枕，釀之可飲，自本至末，罔不有功。宜乎前賢比之君子，神農列之上品，隱士采入酒斝，騷人餐其落英。費長房言九日飲菊酒，可以辟不祥。神仙傳言康風子、朱孺子皆以服菊花成仙。荊州記言胡廣久病風羸，飲菊潭水多壽。菊之貴重如此，是豈群芳可伍哉？鍾會菊有五美贊云：圓花高懸，淮天極也。純黃不雜，後土色也。早植晚發，君子德也。冒霜吐穎，象貞質也。杯中輕體，神仙食也。《西京雜記》言：采菊花莖葉，雜秫米釀酒，到次年九月始熟，用之。

【按语】

《本草纲目》记载了栽培的菊花品种丰富多彩后，强调"大抵惟以单叶味甘者入药，菊谱所载甘菊，邓州黄、邓州白者是矣"。李时珍对菊花的生物学特性进行了概括，介绍了"味兼甘苦，性禀平和"，提出"昔人谓其能除风热，益肝补阴，盖不知其得金水之精英"，进一步明确指出菊花对肺、肾二脏的作用及其机制。《本草纲目》提出黄菊花"入金水阴分"，白菊花"入金水阳分"，野菊花则"治痈肿疔毒，疗瘰疬眼息"。首次区分黄菊花与白菊花的功用有别。

《药鉴》

【原文】

　　甘菊花　氣寒，味甘，無毒。補陰氣之要藥也。主明目聰耳，除胸中煩熱，又治頭眩頭痛。此數症者，皆由水不足，而風火上盛，得補陰之劑，則水盛而火自息矣。抑且腎竅通耳目，腎氣勝則竅通精明，清氣升則頭目爽快，此煩熱除而眩痛止也。又變老人皓首成黑。同地黃釀酒，解醉漢昏迷易醒。共乾葛煎湯，利一身氣血，逐四肢遊風。然春夏取葉，夏季取枝，秋取花，冬取根，四時頻服，大有奇功。但黃菊不如白菊佳，白屬水，黃屬土也。野菊不可入藥，用之令人目昏。

【按语】

《药鉴》全书"纂集昔人用药要言，参以一己经验"，在本草药性理论及配伍运用方面论述详细。分析病证之病因病机，阐述药物的功用与主治，如"主明目聪耳，除胸中烦热，又治头眩头痛。此数症者，皆由水不足，而风火上盛，得补阴之剂，则水盛而火自息矣。抑且肾窍通耳目，肾气胜则窍通精明，清气升则头目爽快，此烦热除而眩痛止也"。论述菊花"春夏取叶，夏季取枝，秋取花，冬取根，四时频服，大有奇功"，体现了作者运用"取类比象"阐述源自张元素提出的"药用根梢身法"，体现了"天人合一"的思想。

《神农本草经疏》

【原文】

　　菊花　味苦、甘，平，無毒。主風頭眩，腫痛，目欲脫，淚出，皮膚死肌，惡風濕痹。療腰痛去來陶陶，除胸中煩熱，安腸胃，利五脈，調四肢。久服利血氣，輕身耐老延年。

　　疏：菊花生發于春，長養于夏，秀英于秋，而資味乎土，歷三時之氣，得天地之清，獨禀金精，專制風木，故爲祛風之要藥。苦可泄熱，甘能益血。甘可解毒，平則兼辛，故亦散結。苦入心、小腸，甘入脾胃，平辛走肝膽，兼入肺與大腸。其主風頭眩，腫痛，目欲脫，淚出，皮膚死肌，惡風濕痹者，諸風掉眩，皆屬肝木，風藥先入肝，肝開竅于目，風爲陽邪，勢必走上，血虛則熱，熱則生風，風火相搏故也。腰痛去來陶陶者，乃血虛氣滯之候，苦以泄滯結，甘以益血脈，辛平以散虛熱也。其除胸中煩熱者，心主血，虛則病煩，陰虛則熱收于內，故熱在胸中，血益則陰生，陰生則煩止。苦辛能泄熱，故煩熱并解。安腸胃，利五脈，調四肢，利血氣者，即除熱祛風益血，入心、入脾、入肝之驗也。久服輕身耐老延年者，物久則力專，力專則氣化，化則變常。其釀酒延齡，和藥變白，皆服餌專氣之功。故亦爲《仙經》所錄矣。生搗最治疔瘡，血線疔尤爲要藥。疔者，風火之毒也，三、六、九、十二月，采葉、莖、花、根四物，并陰乾百日，等分搗末，酒調下錢許。又可蜜丸如桐子大，每七丸，日三服，皆酒吞。一年變白，二年齒生，三年返老。仙人王子喬方也。

【按语】

《神农本草经疏》，简称《本草经疏》。该书重点阐发药学理论，并且介绍用药经验，辨析药物的名实种类。具体药物的理论阐发，则多据该药的生成、性味、阴阳、五行、归经、疗效等进行推衍。该书以雄辩的论说、丰富的经验，受后世医家推崇。《本草经疏》先引录《神农本草经》《名医别录》对菊花性味功效的论述，然后根据经文所载予以发挥解说，如："其主风头眩，肿痛，目欲脱，泪出，皮肤死肌，恶风湿痹者，诸风掉眩皆属肝木，风药先入肝，肝开窍于目，风为阳邪，势必走上，血虚则热，热则生风，风火相搏故也。"继而对《名医别录》中菊花功用进行发挥解说，如："腰痛去来陶陶者，乃血虚气滞之候，苦以泄滞结，甘以益血脉，辛平以散虚热也……安肠胃，利五脉，调四肢，利血气者，即除热祛风益血，入心、入脾、入肝之验也。"缪希雍从药物气、味、性出发，将其功用与阴阳五行、气血津液、脏腑病机及临床应用相结合，以明理悟性。

《本草经疏》在前人基础上进一步提出菊花"为祛风之要药"。另外，还有别于前代本草，指出菊花除甘苦外，且有辛味，故能散结，重视疏散之用，应用于疗毒。

五、清代本草

《本草崇原》

【原文】

菊花 氣味苦，平，無毒。主治諸風頭眩腫痛，目欲脫，淚出，皮膚死肌，惡風濕痹。久服利氣血，輕身，耐老延年。菊花，處處有之，以南陽菊潭者爲佳，菊之種類不一，培植而花球大者，只供玩賞。生於山野田澤，開花不起樓子，色只黃白二種，名茶菊者，方可入藥，以味甘者爲勝。古云：甘菊延齡，苦菊泄人，不可不辨。《本經》氣味主治，概莖葉花實而言，今時只用花矣。菊花《本經》名節華，以其應重陽節候而華也。《月令》云：九月菊花有黃，莖葉味苦，花味兼甘，色有黃白，禀陽明秋金之氣化。主治諸風頭眩腫痛，禀金氣而制風也。目欲脫淚出，言風火上淫于目，痛極欲脫而淚出。菊禀秋金清肅之氣，能治風木之火熱也。皮膚死肌，惡風濕痹，言感惡風濕邪而成濕之痹證，則爲皮膚死肌。菊禀金氣，而治皮膚之風，兼得陽明土氣，而治肌肉之濕也。周身血氣，生于陽明胃府，故久服利血氣輕身，血氣利而輕身，則耐老延年。

【按语】

《本草崇原》是一部注释《神农本草经》的药学专著，作者在其中创立了五运六气之原，明阴阳消长之理的药气理论，阐明药性，解释详备，尤其重视格物用药原则。因此，运气的观点是本书的最大特点。五运六气乃先贤为论述气之运动规律而作。五运，即地之五行：木、火、土、金、水；六气，即三阴三阳：厥阴、少阴、太阴、少阳、阳明、太阳，分别为风木、君火、湿土、相火、燥金、寒水之化。中医理论以气为本，以气的运动作为事物发展的动力，《本草崇原》将其用于药物的阐释，可谓溯本求源。

每味药的体例，一般为先列药名、性味、功效主治；次以小字注述其别名、产地形态、混乱品种及质量优劣等；再而注释药物的性能主治。这三部分文字中，第一部分大多摘录于《本草纲目》所载《神农本草经》条文。第二部分除摘录《本草纲目》有关内容外，作者做了新的补充，对药物品种的考订很有些见解，记载了当时一些混淆品种的鉴别特征。第三部分是该书的重点和精华。从每味药的性味、形色、生成及阴阳五行属性等入手，结合病因病机及临床经验等，阐释《本经》所载药物性能机理，有益于深入认识药物的性能主治。如菊花，先叙述其生长特点，并以此推出其"禀阳明秋金之气化"，接下来分析其"主治诸风头眩肿痛，禀金气而制风也……"

《本草崇原》解释药性，多从药物性味、生成、阴阳五行之属性、形色等入手，结合主治疾病产生的机理，阐明《神农本草经》所载药物的功效。

《本草备要》

【原文】

甘菊花　祛風溫，補肺腎，明目。味兼甘苦，性禀平和，備受四氣，冬苗，春葉，夏蕊，秋花。飽經霜露。得金水之精居多，能益金水二藏。肺，腎。以制火而平木。心、肝。木平則風息，火降則熱除。故能養目血，去翳膜。與枸杞相對，蜜丸久服，永無目疾。治頭目眩運，風熱。散濕痹、遊風。以單瓣味甘者入藥。花小味苦者，名苦薏，非真菊也。《牧豎閒談》云：真菊延齡，野菊瀉人。术、枸杞、地骨皮爲使。黃者入陰分，白者入陽分，紫者入血分。可藥可餌，可釀可枕。《仙經》重之。

【按语】

《本草备要》内容多出自《本草纲目》《本草经疏》，选取常用药品，述其要旨，又兼《本草纲目》《本草经疏》之未备，故名"备要"。《本草备要》注药论医，列百家之言，采诸家之长；内容简明扼要，重点突出；文字流畅，便于诵读，篇幅适中，携带方便。既适合临床应用，又易学易记，便于自学或教学使用。所以，自刊行之后，很受初学者欢迎。其书着眼普及，嘉惠后世，被认为是"清代流传最广的普及性本草学著作"。

各药名称之下，用几个小字说明其主要功效，如菊花"祛风温，补肺肾，明目"。然后另起一行，大字系统介绍该药。一般是先述性味归经、功效主治，在注文中阐发其功治理论；然后介绍药材品种形态、加工炮制及宜忌、畏恶。

《本草备要》在注释药物时有以下特点：首先辨明气味形色，次著其所入脏腑、经络，再列主治于后；药性归属以脏腑为主，如菊花："金水之精居多，能益金水二脏，肺，肾。以制火而平木，心、肝。"

《神农本草经百种录》

【原文】

菊花　味苦，平。主風，頭眩腫痛，目欲脫，淚出，芳香上達，又得秋金之氣，故能平肝風而益金水。皮膚死肌，清肺疏風。惡風濕痹。驅風散濕。久服利血氣，輕身，耐老延年。菊花晚開晚落，花中之最壽者也，故其益人如此。凡芳香之物，皆能治頭目肌表之疾。但香則無不辛燥者，惟菊得天地秋金清肅之氣，而不甚燥烈，故于頭目風火之疾，尤宜焉。

【按语】

《神农本草经百种录》正文药物收录一百种，依目次分上、中、下三品（上品63味，中品25味，下品12味）。各品级下，录载该品所收药物药名、经文；每句经文下，为徐大椿注文。药物收载，品级划分，录药次序，经文内容，俱依《大观本草》。徐大椿的注释，主要分为两部分，一为经文注文，二为经文附论。注文或释字，或释词，或释句，重在解释经本身，言简而意赅；附论或总括，或阐微，或评论，重在钩玄用药规律，语详而意丰。突出运用了阴阳五行、取类比象等思维方式进行说理。

《本草求真》

【原文】

野菊花 隰草［批］散火氣，消癰毒。野菊花專入肺、肝。一名苦薏。爲外科癰腫藥也。其味辛而且苦，大能散火散氣。故凡癰毒疔腫、瘰癧、眼目熱痛、婦人瘀血等症，無不得此則治，以辛能散氣，苦能散火者是也。是以經驗方治瘰癧未破，用根煎酒熱服，渣敷自消。孫氏治毒方用此，連根葉搗爛，煎酒熱服取汁，以渣敷貼，或用蒼耳同入，或作湯服，或爲末酒調，自無不可。《衛生易簡方》。但胃氣虛弱，切勿妄投。震亨曰：野菊花服之大傷胃氣。

甘菊 隰草［批］祛風養肺，滋腎明目。甘菊專入肝、肺、腎。生于春，長于夏，秀于秋，得天地之清芳，時珍曰：菊春生、夏茂、秋花、冬實。禀金精之正氣，其味辛，故能祛風而明目；其味甘，故能保肺以滋水；其味苦，故能解熱以除燥。凡風熱內熾而致眼目失養，翳膜遮睛，與頭痛眩運，風浮濕痹等症，服此甘和輕劑，平木，補金平木。制火，補水制火。養肺，肺養則木平。滋腎，腎滋則火制。俾木平則風息，火降則熱除，而病無不愈矣。金水二藏藥。是以除目翳膜，有同枸杞相對蜜丸，久服永無目疾。

以單瓣味甘者入藥。景煥《牧豎閒談》云：真菊延齡，野菊泄人，正如黃精益壽，鉤吻殺人之意。黃［批］黃菊。入陰分，白［批］白菊。入陽分，紫［批］紫菊。入血分。术及枸杞根桑根白皮爲使。

【按语】

《本草求真》在药物编排体例上，一变"他氏多以草木、昆虫、金石类为编次"的做法，而以"气味相类共为一处"。在编写内容上，论症论治论效，总以药之气味形质推勘而出。言词简明，直述己意。以功效阐释药物的具体应用，以药物的"直接功效"为中心比较药物的药效机理异同，对现代中药学"功效"专项的崛起、确立、发展和完善，产生了极大的影响。《本草备要》在每药之下，标出该药功效，但全书仍将药物依草、木、果、菜等八类进行论述。至《本草求真》，从整体上改变了旧有的本草编写体例，以功效类列并分述药物。从中药功效理论的发展历史来看，《本草求真》实可认为是第一部中药功效分类比较完善的临床中药学专著，奠定了现代临床中药学以功效分类的基础并开创编写体例。

《本草求真》将野菊花从菊花中分条独立为药，两者功效、临床应用愈加明晰。在编纂体例上，将每一味药按名称、气味、形质、归经、功用、主治、禁忌、配伍和制法等分别介绍。先将主要内容以单行大字书写，在叙述过程中，遇有引证资料或需要解释的名词时，即以小字夹注于大字中。

第三节　芍药药论选读

芍药始载于《神农本草经》。目前习分为白芍与赤芍两味药材。白芍来源于毛茛科植物芍药 *Paeonia lactiflora* Pall. 的根，夏、秋二季采挖，洗净，除去头尾和细根，置沸水中煮后除去外皮或去皮后再煮，晒干。苦、酸，微寒。归肝、脾经。养血调经，敛阴止汗，柔肝止痛，平抑肝阳。用于血虚萎黄，月经不调，自汗，盗汗，胁痛，腹痛，四肢挛痛，头痛眩晕。赤芍来源于同属植物芍药 *Paeonia lactiflora* Pall. 和川赤芍 *Paeonia veitchii* Lynch 的根。春、秋二季采挖，除去根茎、须根及泥沙，晒干。苦，微寒。归肝经。清热凉血，散瘀止痛。用于热入营血，温毒发斑，吐血衄血，目赤肿痛，肝郁胁痛，经闭痛经，癥瘕腹痛，跌扑损伤，痈肿疮疡。历代本草中，有的按芍药论述，有的按赤芍和白芍分别论述。

一、唐以前本草

《神农本草经》

【原文】

芍藥　味苦，平。主邪氣腹痛。除血痹，破堅積寒熱疝瘕，止痛，利小便，益氣。

《名医别录》

【原文】

芍藥　味酸，微寒，有小毒。主通順血脈，緩中，散惡血，逐賊血，去水氣，利膀胱、大小腸，消癰腫，時行寒熱，中惡，腹痛，腰痛。

《本草经集注》

【原文】

芍藥　今出白山、蔣山、茅山最好，白而長大。餘處亦有而多赤，赤者小利，俗方以止痛，乃不減當歸。

【按语】

《神农本草经》认为芍药味苦，《名医别录》增加"味酸，微寒，有小毒"，后世本草基本上一致认为芍药微寒。《名医别录》在主治方面增加了"主通顺血脉，缓中，散恶血，逐贼血，去水气，利膀胱、大小肠，消痈肿，时行寒热，中恶，腹痛，腰痛"。《本草经集注》认为芍药分赤、白，其中赤者小利，用以止痛。这是芍药分白芍与赤芍的最早记载。

二、唐宋本草

《药性论》

【原文】

芍藥　臣。能治肺邪氣，腹中疗痛，血氣積聚，通宣藏府壅氣，治邪痛敗血，主時疾骨熱，強五藏，補腎氣，治心腹堅脹，婦人血閉不通，消瘀血，能蝕膿。

《日华子本草》

【原文】

芍藥　治風補勞，主女人一切病，並產前後諸疾，通月水，退熱除煩，益氣，天行熱疾，瘟瘴驚狂，婦人血運，及腸風瀉血，痔瘻，發背瘡疥，頭痛，明目，目赤胬肉。赤色者多補氣，白者治血，此便芍藥花根。

【按语】

唐宋时期本草，增加芍药治疗妇科疾病："主女人一切病，并产前后诸疾，通月水……妇人血运。"《日华子本草》明确提出"赤色者多补气，白者治血"，将白芍与赤芍的临床功效进行区分。

三、金元本草

《汤液本草》

【原文】

芍藥　氣微寒，味酸而苦。氣薄味厚，陰也，降也。陰中之陽，有小毒。入手、足太陰經。《象》云：補中焦之藥，得炙甘草爲佐，治腹中痛；夏月腹痛，少加黃芩；如惡寒腹痛，加肉桂一錢，白芍藥三錢，炙甘草一錢半，此仲景神方也；如冬月大寒腹痛，加桂二錢半，水二盞，煎一半。去皮用。《心》云：脾經之藥，收陰氣，能除腹痛，酸以收之，扶陽而收陰氣，泄邪氣，扶陰。與生薑同用，溫經散濕通塞，利腹中痛，胃氣不通，肺燥氣熱。酸收甘緩，下利必用之藥。《珍》云：白補赤散，瀉肝，補脾胃。酒浸行經，止中部腹痛。《本草》云：主邪氣腹痛，除血痹，破堅積，寒熱疝瘕，止痛，利小便，益氣，通順血脈，緩中，散惡血，逐賊血，去水氣，利膀胱。《衍義》云：芍藥全用根，其品亦多，須用花紅而單葉者，山中者佳，花葉多則根虛。然其根多赤色，其味澀。有色白粗肥者亦好，餘如經。然血虛寒人禁此一物，古人有言：減芍藥以避中寒。誠不可忽。今見花赤者爲赤芍藥，花白者爲白芍藥，俗云白補而赤瀉。東垣云：但澀者爲上。或問：古今方論中多以澀爲收，今《本經》有利小便一句者，何也？東垣云：芍藥能停諸濕而益津液，使小便自行，本非通行之藥，所當知之。又問：有緩中一句，何謂緩中？東垣云：損其肝者緩其中。又問當用何藥以治之？東垣云：當用四物湯，以其內有芍藥故也。赤者利小便、下氣，白者止痛、散氣血。入手、足太陰經。大抵酸澀者爲上，爲收斂停濕之劑，故主手、足太陰經。收降之體，故又能至血海而入于九地之下，後至厥陰經也。後人用赤瀉白補者，以其色在西方故補，色在南方故泄也。《本草》云：能利小便。非能利之也，以其腎主大、小二便，既用此以益陰滋濕，故小便得通也。《難經》云：損其肝者緩其中，即調血也。沒藥、烏藥、雷丸爲之使。《本草》又云：惡石斛、芒硝，畏硝石、鱉甲、小薊，反藜蘆。《液》云：腹中虛痛，脾經也，非芍藥不除。補津液停濕之劑。

【按語】

《湯液本草》的體例參見"菊花"。

該書總結藥性功能，多言簡意賅，如芍藥"白補赤散"。《湯液本草》闡發藥類法象，即以藥物氣味發天地四時之象。《湯液本草》記載氣味，以氣味之厚薄定其陰陽屬性，進而應用氣味理論闡述藥物性能。《湯液本草》論述藥物應用，注重相互配伍。

四、明代本草

《本草蒙筌》

【原文】

芍藥　味苦、酸，氣平、微寒。氣薄味厚，可升可降，陰中之陽。有小毒。近道俱生，淮南獨勝。開花雖顏色五品，入藥惟赤白二根。山谷花葉單，根重實有力；家園花葉盛，根輕虛無能。反藜蘆，惡硝斛。芒硝、石斛。畏硝石、鱉甲、小薊，使烏藥、沒藥、雷丸。入手太陰肺經，及足太陰脾藏。赤白因異，制治亦殊。**赤芍藥**色應南方，能瀉能散，生用正宜；**白芍藥**色應西方，能補能收，酒炒才妙。若補陰，酒浸日曝，勿見火。赤利小便去熱，消癰腫破積堅，主火盛眼疼要藥；白和血脈緩中，固腠理止瀉痢，爲血虛腹痛捷方。已後數條，惟白可用，得甘草炙爲輔佐，兼主治寒熱腹疼。熱加黃芩，寒加肉桂。與白术同用補脾，與參芪同用益氣，與川芎同用瀉肝。凡婦人產後諸病，切忌煎嘗，因其酸寒，恐伐生發之性故也。倘不得已要用，桂酒肉桂煎酒。漬炒少加。血虛寒人，亦禁莫服。經云：冬月減芍藥，以避中寒，則可征矣。

謨按：芍藥何入手足太陰也？蓋酸澀者爲上，爲收斂停濕之劑故爾。雖主手足太陰，終不離于收降之體。又至血海而入九地之下，直抵于足厥陰焉。氣味酸收，又何利小便也？蓋腎主大小二便，用此益陰滋濕，故小便得通。仲景治傷寒每多用者，抑非以其主寒熱利小便乎？一說：芍藥本非通利之藥，因其能停諸濕而益津液，故小便自利，于義亦通。又何謂緩中也？蓋損其肝者緩其中，即調血止痛之謂。丹溪云：芍藥惟止血虛腹痛。然諸痛并宜辛散。引僅酸收，故致血調，血調則痛自止，豈非謂緩中耶？

【按语】

在某些药物条文与药图之间，附有按语（标以"谟按"）。《本草蒙筌》的按语中重点讨论辨证用药，对前人的一些观点加以评述。

《本草蒙筌》中品名为芍药，但是正文中分赤芍药和白芍药，并加粗显示。强调赤芍"能泻能散，生用正宜"，白芍"能补能收，酒炒才妙"。在临床应用中，白芍比赤芍应用的要广泛，"已后数条，惟白可用……"

《本草纲目》

【原文】

芍藥　昔人言洛陽牡丹、揚州芍藥甲天下。今藥中所用，亦多取揚州者。十月生芽，至春乃長，三月開花。其品凡三十餘種，有千葉、單葉、樓子之異。入藥宜單葉之根，氣味全厚。根之赤白，隨花之色也。今人多生用，惟避中寒者以酒炒，入女人血藥以醋炒耳。同白术補脾，同芎藭瀉肝，同人參補氣，同當歸補血，以酒炒補陰，同甘草止腹痛，同黃連止瀉痢，同防風發痘疹，同薑棗溫經散濕。白芍藥益脾，能于土中瀉木。赤芍藥散邪，能行血中之滯。日華子言赤補氣，白治血，久審矣。產後肝血已虛，不可更瀉，故禁之。酸寒之藥多矣，何獨避芍藥耶？以此頌曰張仲景治傷寒多用芍藥，以其主寒熱、利小便故也。杲曰：又言緩中何也？曰：損其肝者緩其中，即調血也，故四物湯用芍藥。大抵酸澀者爲收斂停濕之劑，故主手足太陰經收斂之體，又能至血海而入于九地之下，後至厥陰經。白者色在西方，故補；赤者色在南方，故瀉。

【按语】

《本草纲目》记载了栽培观赏的芍药，但是提出"入药宜单叶之根，气味全厚"。迄今，浙江的杭白芍、安徽的亳白芍等均为单瓣花，而观赏芍药不作药用。李时珍提出的"根之赤白，随花之色也"对后世本草有一定影响，但是错误的。

五、清代本草

《本草崇原》

【原文】

芍藥　氣味苦，平，無毒。主治邪氣腹痛，除血痹，破堅積，寒熱，疝瘕，止痛，利小便，益氣。

芍藥，始出中嶽山谷，今白山、蔣山、茅山、淮南、揚州、江、浙、吳松處處有之，而園圃中多蒔植矣。春生紅芽，花開于三月四月之間，有赤白二色，又有千葉、單葉、樓子之不同，入藥宜用單葉之根，蓋花薄則氣藏于根也。開赤花者，爲赤芍；開白花者，爲白芍。

初之氣，厥陰風木。二之氣，少陰君火。芍藥春生紅芽，稟厥陰風木氣而治肝。花開三四月間，稟少陰火氣而治心。炎上作苦，得少陰君火之氣化，故氣味苦平。風木之邪，傷其中土，致脾絡不能從經脈而外行，則腹痛。芍藥疏通經脈，則邪氣在腹而痛者，可治也。心主血，肝藏血，芍藥稟木氣而治肝，稟火氣而治心，故除血痹。除血痹，則堅積亦破矣。血痹爲病痛，則身發寒熱。堅積爲病，則或疝或瘕。芍藥能調血中之氣，故皆治之。止痛者，止疝瘕之痛也。肝主疏泄，故利小便。益氣者，益血中之氣也。益氣則血亦行矣。

芍藥氣味苦平，後人妄改聖經，而曰微酸。元明諸家相沿爲酸寒收斂之品，凡裏虛下利者，多用之以收斂，夫性功可以強辯，氣味不可訛傳，試將芍藥咀嚼，酸味何在？又謂：新產婦人忌用芍藥，恐酸斂耳。夫《本經》主治邪氣腹痛，且除血痺寒熱，破堅積疝瘕，則新產惡露未盡正宜用之。若裏虛下利，反不當用也。又謂：白芍、赤芍各爲一種，白補赤瀉，白收赤散，白寒赤溫，白入氣分，赤入血分，不知芍藥花開赤白，其類總一。李時珍曰：根之赤白，隨花之色也。盧子由曰：根之赤白，從花之赤白也，白根固白，而赤根亦白，切片，以火酒潤之，覆蓋過宿，白根轉白，赤根轉赤矣。今藥肆中一種赤芍藥，不知何物草根，兒醫、瘍醫多用之。此習焉而不察，爲害殊甚。愚觀天下之醫，不察《本經》，不辨物性，因訛傳訛，固結不解，咸爲習俗所誤，寧不悲哉。

【按语】

《本草崇原》对后世医家认为芍药为酸味进行了批评。尤为可贵的是，对李时珍提出"根之赤白，随花之色也"的观点，引用卢子由（卢之颐，字子繇、子由、子蒙，《本草乘雅半偈》作者）的观点进行评论："根之赤白，从花之赤白也，白根固白，而赤根亦白，切片，以火酒润之，覆盖过宿，白根转白，赤根转赤矣。"

《本草备要》

【原文】

白芍　補血，瀉肝，澀斂陰。苦酸微寒。入肝脾血分，爲手足太陰行經藥。肺、脾。瀉肝火，酸斂肝，肝以斂爲瀉，以散爲補。安脾肺，固腠理，肺主皮毛，脾主肌肉，肝木不克土，則脾安；土旺能生金，則肺安，脾和肺安則腠理固矣。和血脈，收陰氣，斂逆氣，酸主收斂。散惡血，利小便，斂陰生津，小便自利，非通行之謂也。緩中止痛，東垣曰：經曰，損其肝者緩其中，即調血也。益氣除煩，斂汗安胎，補勞退熱。治瀉痢後重，能除胃中濕熱。脾虛腹痛，瀉痢俱太陰病，不可缺此，寒瀉冷痛忌用。虞天民曰：白芍不惟治血虛，大能行氣，古方治腹痛，用白芍四錢，甘草二錢，名芍藥甘草湯。蓋腹痛因營氣不從，逆于肉裏，白芍能伐肝故也。（天民又曰：白芍止治血虛腹痛，餘不治，以其酸寒收斂，無溫散之功也。）心痞脅痛，脅者，肝膽二經往來之道，其火上沖，則胃脘痛，橫行則兩脅痛。白芍以能理中瀉肝。肺脹喘噫，噎同。癥腫疝瘕。其收降之體，又能入血海，沖脈爲血海，男女皆有之。而至厥陰，肝經。治鼻衄，鼻血曰衄，音女六切。目澀，肝血不足，退火益陰，肝血自足。婦人胎產，及一切血病。又曰產後忌用。丹溪曰：以其酸寒伐生發之氣也，必不得已，酒炒用之可耳。時珍曰：產後肝血已虛，不可更瀉也。寇氏曰：減芍藥以避中寒。微寒如芍藥，古人猶諄諄告誡，況大苦大寒，可肆行而莫之忌耶？（同白术補脾，同參芪補氣，同歸地補血，同芎藭瀉肝，同甘草止腹痛，同黃連止瀉痢，同防風發痘疹，同薑棗溫經散濕。）赤芍藥，主治略同。尤能瀉肝火，散惡血，治腹痛堅積，血痺疝瘕，邪聚外腎爲疝，腹內爲瘕。經閉腸風，癥腫目赤，皆散瀉之功。白補而收，赤散而瀉。白益脾，能于土中瀉木；赤散邪，能行血中之滯。產後俱忌用。赤白各隨花色。單瓣者入藥，酒炒用，制其寒。婦人血分醋炒，下痢後重不炒，惡芒硝、石斛，畏鱉甲、小薊，反藜蘆。

【按语】

《本草备要》多用小字注释，作者在该书的凡例中介绍："每药之下，所注者不过脏腑经络，甘酸苦涩，寒热温平，升降浮沉，病候主治而已，未尝阐发其理，使读之者有义味可咀嚼也。"《本草备要》注药论医，列百家之言，语言简练，引文多有删节，但多注明出处。

《本草备要》直接以白芍为品名，一改前代本草以芍药为品名。赤芍附在白芍的内容中给予介绍。"赤白各随花色"的观点明显受李时珍影响。

《本草求真》

【原文】

白芍〔批〕入肝血分，斂氣。白芍專入肝。有白有赤，白者味酸微寒無毒，功專入肝經血分斂氣。緣氣屬陽，血屬陰，陽亢則陰衰，陰凝則陽伏，血盛于氣則血凝而不行，氣盛于血則血燥而益枯。血之盛者，必賴辛爲之散，故川芎號爲補肝之氣；氣之盛者，必賴酸爲之收，故白芍號爲斂肝之液，收肝之氣，而令氣不妄行也。至于書載功能益氣除煩，斂汗安胎，同桂枝則斂風汗，同黃芪、人參則斂虛汗。補癆退熱，及治瀉痢後重，痞脹脅痛，脅爲肝膽二經之處，用此則能理中瀉火。肺脹噯逆，癰腫疝瘕，鼻衄目澀，用此益陰退火而自活。溺閉，杲曰：白芍能益陰滋濕而停津液，故小便自利，非因通利也。何一不由肝氣之過盛，而致陰液之不斂耳。杲曰：四物湯用芍藥，大抵酸澀者爲收斂停濕之劑，故主手足太陰收斂之體。元素曰：白芍入脾經補中焦，乃下痢必用之藥。蓋瀉痢皆太陰病，故不可缺此。得炙甘草爲佐，治腹中疼痛，夏月少加黃芩，惡寒加桂，此仲景神方也。其用凡六，安脾經，一也；治腹痛，二也；收胃氣，三也；止瀉痢，四也；和血脈，五也；固腠理，六也。是以書言能理脾、肺者，因其肝氣既收，則木不克土，土安則金亦得所養，故脾、肺自爾安和之意。杲曰：經曰，損其肝者緩其中，即調血也。產後不宜妄用者，以其氣血既虛，芍藥恐伐生氣之意也。馮兆張曰：產後芍藥佐以薑、桂，制以酒炒，合宜而用，有何方之可執哉。倘腹痛非因血虛者，不可誤用，蓋諸腹痛宜辛散，而芍藥酸收故耳。又曰：今人用芍藥則株守前人一定之言，每于產後冬月，兢兢畏懼，及其芩、連、梔子，視爲平常要藥，凡遇發熱，不論虛實輒投，致令虛陽浮越，惜哉。然用之得宜，亦又何忌。同白術則補脾；同參、芪則補氣；同歸、地則補血；同川芎則瀉肝；同甘草止腹痛；同黃連止瀉痢；同防風發痘疹；同薑、棗溫經散濕。如仲景黑神散、芍藥湯，非皆產後要藥耶，惟在相症明確耳。

出杭州佳。酒炒用。惡芒硝、石斛。畏鱉甲、小薊。反藜蘆、赤芍，其義另詳。

赤芍〔批〕瀉肝血熱。赤芍專入肝。與白芍主治略同，但白則有斂陰益營之力，赤則止有散邪行血之意；白則能于土中瀉木，赤則能于血中活滯。故凡腹痛堅積，血瘕疝痹，經閉目赤，邪聚外腎爲疝，腹內爲瘕。因于積熱而成者，用此則能涼血逐瘀，成無己曰：白補而赤瀉，白收而赤散。酸以收之，甘以緩之，故酸甘相合，用補陰血收逆氣而除肺燥。與白芍主補無瀉，大相遠耳。《大明》指爲赤白皆補，其說不切。《日華子》指爲赤能補氣，白能治血，其說尤不切耳，不可不知。至云產後忌用，亦須審其脈症，及藏偏勝若何耳，不可盡拘。如藏陽脈症俱實者，雖在產後，亦所不忌；藏陰脈症俱虛，即在產前，不得妄施。凡治病以能通曉脈症虛實爲是。惡芒硝、石斛。畏鱉甲、小薊。反藜蘆。

【按语】

《本草求真》也将白芍与赤芍分别列为两条。正文直叙性味、功能及辨析用药之理与方法。注重用简明的语言，言明药性。把药理、药效构建在药物形性和临床检验上，而不是侈谈名实性理、象形比类。

《本草求真》用"某某地产者良""某某地产者佳"字样推崇道地药材，如白芍"出杭州佳"。白芍习以杭州产为道地，习称"杭白芍"，与《本草求真》推崇有关。在有的药材中，还强调药材质量，对药材形状也有描述，介绍真伪药材的甄别方法，强调使用有别。作者从临床实际出发，敢于疑古，决不盲从，如白芍："今人用芍药则株守前人一定之言，每于产后冬月，兢兢畏惧，及其芩、连、栀子，视为平常要药，凡遇发热，不论虚实辄投，致令虚阳浮越，惜哉。然用之得宜，亦又何忌。"

《医学衷中参西录》

【原文】

芍藥解（注：分白、赤）：芍藥，味苦、微酸，性涼多液（單煮之，其汁甚濃）。善滋陰養血，退熱除煩，能收斂上焦浮越之熱下行自小便瀉出，爲陰虛有熱小便不利者之要藥。爲其味酸，故能入肝以生肝血；爲其味苦，故能入肝而益膽汁；爲其味酸而兼苦，且又性涼，又善瀉肝膽之熱，以除痢疾後重（痢後重者，皆因肝膽之火下迫），療目疾腫疼（肝開竅于目）。與當歸、地黃同用，則生新血；與桃仁、紅花同用，則消瘀血；與甘草同用則調和氣血，善治腹疼；與竹茹同用，則善止吐衄；與附子同用，則翕收元陽下歸宅窟。惟力近和緩，必重用之始能建功。

芍藥原有白、赤二種，以白者爲良，故方書多用白芍。至于化瘀血，赤者較優，故治瘡瘍者多用之，爲其能化毒熱之瘀血不使潰膿也。白芍出于南方，杭州產者最佳，其色白而微紅，其皮則紅色又微重。爲其色紅白相兼，故調和氣血之力獨優。赤芍出于北方關東三省，各山皆有，肉紅皮赤，其質甚粗，若野草之根，故張隱庵、陳修園皆疑其非芍藥花根。愚向亦疑之，至奉後因得目睹，疑團方釋，特其花葉皆小，且花皆單瓣，其花或粉紅或紫色，然無論何色，其根之色皆相同。

（注：以下諸條選錄于［附案］所述）

《神農本草經》謂芍藥益氣，元素謂其止瀉利，及此案觀之洵不誤也。然必以炙草輔之，其功效乃益顯。

觀此二案，《傷寒論》諸方，腹痛皆加芍藥，不待疏解而自明也。

陰虛不能化陽，以致二便閉塞，白芍善利小便，阿膠能滑大便，二藥並用又大能滋補真陰，使陰分充足以化其下焦偏盛之陽，則二便自能利也。

（注：下條錄于［醫方］滋培湯方解）

或問：藥之健脾胃者，多不能滋陰分，能滋陰分者，多不能健脾胃，此方中芍藥、甘草同用，何以謂能兼此二長？答曰：《神農本草經》謂芍藥味苦，後世本草謂芍藥味酸，究之，芍藥之味苦酸皆有……若取其苦味與甘草相合，有甘苦化陰之妙（甘苦化陰說，始于葉天士），故能滋陰分；若取其酸味與甘草相合，有甲己化土之妙（甲木味酸，己土味甘），故能益脾胃，此皆取其化出之性以爲用也。又陳修園曰：芍藥苦平破滯，本瀉藥非補藥也。若與甘草同用，則爲滋陰之品；與生薑、大棗、桂枝同用，則爲營衛之品；與附子、乾薑同用，則能收斂元陽，歸根于陰，又爲補腎之品。本非補藥，昔賢往往取爲補藥之主，其旨微矣。按此論甚精，能示人用藥變化之妙，故連類及之。

（注：下條錄于［醫方］理飲湯方解）

白芍，若取其苦平之性，可防熱藥之上僭；若取其酸斂之性，可制虛火之浮游；且藥之熱者，宜于脾胃，恐不宜于肝膽，又取其涼潤之性，善滋肝膽之陰，即預防肝膽之熱也。

【按语】

张锡纯是近代中西医汇通派的先驱，其代表作《医学衷中参西录》开创中西医结合之先河，对后世临床治疗用药产生极大影响。

药论以《黄帝内经》《难经》为中医诊治疾病的理论基础，以《伤寒杂病论》为临床辨证论治的法则，多所印证，融会贯通，使立说有据，治法有源。

"以下诸条选录于［附案］所述"，说明作者在长期医疗实践中，对每一病人的诊治力求有病案记录，全面掌握证候，辨证分析诊断，精心组方遣药，注重经验的总结。

扫一扫，查阅本章数字资源，含PPT、音视频、图片等

第八章
《中华本草》简介与选读

在本草历史传承长河中，综合性本草反映了一个时代的本草学成就。《神农本草经》《本草经集注》《新修本草》《证类本草》《本草纲目》可以称为古代不同历史时期的集大成的本草著作。《中华本草》是20世纪以来本草一次空前的大总结，反映了20世纪末中药学学术水平、发展面貌与学术成就。

第一节 《中华本草》简介

《中华本草》是继《本草纲目》之后在中药学发展史上的又一座里程碑，集两千年本草学发展之大成，标志着中药学形成了一个融汇古今的现代中药学体系。由国家中医药管理局主持，南京中医药大学总编审，全国60多家医药院校和科研单位参加，500多位专家协作编纂。历时17年，分三个阶段完成：1998年《中华本草》精选本出版发行，1999年《中华本草》30卷本出版发行，2002～2005年《中华本草》民族药4卷本陆续出版发行。

《中华本草》充分吸纳了20世纪本草学的科学研究成果，显示了本草学的发展已进入一个新的历史阶段；较全面地将藏、蒙、维、傣等民族药融入汉文化本草系统，丰富了中华民族医药学体系；是我国迄今为止篇幅最大，单味药内容记载较为全面，医药结合密切，具有科学性、先进性、实用性的本草研究成果；综合了中药学各个分支学科，形成了一个融汇古今的现代中药学体系。

1. 历代本草学的全面总结 通过广搜博采，增订纠错，正本清源，去芜存精，《中华本草》对历代本草进行了一次全面系统的总结。

（1）广搜本草文献，增补药物品种 《中华本草》共收载本草著作303家，是《本草纲目》（收载41家本草著作）的7倍。其中有些本草是李时珍当时未能见到的，如唐《石药尔雅》，宋《履巉岩本草》《绍兴本草》《宝庆本草折衷》，元《本草元命苞》等。一共收载了明代以前的本草83家、清代81家、民国15家、当代124家，包括了民族药、民间药和各地的中药志等著作。这些本草文献为增补订正药物品种提供了重要的资料。

择要采摘，取精用宏。历代很多医家在从事医疗实践的同时，对药物的功能主治、药性理论方面常有自己的心得体会。《中华本草》在编写时对前人成果择要采摘，以取精用宏。如生地黄、丹参治疗热入营分，发热心烦，或斑疹隐隐，用《温病条辨》清营汤为例；对活血化瘀的临床应用，吸收《医林改错》的理论经验及其方例。

明清以降，品种增多。民间草药著作使药物品种的数量大大增加，如《生草药性备要》《本草纲目拾遗》《草木便方》《天宝本草》《植物名实图考》等。20世纪50年代以来，相继进行了

三次中药资源普查，中草药种类达 12807 种。《中华本草》正是基于以上基础，结合本草文献，经进一步筛选而成，全书（30 卷本）收载中药 8980 味，药用动植物和矿物 9341 种。

（2）考订名实，正本清源　历代本草存在很多同名异物、同物异名现象，混用、代用等时有发生。因此考订名实，正本清源是本草整理的首要任务。《中华本草》在总论中设立专题论述，在各论的药物下设立"品种考证"项目，考订正品，厘定错误，为基原订立拉丁学名，澄清混乱。

我国古代本草十分注重药物的释名，唐《新修本草》已应用释名考订药物名实，《本草纲目》专列"释名"项。《中华本草》的释名工作以清代小学家的研究成果为基础，使释名项的学术水平提高一大步，纠正了前人的某些错误，解决了一些前人在品种考证中未能解决的问题。

（3）去芜存精，整理提高　古代本草中由于历史条件的限制，未免存在一些封建迷信、荒诞不经、陈腐谬误之说。《中华本草》在编纂中去芜存精，去伪存真。在"药论"项中选择历代医药学家的学术理论，密切联系临床实际，凡属空洞玄虚、脱离实际、矫情悖理、浮夸溢美之类的言辞，均予删弃。在"药性""功能与主治""应用与配伍"等项力求"存精"，以整理提高，提炼精华。除了引用历代医药家的论述外，都要求撰写主文，做出总结性表述。在充分占有资料的基础上，删除陈腐，写出切合临床实际、具有指导意义的主文，将某些片断经验提升到理性认识的高度。

2. 反映现代中药学学科发展的时代特征　近代以来，东西方医药文化交流日益频繁，相互融汇渗透。中药学科分化加剧，中药栽培、中药资源、中药鉴定、中药化学、中药药理、中药炮制、中药临床应用等分支学科相继建立。《中华本草》在继承历代本草成就的基础上，系统总结了现代中药学各分支学科的新成果、新经验，显示出中药学和现代医药的融汇互补的新阶段，也充分体现了 20 世纪中药学的发展特色。如，《中华本草》记载了很多新发现的有效药物或新制剂，如治疗肿瘤的三尖杉及三尖杉碱、紫杉及紫杉醇、青黛及靛玉红等，都是近年来在抗肿瘤方面取得重大成果的新药。

3. 创建与当前中药学学术相适宜的编纂体例　本草学从古以来就是一门多学科结合、相互渗透的综合性学科。尤其是现代中药学药物品种大量增加，学科分化愈来愈细，前人的编纂体例已经远远不能适应现代要求。因此，对于一个有重大发展的、传统与现代相互交叉结合的学科体系，必须纵贯古今，系统分析，科学地揭示其学术体系的发展规律，才能勾画出一个涵盖全面的总体蓝图，制订出一个既能容纳众多内容，而又条理分清、结构严密的编纂体例。《中华本草》在编纂体例方面有新的改革与突破。

（1）药物分类系统　药物分类体系关系到本草的整体框架和内容的科学性。明代《本草纲目》拟订了 16 部 60 类的传统自然属性分类法，达到了当时自然界物种分类的先进水平，但是由于分类标准不够统一，有些药物分类不当。至于其他的按中药功能分类、药用部位分类等方法，则很难达到几千种药物的大容量设置要求。因此，《中华本草》采用了现代的动植物自然分类系统。矿物药根据所含主要化合物，分为钠化合物类、钾化合物类、铵化合物类、镁化合物类等共 16 类；植物药从低等植物到高等植物分成藻类植物、菌类植物、地衣类植物、苔藓类植物、蕨类植物、裸子类植物、双子叶植物、单子叶植物共 8 类，分属 368 科；动物药分成海绵、腔肠动物门，环节动物门，软体动物门，节肢动物门，苔藓、棘皮动物门，脊索动物门等 6 门，其中的脊索动物门又分为鱼类、两栖类、爬行类、鸟类、哺乳类 5 类。这样的分类方法较《本草纲目》的传统自然属性分类法，更具有科学性，不仅类属系统层次清晰，而且反映了物种之间的亲缘关系及其演化特征，对于同类动、植、矿物的药材鉴别、效用比较及寻找规律、发掘新药、进行国际交流等均具有重要的意义。

（2）总论　《中华本草》总论部分改变了过去本草"序例"式的方法，采用专题论述，在论述中医药理论的同时，也将现代发展起来的各分支学科的内容加以总结。总论包括本草发展史、中药资源、中药栽培与养殖、中药采集、中药贮藏、中药分类、中药品种、中药鉴定、中药药性等14个专题，系统论述两千年来本草学的发展概况及各分支学科的研究对象、学术理论、基本内容和基本技术。反映了中医药理论的传统特色和现代科研成果，使读者对本草学的学术体系有一个总体认识，对实际工作有指导意义。总论本身就是一部具有创新性的、学术内容丰富的论著。

（3）各论药物的项目设置　《中华本草》在前代本草基础上结合现代中药学的特色，设置了23个项目，遵循"从源到流，层次分明"的编纂要求，从药物的"名、实、体、用"四个方面，环环紧扣，依次叙述。做到考订名实，明辨品种，详述形态特征，提示资源分布，介绍栽培、养殖，鉴别药材真伪优劣，综述化学成分、药理作用，选列炮制，汇集剂型，总结性味归经、功效主治、临床应用，阐述各家学说。对古人的理论经验和现代的科研成果进行全面总结，务使每一药物的学术内容在所能掌握的文献范围内，去芜存精，去伪存真，提要钩玄，言必有据，尽量做到系统全面的阐述。

第二节　《中华本草》选读

《中华本草》（30卷本）分为10册，2800余万字。分总论、药物、附篇、索引四大部分。总论分14个专题对中药各分支学科的学术源流与主要内容进行了全面论述；药物部分共载药8980种，插图8534幅；附编有备考药物、本草序例、本草要籍解题、本草书目四篇；索引含8项内容。

《中华本草》凡药物分列正名、异名、释名、品种考证、来源、原植（动、矿）物、栽培（养殖）要点、采收加工（或制法）、药材及产销、药材鉴别、化学成分、药理、炮制、药性、功能与主治、应用与配伍、用法用量、使用注意、附方、制剂、现代临床研究、药论、集解23个项目依次著述，资料不全者项目从略。

本节选择常用中药葛根与䗪虫（分别代表植物药和动物药）的内容进行选读，以了解《中华本草》内容。

一、葛根

【原文】
　　³³⁵¹葛根 Gegen《本经》
【按语】
3351，即《中华本草》中药物按先后出现的顺序编号，一味药一个编号。葛根为药物的正名。采用历代本草常用或现代习用者为正名。"Gegen"为葛根的汉语拼音注音，全书一律未标四声注音。正名后，列该药物的原始出处，"《本经》"，即《神农本草经》，为第一次记载该名的本草著作。正名一律以本草专著为出处。

每一味药独立成条。凡一种植物（动物）有数个入药部位且功能有差别者，均按入药部位单立成条。如来源于豆科植物野葛 *Pueraria lobata*（Willd.）Ohwi. 和甘葛藤 *Pueraria thomsonii* Benth. 的药物，除葛根外，还有葛花、葛叶、葛蔓和葛谷等。《中华本草》（30卷本）中，葛根为第 3351 味药，其后的葛粉、葛花、葛叶、葛蔓、葛谷分别为第 3352～3356 味药。

【原文】

[异名] 鸡齐根《本经》，干葛《阎氏小儿方》，甘葛《滇南本草》，粉葛《草木便方》，黄葛根《天宝本草》，葛麻茹《陆川本草》，葛子根《山东中药》，葛条根《陕西中药志》。

【按语】

"异名"项下收载该药材除正名之外的不同名称，包括药物原用名、别名、地方用名等均作异名。异名后，列其原始出处，异名则多引用经史文献、本草、医籍或习用地区为出处，并只记载首次出现的异名及其本草，后世出现相同的异名不再收载。

各种异名以朝代顺序先后排列。如《神农本草经》记载葛根，"一名鸡齐根"。《中华本草》记载为"鸡齐根《本经》"，并排在最前面。《滇南本草》记载葛根"味甜者甘葛，味苦者苦葛"。据《滇南本草》整理组研究，"味苦者苦葛"疑似为豆科植物苦葛藤 *Pueraria peduncularis* Granh，与本品葛根不同基原，因此，本条下收载"甘葛"作为葛根的别名，而未收录"苦葛"作葛根的别名。

【原文】

[释名]《说文》："从艹，曷声。"《尔雅·释诂》："曷，止也。"《易·困》："困于葛、藟。"孔颖达疏："葛，藟，引蔓缠绕之草。"本品蔓生缠绕，遇之则遏止难行，声旁兼表义，故名"葛"。《纲目》："鹿食九草，此其一种，故曰鹿藿。"葛根味甘，粉性足者为佳，故有甘葛、粉葛之名。

【按语】

"释名"项，始于《本草纲目》。以训释部分命名含义，探求语源，为正名辨物提供依据。

《中华本草》的"释名"项，收录了各类书籍有关释名的内容，葛根条中包括了《说文》《尔雅》《本草纲目》等内容，也包括了现代学者的总结，如"葛根味甘，粉性足者为佳，故有甘葛、粉葛之名"。

《中华本草》的释名具有综合性。如苜蓿的释名记载"苜蓿，古大宛语'buksuk'的音译"。有的则说明古今演绎历史，如常山的释名："常山，原名恒山。按《汉书·地理志》载：'武陵郡有佷山，孟康注曰：（佷）音恒，出药草恒山。'据此可知。本品原以产地佷山得名，转讹作'恒山'。至汉，避汉文帝刘恒之讳改称'常山'。互草，当作亘草，亘俗写互，讹作互。'亘'加偏旁则为'恒'。本品以形似鸡骨，质坚实而重者为入药上品，故名鸡骨常山。生用催吐作用强，故又名翻胃木。"因此，通过《中华本草》的释名，不仅了解古今名称的演变历史，而且还熟悉各地地方习惯用名的来历，对其质量评价或功效应用均有一定意义。

【原文】

[品种考证] 葛根始载于《本经》，列为中品。陶隐居云："葛根，人皆蒸食之，当取入土深大者，破而日干之。"《本草图经》云："葛根生汶山川谷，今处处有之，江浙尤多。春生苗，引藤蔓长一二丈，紫色。叶颇似楸叶而青，七月著花似豌豆花，不结实，根形如手臂，紫黑色，五月五日午时采根曝干，以入土深者为佳。"《纲目》对葛的记述较详："葛有野生，有家种。其蔓延长，取治可作绤绤。其根外紫内白，长者七八尺。其叶有三尖，如枫叶而长，面青背淡。其花成穗，累累相缀，红紫色。其荚如小黄豆荚，亦有毛。其子绿色，扁扁如盐梅子核，生嚼腥气，八、九月采之。"以上记载，与当今所用葛根原植物形态相符。

【按语】

"品种考证"项旨在对该品种进行正本清源。通过历代本草文献，结合当今药物调查，对原植（动、矿）物的形态、生境、分布、性用及附图的考辨，论证古今用药的延续或变迁，阐明药物正品及其使用历史，澄清混乱。

　　葛根，始载于《神农本草经》，列为中品，因无形态描述，故简要述之。陶隐居云："葛根，人皆蒸食之，当取入土深大者，破而日干之。""陶隐居"即《本草经集注》的作者，此处指该著作。《本草经集注》《本草图经》与《本草纲目》等关于葛根的记载还有临床应用、采收等其他内容，《中华本草》简要择取与葛根品种有关的记载以作考证。

> 【原文】
> 　　[来源] 为豆科植物野葛或甘葛藤的块根。
> 　　[原植物] 1. 野葛 *Pueraria lobata*（Willd.）Ohwi［*P. thunbergiana*（Sieb. et Zucc.）Benth.；*P. hirsuta*（Thunb.）Schneid.；*P. pseudo-hirsuta* Tang et Wang］ 又名：葛《本经》，绤纻草《说文》，鹿藿、黄斤《别录》，葛藤《中国高等植物图鉴》，野扁葛《中药大辞典》。
> 　　（野葛的植物形态描述、植物图、生境及分布，略）
> 　　2. 甘葛藤 *Pueraria thomsonii* Benth. 又名：葛麻藤（广西、云南）
> 　　（甘葛藤的植物形态描述、植物图、生境及分布，略）

【按语】

　　《中华本草》的"来源"项，以明确药物的科名、种名及其药用部位，或为何种类属的矿物，或说明为何种制成品。植物的拉丁学名见于"原植物"项下。

　　"原植（动、矿）物"项，记载了原植（动、矿）物的中文名、拉丁学名、形态、生态环境、分布地区等。

　　药物之原植（动）物有两个以上品种，属于同一科者，按药物品种之主次分列叙述，如葛根的来源有两种植物，野葛和甘葛藤，野葛为主，放在前叙述，甘葛藤为次，置于野葛之后叙述。涉及不同科的品种，按科另行叙述，或在附注中做简要介绍。

　　植物中文名的不同称谓及其出处："*P. thunbergiana*（Sieb. et Zucc.）Benth.；*P. hirsuta*（Thunb.）Schneid.；*P. pseudo-hirsuta* Tang et Wang"为"*Pueraria lobata*（Willd.）Ohwi"的异名，用"[ ]"标记。植物中文名的不同称谓，所指的是该植物的不同称谓，与"异名"项中的药材异名不同，如《中国高等植物图鉴》中的"葛藤"是野葛 *Pueraria lobata*（Willd.）Ohwi 的不同称谓；而葛麻藤则是广西、云南等地甘葛藤 *Pueraria thomsonii* Benth. 的不同称谓。

> 【原文】
> 　　[栽培要点]（略）
> 　　[采收加工] 栽培3～4年采挖，在冬季叶片枯黄后到发芽前进行。把块根挖出，去掉藤蔓，切下根头做种，除去泥沙，刮去粗皮，切成1.5～2cm厚的斜片，晒干或烘干。广东、福建等地切片后，用盐水、白矾水或淘米水浸泡，再用硫黄熏后晒干，色较白净。
> 　　[药材及产销] 1. 野葛根 Radix Puerariae Lobatae 除新疆、西藏外，全国均产，以湖南、河南、广东、浙江、四川为主。除本地自用外，还大量供应全国各地。
> 　　2. 粉葛（甘葛藤）根 Radix Puerariae Thomsonii 多为栽培，主产于广西、广东，此外四川、云南等地亦产。除内销外，并有出口。
> 　　[药材鉴别]（略）
> 　　[化学成分]（略）
> 　　[药理]（略）

【按语】

"栽培要点"项介绍已有栽培的品种，一般分生物学特性、栽培技术、田间管理和病虫害防治四部分简要介绍。

"采收加工"项介绍药物的采收年限、采收季节，以及必要的产地初加工（包括切片要求、干燥方法）。有的地方一些特殊的加工方法也做介绍，如葛根中介绍了广东、福建等地切片后，用盐水、白矾水或淘米水浸泡的方法。

"药材及产销"项，介绍药材的中文名称、拉丁名称、产地及销售情况。如果药材是多基原，则分别进行介绍，如"野葛根"和"粉葛"；药材名与植物名不一致的情况下，在药材名后标注原植物名，如"粉葛（甘葛藤）根"。产地以省、市、自治区为主，道地药材或著名产区一般标明所产市、县。

"药材鉴别"项介绍性状鉴别、显微鉴别、理化鉴别和商品规格等内容。如为多基原，则相应按不同基原药材分别介绍。在性状鉴别和显微鉴别中，附有药材图和显微图。

"化学成分"和"药理"项，分别介绍当代化学成分和药理的研究成果。化学成分主要收载药物的活性成分和结构明确的主要成分。药物或其提取物、有效成分的药理和毒理作用，尽可能写明实验研究所用的药物（包括非正品药物）、给药途径、剂量及作用机制，尤其以与中医临床有关的药理作用为重点。

【原文】

［炮制］1.葛根　取原药材，除去杂质，洗净，润透，切厚片，干燥。

2.炒葛根　《丹溪心法》："炒。"《普济方》："微炒。"现行，取葛根片，置锅内，用文火炒至表面黄色，略带焦斑，取出，放凉。

3.煨葛根　《食物本草会纂》："煨熟。"现行（过去曾用蜜煨，现通行下法），取麸皮撒在热锅中，加热至冒烟时，投入葛根片，迅速翻动，炒至表面呈焦黄色，取出，筛去麸皮，放凉。每葛根片100kg，用麸皮30kg。

饮片性状：葛根为不规则的厚片，表面类白色或淡棕色，粗糙，纤维性强，富粉性，可见有纤维形成的同心环层，或见纤维与粉质相间形成的纵纹。周边淡棕色或灰棕色，质硬体重。无臭，味微甜。炒葛根形如葛根片，表面黄色，偶见焦斑。煨葛根形如葛根片，表面微黄色，米黄色或深黄色。

贮干燥容器内，置通风干燥处，防潮，防蛀。

【按语】

"炮制"项选列古今炮制方法及各种炮制品的饮片性状、贮藏条件。按该药材的不同炮制品分别列出，如葛根、炒葛根和煨葛根。每个炮制品先写古代医药书籍中的记载并按时代先后排列，最后写目前现行的炮制方法。对于一些古代本草中有记载但现今不再沿用的炮制品则没有收录，如《本草品汇精要》："制刮去皮，或捣汁用。"

有的药材酌收现代实验研究成果，阐述炮制的作用机制。如甘草的炮制项中介绍了蜜甘草的现代实验研究成果。

【原文】

［药性］味甘、辛，性平。归脾、胃经。

1.《本经》："味甘，平。"

2.《别录》："无毒。生根汁，大寒。"

3.《珍珠囊》："纯阳。阳明经之本药也。"

4.《医学启源》:"通行足阳明之经。《主治秘要》云:味甘性寒,气味俱薄,体轻上行,浮而微降,阳中阴也。"

5.《滇南本草》:"味甘,性微寒。"

6.《品汇精要》:"味甘,性平缓。气味俱轻,阳中之阴。臭香。行足阳明经,手阳明经。"

7.《纲目》:"甘、辛。""兼入脾经。"

8.《本草再新》:"味甘、苦,性温平。入肝、脾、肾三经。"

【按语】

"药性"项以临床实践为准,参考诸家本草,综合分析,拟订主文,作为结论性的表述。至于诸家本草所述,则以引文形式选录于后,以示源流。

主文包括性味、毒性、归经。性(气)分寒、热、温、凉、平及微寒、微温;味分辛、甘、苦、酸、咸、淡、涩;毒分大毒、小毒,而毒性程度不明确者概称有毒。归经主文的叙述限于十二经脉,一般每药主归限于四经以下;经络名称以脏腑命名,如肺经、脾经、心经等。

所列本草文献以时代先后排列,如后世本草与前代本草中相同记载的则予以省略。如《神农本草经》记载葛根:"味甘,平。"《名医别录》中记载了《神农本草经》这部分内容,也有新增内容,则只列出新增部分:"无毒。生根汁,大寒。"

《品汇精要》即《本草品汇精要》。葛根原文:"味甘,性平缓。气味俱轻,阳中之阴。臭香。主止烦渴,解肌热。行足阳明经,手阳明经。"在引用时只列出有关药性内容。

《纲目》即《本草纲目》。原文:"[气味]甘、辛,平,无毒……[发明]……[时珍曰]本草十剂云:轻可去实,麻黄、葛根之属。盖麻黄乃太阳经药,兼入肺经,肺主皮毛;葛根乃阳明经药,兼入脾经,脾主肌肉。所以二味药皆轻扬发散,而所入迥然不同也。"在引用时只列出有关药性内容。

【原文】

[功能与主治]解肌退热,发表透疹,生津止渴,升阳止泻。主治外感发热,头项强痛,麻疹初起、疹出不畅,温病口渴,消渴病,泄泻,痢疾,高血压,冠心病。

1.《本经》:"主消渴,身大热,呕吐,诸痹,起阴气,解诸毒。"

2.《别录》:"疗伤寒中风头痛,解肌发表出汗,开腠理,疗金疮,止痛,胁风痛。""生根汁,疗消渴,伤寒壮热。"

3.《本草经集注》:"杀野葛(钩吻)、巴豆、百药毒。""生者捣取汁饮之,解温病发热。葛根为屑,疗金疮断血,亦疗疟及疮。"

4.《药性论》:"能治天行上气,呕逆,开胃下食,主解酒毒,止烦渴。熬屑治金疮,治时疾寒热。"

5.《新修本草》:"根末之,主猘狗啮,并饮其汁。"

6.《本草拾遗》:"生者破血,合疮,堕胎。解酒毒,身热赤,酒黄,小便赤涩。可断谷不肌。"

7.《日华子》:"治胸膈热,心烦闷,热狂。止血痢,通小肠,排脓、破血。敷蛇虫啮,解署毒箭。"

8.《开宝本草》:"小儿热痞,以葛根浸捣汁饮之良。"

9.《医学启源》:"《主治秘要》云,其用有四:止渴一也;解渴二也;发散表邪三也;发散小儿疮疹难出四也。"

10.《滇南本草》:"治胃虚消渴,伤风,伤暑,伤寒,解表邪,发寒热往来,湿疟。解中酒热毒,小儿痘疹初出要药。"

11.《本草蒙筌》:"生根汁止热毒吐衄,去热燥消渴。"

12.《纲目》:"散郁火。"

【按语】

"功能与主治"与"药性"一样,以临床实践为准,参考诸家本草,综合分析后拟订主文,作为结论性的表述。诸家本草所述以引文形式并按时代先后选录于后。

前代本草中出现的功能与主治,后世本草中相同记载的则省略,只列出与前代本草中不同的记载。

《神农本草经》:"主消渴,身大热,呕吐,诸痹,起阴气,解诸毒。"《名医别录》在《神农本草经》的基础上增加:"疗伤寒中风头痛,解肌发表出汗,开腠理,疗金疮,止痛,胁风痛。""生根汁,疗消渴,伤寒壮热。"

《本草经集注》则在《神农本草经》和《名医别录》的基础上增加:"杀野葛(钩吻)、巴豆、百药毒。""生者捣取汁饮之,解温病发热。其花并小豆花干末,服方寸匕,饮酒不知醉。南康、卢陵间最胜,多肉而少筋,甘美,但为药用之,不及此间尔。五月五日日中时,取葛根为屑,疗金疮断血,亦疗疟及疮,至良。"《中华本草》中根据其增加的记载,节要列出了《本草经集注》中相应的药性内容。

又如,《本草纲目》:"[主治]……散郁火(时珍)。"《本草纲目》在主治项下按时代顺序引录了《神农本草经》《名医别录》等诸家本草和李时珍自己的观点。其中"散郁火"是李时珍在《本草纲目》中新增的主治观点。

【原文】

[应用与配伍] 用于外感发热,头痛,项强。葛根轻清升散、功善发表解肌退热,凡外感发热,服之可奏热退身凉之效。感受风寒、恶寒发热、项背强痛者,用葛根既能解散表邪,又能升津舒筋,其无汗者配麻黄、桂枝,有汗者配桂枝、白芍等同用,如《伤寒论》葛根汤、桂枝加葛根汤。近年来临床借葛根舒项背之效,用其治高血压患者之头痛、项背不舒,亦有佳效。如外感风寒,寒郁化热,发热重,恶寒轻,头目作痛,口渴鼻干者,常配柴胡、黄芩、石膏同用以解肌清热,如《伤寒六书》柴葛解肌汤。证属时气壮热烦闷者,可取鲜葛捣汁饮服,或配栀子同用以泄热除烦。

用于麻疹初起,透发不畅。葛根药性升发,长于透发麻疹,治小儿麻疹,发而不透者,常与升麻相须为用,以透疹解表,如《局方》升麻葛根汤,或与荆芥、薄荷等同用亦佳。

用于口渴。葛根又能"鼓舞胃气上行,生津液",治疗口渴之症,无论外感、内伤每多用之。可单用或配伍使用,如《普济方》治小儿热渴不止,单用葛根煮散频服;《圣惠方》治消渴烦躁,皮肤干燥,单用葛根捣汁饮服。若口渴因温病热盛所致者,宜与石膏、知母、芦根同用;因于内热消渴者,宜与养阴生津之天花粉、麦冬、生地黄同用,如《类证治裁》天花粉散。

用于泄泻、痢疾。葛根主入阳明经,能升发脾胃清阳之气而止泻痢;用治湿热泻痢伴有表证者,常配专清肠胃湿热之黄连、黄芩同用,如《伤寒论》葛根黄芩黄连汤;如系脾虚泄泻,清阳不升者,第与补气健脾之人参、白术、茯苓相伍,如《小儿药证直诀》白术散。如与黄芪、人参、升麻等同用,又可用于气虚清阳不升之耳鸣、耳聋。

此外,葛根尚治醉酒及服药过剂,心中闷乱。

1.《药鉴》:"入柴胡疗肌表,功为第一;同升麻通毛窍,效实无双。"

2.《药品化义》:"佐健脾药有醒脾之力,且脾主肌肉,又主四肢。如阳气郁遏于脾胃之中,状非表证,饮食如常,但肌表及四肢发热如火,以此同升麻、柴胡、防风、羌活升阳散火,清肌退热,薛立斋常用神剂也。若金疮、若中风、若痉病以致口噤者,捣生葛根汁同竹沥灌下即醒。"

3.《本草经解》:"同香薷、生地煎服,可以预防热病。"

4.《得宜本草》:"得香豉治伤寒头痛,得粟米治小儿热渴。"

5.《得配本草》:"得葱白,治阳明头痛;佐健脾药,有醒脾之功;佐粟米,治热渴虚烦;同升、柴,有散火之力。"

【按语】

"应用与配伍"项,在辨证论治原则指导下,以主治病证为纲,扼要叙述药物的常用配伍或特殊配伍,及配伍后的功能主治变化,如作用的增强、适应证的扩大、毒副作用的减弱等。葛根,根据其主治病证,分为"用于外感发热,头痛,项强""用于麻疹初起,透发不畅""用于口渴"和"用于泄泻、痢疾"四类。每类主治病证后,阐述主治病证的药物机理,并结合具体配伍和方剂阐述临床应用。选录诸家本草所述配伍,以引文形式并按时代先后选录于后。

【原文】

[用法用量] 内服:煎汤,10~15g;或捣汁。外用:适量,捣敷。

解表、透疹、生津宜生用;止泻多煨用。

[使用注意]

1.《医学启源》:"《主治秘要》云:益胃生津液不可多用,恐损胃气。"

2.《本草经疏》:"五劳七伤,上盛下虚之人,暑月虽有脾胃病,不宜服。"

3.《本草正》:"其性凉,易于动呕,胃寒者所当慎用。"

4.《本草从新》:"夏月表虚汗多,尤忌。"

5.《药义明辨》:"凡中气虚而热郁于胃者,不可轻投。"

[附方](节选部分)

1.治太阳病,项背强几几,无汗恶风　葛根四两、麻黄二两(去节)、桂枝二两(去皮)、生姜三两(切)、甘草二两(炙)、芍药二两、大枣十二枚(擘)。以水一斗,先煮葛根、麻黄,减二升,去白沫,内诸药,煮取三升,去滓。温服一升,复取微似汗。(《伤寒论》葛根汤)

2.治伤寒及时气温病及头痛、壮热、脉大,始得一日　葛根四两、水一斗,煎取三升,乃内豉一升,煎水升半。一服。捣生葛根汁、服一二升亦为佳。(《肘后方》)

3.治大人小儿时气温疫,头痛发热,肢体烦痛,及疮疹已发及未发　升麻、白芍药、甘草(炙)各十两,葛根十五两。上为粗末。每服三钱,用水一盏半,煎取一中盏,去滓稍热服,不计时候。日二三服,以病气去,身清凉为度。小儿量力服之。(《局方》升麻葛根汤)

4.治时气烦渴不止　葛根二两(锉)、葱白五茎(切)。上件药,以水二大盏,煎至一大盏,去滓,内白粳米半合,豉半合,以生绢裹煎,良久候烂,去米、豉,放冷。不计时候,温服。(《圣惠方》)

[制剂](略)

[现代临床研究](略)

【按语】

"用法用量"项中，内服用量一般指单味药煎剂的成人一日常用量，外用无具体剂量时，均标明适量；对于烈性和毒性药物不仅有明确的参考剂量，必要时加注极量。对不同主治的用法也进行说明，如"解表、透疹、生津宜生用；止泻多煨用"。

"使用注意"项，直接引用诸家本草所述，以引文形式并按时代先后录录。

"附方"项，选录能印证和补充药物功能主治及临床应用的古今良方和单方、验方。葛根的"附方"项选录了19个古方（本书节选了前4个附方）。每个附方，先叙述该方主治的病证，然后介绍组方及剂量，并标注方剂来源的医书。

"制剂"项，主要突出其配制工艺与质检要求。

"现代临床研究"项，选择该药或以该药为主的有一定病例数量并取得新成果的临床研究报道，加以摘要综述，以示中药临床研究的新进展。

【原文】

[药论]

1.论葛根善解肌热　①李时珍："本草十剂云：轻可去实，麻黄、葛根之属。盖麻黄乃太阳经药，兼入肺经，肺主皮毛；葛根乃阳明经药，兼入脾经，脾主肌肉。所以二味药皆轻扬发散，而所入迥然不同也。"（《纲目》）②张景岳："葛根，用此者，用其凉散，虽善达诸阳经，而阳明为最，以其气轻，故善解表发汗。凡解散之药多辛热，此独凉而甘，故解温热时行疫疾，凡热而兼渴者，此为最良，当以为君，而佐以柴、防、甘、桔极妙。"（《本草正》）③倪朱谟："葛根，清风寒，净表邪，解肌热，止烦渴，泻胃火之药也。尝观发表散邪之药，其品亦多，如麻黄拔太阳营分之寒，桂枝解太阳卫分之风，防风、紫苏散太阳在表之风寒，藁本、羌活散太阳在表之寒湿，均称发散药也。而葛根之发散，亦入太阳，亦散风寒，又不同矣。非若麻、桂、苏、防辛香温燥，发散而又有损中气之误也；非若藁本、羌活发散而又有耗营血之虞也。此药枝茎蔓延，统走太阳一身经络，根长丈余，入土最深，又得土阴之气，沉而且厚，故《神农经》谓起阴气，除消渴、身大热，明属三阳表热无寒之邪，能散之清之之意也。如伤风伤寒。温病热病，寒邪已去，标阳已炽，邪热伏于肌腠之间，非表非里，又非半表半里，口燥烦渴，仍头痛发热者，必用葛根之甘寒，清肌退热可也。否则舍葛根而用辛温（如麻、桂、苏、防之类），不惟疏表过甚，而元气虚，必致多汗亡阳矣。然而葛根之性专在解肌，解肌而热自退，渴自化，汗自收。而本草诸书又言能发汗者，非发三阳寒邪在表之汗也，又非发风温在经之汗也，实乃发三阳寒郁不解，郁极成热之汗也。又如太阳汗出不彻，阳气怫郁，其人面色缘缘正赤，躁烦不知痛之所在，短气，更发汗则愈，宜葛根汤治之，郁解热除，汗出而邪自退，此所以本草诸书言发汗者此也。"（《本草汇言》）④贾所学："葛根，根主上升，甘主散表，若多用二三钱，能理肌肉之邪，开发腠理而出汗，属足阳明胃经药，治伤寒发热、鼻干口燥、目痛不眠、疟疾热重。盖麻黄、紫苏专能攻表，而葛根独能解肌耳。因其性味甘凉，能鼓舞胃气，若少用五六分，治胃虚热渴，酒毒呕吐，胃中郁火，牙疼口臭。"（《药品化义》）

2.论葛根升阳与止渴止泻之功　①李东垣："干葛，其气轻浮，鼓舞胃气上行，生津液，又解肌热，治脾胃虚弱泄泻之圣药也。"（引自《纲目》）②汪昂："风药多燥，葛根独能止渴者，以能升胃气，入肺而生津耳。"（《本草备要》）③王学权："葛根，风药也，风药皆燥。古人言其生津者，生乃升字之讹也。以风药性主上行，能升举下陷之清阳。清阳上升，则阴气随之而起，津腾液达，渴自止矣。设非清阳下陷，而火炎津耗之渴，误服此药，则火

藉风盛，燎原莫遏。即非阴虚火炎之证，凡胃津不足而渴者，亦当忌之。"（《重庆堂随笔》）

④张山雷："葛根，气味皆薄，最能升发脾胃清阳之气。《伤寒论》以为阳明主药，正惟表寒过郁于外，胃家阳气不能散布，故以此轻扬升举之药，捷动清阳，捍御外寒，斯表邪解而胃阳舒展，所以葛根汤中仍有麻黄，明为阳明表寒之主药，非阳明里热之专司，若已内传而为阳明热症，则仲景自有白虎法，非葛根汤之所宜用。其葛根黄芩黄连汤方，则主阳明协热下利，貌视之，颇似专为里有实热而设，故任用芩、连之苦寒，则葛根似亦为清里之品。抑知本条为太阳病桂枝证医反下之之变，邪热因误下而入里，里虽宜清，而利遂不止，即以脾胃清阳下陷之候，葛根只以升举陷下之气，并非为清里而设，此皆仲师选用葛根之真旨。由此推之，而知《本经》之主消渴者，亦以燥令太过，降气迅速，故虽饮多而渴不解。此药治之，非特润燥，亦以升清。又主呕吐者，亦以胃气不能敷布，致令食不得入，非可概治胃火上逆之呕吐。而仅知为清胃生津、甘润退热之普通药剂，则似是实非，宁独毫厘之差，真是千里之谬矣。"（《本草正义》）

3. 论葛根治斑疹（略）。

4. 论葛根与天花粉皆主身热与消渴，如何区别应用（略）。

5. 论葛根治太阳病之机宜（略）。

【按语】

"药论"项，介绍历代诸家本草对药物的有关药性、功能与主治、配伍、炮制、禁忌等方面的独到见解、经验体会和学术争鸣，以专题摘要形式选录。为了明确每一药论的中心论点，一律加小标题提示；围绕中心论点，节录或分段选录诸家论述，以便突出主题，避免冗长。

如葛根，选录了"论葛根善解肌热""论葛根升阳与止渴止泻之功""论葛根治斑疹""论葛根与天花粉皆主身热与消渴，如何区别应用"和"论葛根治太阳病之机宜"5 个专题摘要。其中"论葛根善解肌热"，分别选录了《本草纲目》《本草正》《本草汇言》《药品化义》四部本草关于葛根善解肌热的药性理论的探讨。

【原文】

[集解]

1.《别录》："生汶山川谷，五月采根，曝干。"

2.《新修本草》："葛虽除毒，其根入土五六寸已上者名葛脰（脰，颈也。）服之令人吐，以有微毒也。"

3.《本草衍义》："葛根，澧、鼎之间，冬月取生葛，以水中揉出粉，澄成垛，先煎汤，使沸后，擘成块，下汤中，良久色如胶，其体甚韧，以蜜汤中拌食之；擦少生姜，尤佳。大治中热酒渴疾，多食行小便，亦能使人利病。酒及渴者得之甚良。又切入煮茶中，以待宾，但甘而无益。又将生葛根煮熟者作果卖。"

附注 同属植物中，部分地区作葛根药用的还有：①三裂叶野葛藤 *Pueraria phaseoloides*（Roxb.）Benth.（浙江部分地区）。②食用葛藤 *P. edulis* Pamp.（云南、四川、贵州）。③峨眉葛藤 *P. omeiensis* Wang et Tang（贵州、四川部分地区）。

【按语】

"集解"项，重点选集古代本草、史书及方志等有关药物的产地、形状、种植、采集、用途及典故等内容，作为该药物记载的补充和进一步研究的参考。

"附注"项，对不同的地方习惯用品进行介绍，如葛根的同属植物中三裂叶野葛藤、食用葛藤和峨眉葛藤分别在不同地区作葛根药用。

二、䗪虫

【原文】

⁸⁰⁷³ 䗪虫 Zhechong《本经》

[**异名**] 地鳖《本经》，土鳖《别录》，过街《埤雅》，簸箕虫《本草衍义》，蚵蚾虫《袖珍方》，地鳖虫、地蜱虫《鲍氏小儿方》，山蚦蟟《本草求原》，地乌龟《分类草药性》，土元《中药形性经验鉴别法》，土鳖虫《江苏中药名实考》，臭虫母、盖子虫《河北药材》，土虫《吉林中草药》，节节虫、蚂蚁虎《江苏药材志》。

【按语】

"正名"项中，"8073"即《中华本草》中药物按先后出现的顺序编号，第 8073 味药物。䗪虫，为药物的正名。"Zhechong"为䗪虫的汉语拼音注音，全书一律未标四声注音。《本经》表示该药物始载于《神农本草经》，即正名后列该名的最早本草出处。

"异名"项中，收录了经史文献、本草、医籍或习用地区中除正名之外的名称，包括别名和地方习用名。《中华本草》只记载首次出现的异名及其本草，后世出现相同的异名不再收载。䗪虫，始载《神农本草经》，"……一名地鳖"，即地鳖是《神农本草经》记载的别名。至《名医别录》中记载"一名土鳖"。《中华本草》记载为"地鳖《本经》，土鳖《别录》"。《本草经集注》虽也记载"形扁扁如鳖，故名土鳖"，但"土鳖"一名始出现于《名医别录》，《中华本草》在编写中不再重复收录。

【原文】

[**释名**] 䗪虫生活于潮湿的地下或沙土间，体扁圆，色黑，形如鳖、龟，故有土鳖、地鳖、地乌龟等名。土元，元为鼋之省写，鼋亦鳖类，故名。《本草衍义》谓："今人呼为簸箕虫，亦象形也。"《纲目》引陆农师云："䗪逢申日则过街，故名过街。"恐属附会之说。其名地蜱者，蜱乃鳖之讹。又此虫体有节，背板如盖，稍有臭气，故又俗称节节虫、盖子虫、臭虫母等。

[**品种考证**]《别录》云："生河东川泽及沙中，人家墙壁下土中湿处，十月暴干。"《本草经集注》云："形扁扁如鳖，故名土鳖，而有甲不能飞，小有臭气，今人家亦有之。"《新修本草》载："此物好生鼠壤土中及屋壁下，状似鼠妇，而大者寸余，形小似鳖无甲，但有鳞也。"据上述形态及生活习性，与今药材所用䗪虫基本相符。《本草经集注》所谓"有甲"者，当是指的胸、腹背板而言。

【按语】

䗪虫的"释名"介绍了䗪虫的习性、形态及各类本草对䗪虫释名的记载，甚至包括其名称的演变。历代本草常关注药材的生境与习性，对其形态记载常取类比象，如《本草经集注》："形扁扁如鳖，故名土鳖，而有甲不能飞，小有臭气，今人家亦有之。"《新修本草》："此物好生鼠壤土中及屋壁下，状似鼠妇，而大者寸余，形小似鳖无甲，但有鳞也。"《本草图经》："生河东川泽及沙中、人家墙壁下土中湿处，状似鼠妇，而大者寸余，形扁如鳖，但有鳞而无甲，故名土鳖。"

䗪虫的"品种考证"项，引用了历代本草文献中对䗪虫的有关习性、形态、气味、颜色等记载，考订了药物品种，判断出历代本草记载的䗪虫"与今药材所用䗪虫基本相符"。说明了古今䗪虫基原一脉相承、沿革至今。

品种考证有助于认识古今药物基原的沿革与变迁，对古代本草医籍中的药物是不是当前的品种做出判断，从而指导临床用药。

【原文】

［来源］为鳖蠊科动物地鳖或冀地鳖的雌虫全体。

［原动物］1. 地鳖 *Eupolyphaga sinensis* Walker

雌雄异形，雄虫有翅，雌虫无翅。雌虫长约3cm，体上下扁平，黑色而带光泽。头小，向腹面弯曲。口器咀嚼式，大颚坚硬。复眼发达，肾形；单眼2个。触角丝状，长而多节。前胸盾状，前狭后阔，盖于头上。雄虫前胸呈波状纹，有缺刻，具翅2对。

生活于地下或沙土间，多见于粮仓底下或油坊阴湿处。全国大部分地区均有分布。

2. 冀地鳖 *Steleophaga plancyi*（Boleny）［*Polyphaga plancyi* Bolivar］

雌虫体宽卵圆形，较地鳖宽。虫体表面暗黑色，无光泽，不如地鳖光亮。体背较地鳖扁。前胸背板前缘及身体周围具红褐色或黄褐色边缘。体背面有密集的小颗粒状突起，无翅。雄虫有翅，体灰黑色，除前胸背板前缘处有明显的淡色宽边外，身体其他部分无细碎斑纹。

多生活于厨房、灶脚及阴湿处。分布于河北、陕西、甘肃、青海、河南、湖南等地。

【按语】

䗪虫来源于两种动物，"地鳖"或"冀地鳖"，其中地鳖为䗪虫的主要来源，置于前。

䗪虫来源于雌虫的全体。其动物的拉丁学名见于"原动物"项下。*Polyphaga plancyi* Bolivar 为 *Steleophaga plancyi*（Boleny）的异名，用"［　］"标识。

在"原动物"项下，简要介绍了动物的形态特征、生活习性和分布区域。生活习性和分布区域另起一行，先介绍生活习性，后介绍分布区域。可以明晰地鳖和冀地鳖两种的形态、习性和分布的异同点。如地鳖分布区域广泛，我国南北均有分布，而冀地鳖分布区域相对狭小。

【原文】

［养殖要点］（略）。

［采收加工］野生者在夏、秋季捕捉，人工饲养者可随时捕捉。捕到后用沸水烫死，晒干或烘干。

［药材及产销］䗪虫 Eupolyphaga Seu Stelophage 全国各地均有野生和饲养，以河南产量最大。

［药材鉴别］（略）。

［化学成分］（略）。

［药理］（略）。

［炮制］1. 䗪虫　《金匮要略》："去足。"《本草图经》："暴干。"《长沙药解》："研细用。"《本草求真》："阴干，临时研入。"现行，取原药材，除去杂质，洗净或筛去灰屑，干燥。

2. 炒䗪虫　《金匮要略》："熬（炒）去足。"《圣惠方》："微炒令黄。"《圣济总录》："炒焦。"现行，取净䗪虫，置锅内，用文火加热，炒至微焦，取出放凉。

3. 酒䗪虫　《医宗说约》："用酒浸化，晒干。"《得配本草》："或炒或酒醉死用。"现行，取净䗪虫用适量酒洗后，置锅内，用文火加热，炒微干，去头、足。

4. 酥制䗪虫　取酥油置锅内，用文火加热化开，倒入净䗪虫拌匀，炒至黄色时，取出摊凉。每䗪虫100kg，用酥油5kg。

饮片性状：䗪虫参见"药材鉴别"项。炒䗪虫形如䗪虫，色泽加深。酒䗪虫形如炒䗪虫，略有酒气。酥制䗪虫形如炒䗪虫，略显油亮。

贮干燥容器内，密闭，置通风阴凉处，防蛀。

【按语】

"养殖要点"项，介绍已有养殖的品种，一般分生活习性、养殖技术、饲养管理和病害防治四部分简要介绍。

"采收加工"项，介绍动物类药材的采收时间及产地初加工的方法。

"药材及产销"项，介绍了䗪虫的药材名、药材拉丁语、产区和主产区。

"药材鉴别""化学成分"和"药理"项，参见葛根。

"炮制"项，分别列出䗪虫、炒䗪虫、酒䗪虫和酥制䗪虫四种炮制品。其中前三种炮制品古代本草医籍已有记载，则先按时代顺序交代历代医药书籍中的记载，然后写目前现行的炮制方法。尽管古代本草或医籍文献中炮制方法有所差异，也悉数列出，如炒䗪虫，《金匮要略》为熬（炒）去足，《圣惠方》为微炒令黄，《圣济总录》则是炒焦。第四种炮制品，古代没有记载该方法，则直接介绍现代炮制方法。此外，还简要介绍了四种炮制品性状和贮藏方法。

【原文】

［药性］味咸，性寒、小毒。归肝经。

1.《本经》："味咸，寒。"

2.《别录》："有毒。"

3.《药性论》："味苦、咸。"

4.《品汇精要》："气薄味厚阴也，臭腥。"

5.《雷公炮制药性解》："入心、肝、脾三经。"

6.《药义明辨》："有小毒。"

7.《本草再新》："味辛，性寒，无毒。"

［功能与主治］破血逐瘀，续筋接骨。主治血瘀经闭，癥瘕积块，跌打瘀肿，筋伤骨折，木舌重舌。

1.《本经》："主心腹寒热洗洗，血积癥瘕，破坚，下血闭，生子大良。"

2.《药性论》："治月水不通，破留血积聚。"

3.《本草衍义》："乳脉不行，研一枚，水半合，滤清，服。"

4.《纲目》："行产后血积，折伤瘀血。治重舌，木舌，口疮，小儿夜啼腹痛。"

5.《医学广笔记》："消疟母。"

6.《本草通玄》："破一切血积，跌打重伤，接骨。"

7.《本草再新》："消水肿，败毒。"

8.《分类草药性》："治跌打损伤，风湿筋骨痛，消肿，吹喉症。"

【按语】

"药性"项和"功能与主治"项，均为两部分组成，一是主文，以临床实践为准，参考诸家本草，综合分析，拟订结论性的表述作为主文；二是引文，将历代诸家本草关于"药性"和"功能与主治"等内容，以引文形式按时代先后选录于后，以示发展源流。后世本草与前代本草中相同记载的则予以省略。

【原文】

［应用与配伍］用于血瘀经闭，产后瘀滞腹痛，癥瘕积块。䗪虫味咸入血，功擅逐瘀通经，软坚消癥，用治上症，常与大黄、桃仁同用，以增下瘀之力，如《金匮要略》下瘀血汤；瘀阻日久，新血不生而成干血痨者，加配虻虫、水蛭、芍药、干地黄等，以祛瘀生新，如《金匮要略》大黄䗪虫丸；癥瘕积块，加配鳖甲、柴胡、桂枝、赤芍、丹皮、蛴螬虫等，

以破血消癥，如《金匮要略》鳖甲煎丸。

用于跌打瘀肿，筋伤骨折。䗪虫为伤科常用药，可单用活䗪虫浸酒饮，以渣敷患处；亦可配红花研末，黄酒送服，以活血散瘀，消肿止痛。如重伤晕厥、筋伤骨折，须配自然铜、乳香、没药、血竭、麝香等制成散剂酒下，有回苏散瘀、接骨止痛作用，如《寿世新编》八厘散、《验方新编》回生第一仙丹。若折骨筋伤后期，筋骨软弱无力，可配五加皮、续断、骨碎补等，以活血脉，壮筋骨。

《得宜本草》："得桃仁、大黄治产妇干血腹痛；得乳香、没药、龙骨、自然铜能去伤接骨。"

[用法用量] 内服：煎汤，3～10g；或浸酒饮；研末，1～1.5g。外用：适量，煎汤含漱、研末撒或鲜品捣敷。

[使用注意] 年老体弱及月经期者慎服，孕妇禁服。

1.《本草经集注》："畏皂荚、菖蒲。"

2.《药性论》："畏屋游。"

3.《本草经疏》："无瘀血停留者不宜用。"

4.《本草从新》："虚人有瘀，斟酌用之。"

5.《本草用法研究》："贫血者、腹泻者、有外感寒热者，均忌用。"

【按语】

"应用与配伍"项分为两部分，一是药物的主治病证及配伍，二是古代本草论述配伍的引文。在辨证论治原则指导下，䗪虫有两类主治病证，即"用于血瘀经闭，产后瘀滞腹痛，癥瘕积块"和"用于跌打瘀肿，筋伤骨折"。每类主治病证后，阐述主治病证的药物机理，并结合具体配伍和方剂阐述临床应用。

"用法用量"项的特点参见葛根。

"使用注意"项，主要包括病证禁忌、妊娠禁忌、饮食禁忌及毒副反应。䗪虫的"使用注意"项分为主文和引文两部分。主文按禁忌程度分为禁服和慎服两种。引文，将诸家本草中有关使用注意的内容按朝代顺序选录于后。

【原文】

[附方]（节选部分）

1.治五劳虚极羸瘦，腹满，不能饮食，食伤，忧伤，饮伤，房室伤，饥伤，劳伤，经络荣卫气伤，内有干血，肌肤甲错，两目黯黑。缓中补虚　大黄十分（蒸），黄芩二两，甘草三两，桃仁一升，杏仁一升，芍药四两，干地黄十两，干漆一两，虻虫一升，水蛭百枚，蛴螬一升，䗪虫半升。上十二味，末之，炼蜜和丸，小豆大。酒饮服五丸，日三服。（《金匮要略》大黄䗪虫丸）

2.治产妇腹痛，腹中有干血着脐下，亦主经水不利　大黄三两，桃仁二十枚，䗪虫二十枚（熬，去足）。上三味，末之，炼蜜和为四丸。以酒一升，煎一丸，取八合，顿服之，新血下如豚肝。（《金匮要略》下瘀血汤）

3.治血鼓，腹皮上有青筋　桃仁八钱，大黄五分，䗪虫三个，甘遂五分（为末冲服，或八分）。水煎服。与膈下逐瘀汤轮流服之。（《医林改错》古下瘀血汤）

4.治折伤，接骨　①土鳖焙存性，为末，每服二三钱。（《医方摘要》）②蚵蚾（虫）六钱（隔纸，砂锅内焙干），自然铜二两（火煅醋淬七次）。为末。每服二钱，温酒调下。病在上，食后服；病在下，食前服。（《袖珍方》）

5.治跌打轻伤 地鳖虫净末二钱（炙），乳香一钱（去油），没药八分（去油），骨碎补一钱，大黄一钱，血竭一钱。共为细末。每七八厘，空心，好酒送下。（《伤科秘方》轻伤小七厘散）

［制剂］（略）

［现代临床研究］（略）

［药论］

1.论䗪虫为厥阴经血分之药 缪希雍："䗪虫，治跌扑损伤，续筋骨有奇效。乃足厥阴经药也。夫血者，身中之真阴也，灌溉百骸，周流经络者也。血若凝滞，则经络不通，阴阳之用互乖，而寒热洗洗生焉。咸能入血软坚，故主心腹血积，癥瘕血闭诸证。血和而营卫通畅，寒热自除，经脉调匀，月事时至而令妇人生子也。"（《本草经疏》）

2.论仲景方中用䗪虫消癥破瘀 ①苏颂："张仲景治杂病方，主久瘕积结者，有大黄䗪虫丸，又大鳖甲丸中并治妇人药并用䗪虫，以其有破坚积，下瘀血之功也。"（《本草图经》）②张隐庵："《金匮》方中，治久病结积，有大黄䗪虫丸；又治疟痞，有鳖甲煎丸，及妇人下瘀血汤方并用之。今外科、接骨科亦用之。乃攻坚破积，行血散疟之剂也。"（《本草崇原》）③黄元御："䗪虫，善化瘀血，最补损伤，《金匮》鳖甲煎丸用之治病疟日久，结为癥瘕；大黄䗪虫丸用之治虚劳腹满，内有干血；下瘀血汤用之治产后腹痛，内有瘀血；土瓜根散用之治经水不调，少腹满痛。以其消癥而破瘀也。"（《长沙药解》）

【按语】

䗪虫的"附方"项，共选录了13个附方（本书节选了前5个附方）。每个附方，先叙述该方主治的病证，然后介绍组方及剂量，并标注方剂来源的医书。这些附方也能印证和补充药物功能主治及临床应用。

䗪虫的"药论"项，选录了"论䗪虫为厥阴经血分之药"和"论仲景方中用䗪虫消癥破瘀"2个专题摘要。前一个专题摘要选自缪希雍的《本草经疏》，后一个专题摘要则选录3家本草，分别为苏颂的《本草图经》、张隐庵的《本草崇原》和黄元御的《长沙药解》。

第九章
民族药民间药典籍简介与选读

我国是多民族国家，一些少数民族创立了具有本民族特色的医药体系。民族药发源于少数民族地区，具有鲜明的地域性和民族传统。全国 55 个少数民族，近 80% 的民族有自己的药物，其中有独立医药体系的约占 1/3。目前我国民族药已达 3700 余种。民间药，即指民间医生用以防病治病的药物或地区性民间（偏方）流传使用的药物，有时又称草药。

第一节　民族药民间药典籍简介

民族药和民间药都是中华民族传统医药中不可或缺的重要组成部分，都有悠久的历史。自古以来，先辈给我们留下了宝贵的医药典籍。

一、民族药典籍简介

少数民族人口占全国总人口的 8.4%，民族自治地方的面积占全国国土总面积的 64% 左右。千百年来，勤劳勇敢的各族人民积累了本民族丰富的防病治病的医疗知识和用药经验。目前，在藏医药、蒙医药等民族医药体系中均有民族特色的本草典籍。

1. 藏药典籍　藏药是在广泛吸收、融合中医药学、印度医药学和大食医药学等理论的基础上，通过长期实践形成的独特医药体系。藏药历史上有许多经典著述，成为今天研究藏药的主要文献。

（1）《月王药诊》　梵文名《索玛拉扎》，是藏医学的奠基之作，是我国现存最早的藏医学古典名著。它对研究藏医学起源，藏医学与中医药学、天竺医学的相互关系，都有着重要的参考价值。该书记载了 400 多种植物药与动物药以及治疗各种疾病的配方，其中有许多高原地区所特有的动植物药材。

（2）《四部医典》　藏语简称《居希》，形成于 8 世纪，由著名藏医学家宇陀·元丹贡布所著。他深入实践，总结藏医药临床经验，吸收了《医学大全》《月王药诊》等著作的精髓，并参考了中医药学、天竺和大食医药学的理论，用了近二十年时间编著而成。该书被誉为藏医药百科全书，为藏医药学中最系统、最完整、最根本的一套理论体系，至今仍为藏医、蒙医药人必读的经典著作。

（3）《药名荟萃》　嘎玛·壤琼多吉撰写。该书详细论述了 830 多种药物的功效，并从 10 种宝石类药物开始阐述树类药、草药、动物药的分类及功能，是当时一部最全面的本草学著作，人们也把它当作一种标准的藏药本草学而广泛运用。

（4）《晶珠本草》　又名《药物学广论》或《无垢晶串》（藏名《知麦协称》或《协称》），是著名藏族医药学家帝玛尔·丹增彭措所著。作者对青海东部、南部及西藏东部、四川西部进行了实地考察，并对历代藏族医药学的经典著作进行了考证，用了近 20 年的时间，至 1835 年完成此著，于 1840 年木刻板印刷问世。该书对 915 种基本药物进行分类，对 2294 种药物的来源、性味、功效及异名等做了详细阐述，是历代藏医药书籍收载药物数量最多的经典著作。该书集藏族药物学之大成，是藏医药物学中的一颗明珠。

2. 蒙药典籍　蒙药是在蒙古民族传统医药学基础上，汲取了藏、汉等民族及古印度医药学理论的精华而形成的独立的医药体系，在我国民族医药中占有重要地位。

（1）《认药白晶鉴》　伊希巴拉珠尔撰于 18 世纪下半叶。是一部系统介绍蒙药材名称、形态、质量及性、味、功能、功效等基本理论的蒙药学专著。该书把药物分成宝物类、草药类等八大类，收录了 380 种药物。

（2）《蒙药正典》　又名《无误蒙药鉴》，19 世纪中期著名蒙古族医药学家占布拉·道尔吉所著。该书是在蒙古族医药学史上图文并茂，用蒙古、汉、藏、满四种文字撰写的唯一一部蒙药经典著作。对以前蒙医历代本草进行正误救弊的同时，做了全面的总结论述。药物部分按自然来源分为宝、石、土、木、草、动物、水、火八部，收载常用药 879 种，附药名并以蒙、藏、满、汉四种文字对照的 579 幅插图。

二、民间药典籍简介

民间药的应用源远流长。很多综合性本草也记载了大量的民间药，如《本草纲目》；一些民间药的本草典籍也堪称综合性本草，如《本草纲目拾遗》。很多地方性本草均收载了大量民间药，如《南方草木状》和《履巉岩本草》。此外，很多民族地区的本草典籍，既收载了民族药，也有大量的民间药，如《滇南本草》。下面就主要的民间药典籍进行简要介绍。

1.《南方草木状》　晋代嵇含作于 306 年，是我国乃至世界上最早的地区植物志。主要记载的是岭南植物、民间药，阐述了它们的分布、民间用药经验、民俗和农业技术等，对我国植物学史、生物学史、农学史以至岭南及东亚地方志的研究都有重要意义。

2.《本草拾遗》　唐代陈藏器撰于 739 年。该书拾取《新修本草》之遗漏，故名《本草拾遗》。新增 692 种药物绝大多数是民间药，可以说是对各类文献及民间药物的一次大总结。李时珍评价："藏器著述，博极群书，精核物类，订绳谬误，搜罗幽隐，自本草以来，一人而已。"

3.《履巉岩本草》　南宋王介撰于 1220 年。该书为浙江杭州地区的民间草药图谱。王介擅长植物绘图，收药 206 种，实存 202 种，图 202 幅，一药一图，先图后文。以山地植物药居多，书中药图多就地取材写生，作者又系画家，故绘图精美，线条流畅，气韵生动，是现存最早的彩色本草图谱。

4.《滇南本草》　明代兰茂撰于明朝正统年间（1436—1449 年）。该书是我国现存内容最丰富的古代地方本草，乡土气息浓郁。收有较多的民族药、民间药及其用药经验。

5.《本草纲目拾遗》　清代赵学敏撰于 1803 年。该书大量记载了浙江及边远地区、少数民族地区、沿海地区的民间草药。

6.《天宝本草》　清代龚锡麟撰于 1883 年，书名是因治病草药有如天宝之义。全书所载草药，首列寒、热、温、平四赋，载《药性歌》149 首（每药一歌），以歌赋的形式介绍 149 种草药的药性、功能、主治。

7.《分类草药性》　清代佚名氏撰于 1906 年，为清代一部四川地方本草。该书载药 433 种，书中所用药名，皆为四川地区的俗名。本书是民间师徒口授有关药物采集和应用经验的记载，着重介绍民间认药、采药、用药的经验。到清末，才被人整理成书，由四川地方坊间刊刻。

8.《草木便方》 清代刘善述撰于 1870 年，是四川东部民间用药的地方本草。全书共四集，前两集为草药性，共收药物 508 种，后两集为草药方，分 8 部 125 门，方剂约 700 首。该书文字部分以七言歌诀的形式，介绍性味功用。本书所收药物广泛易求，所载方剂简单有效。

9.《生草药性备要》 清代何谏撰于 1711 年，为草药专书，收载《本草纲目》未载而中国东南部有产之药物 301 味。从文中用字及提及地名，似为广东地方本草。本书每药数语，列性味功能，偶及形态别名。

10.《本草求原》 清代赵其光撰于 1848 年，为岭南重要的地方本草，共记载中草药 900 余种。本书参照《本草纲目》的分类方法，将中药统一编排，并分别加注。后附奇病症治，载各种奇难杂症。

11.《植物名实图考》 清代吴其濬成书于 1848 年。共载植物 1714 种。大多数植物每物一图，图文对照，只有少数植物有两图或三图，个别药物有四图。据统计，新增植物 519 种。所载植物主要分布于南方，江西约 400 种，湖南约 280 种，云南约 370 种等。对药物的生态环境、地区习用名、民间用药经验均有细致的记载。

第二节 《晶珠本草》选读

《晶珠本草》分上、下两部。上部为歌诀之部，以偈颂体① 写成；下部为解释之部，用叙述文写，分别对每种药物加以论述。全书收载药物 2294 味，按其来源、生境、质地、入药部位等的不同，分为十三大类，即珍宝类 166 味，宝石类 594 味，土类 31 味，汁液精华类 150 味，树类 182 味，湿生草类 142 味，旱生草类 266 味，盐碱类 59 味，动物类 448 味，作物类 42 味，水类 121 味，火类 11 味，炮制类 82 味。在树类、湿生草类、旱生草类中又有根、茎、叶、花、果实、皮、全草等之分。在动物药中又有头、脑、角、眼、舌、齿、喉、胃、肠、肾、血、肉、骨、毛、便之分。这种分类法是比较科学的，至今在天然药物分类、植物分类学的研究中仍有很重要的参考价值。

《晶珠本草》分 13 章，分别对十三类药物的来源、分类、性味、功效予以叙述。其中部分药物结合历代藏医药书籍的记载做了订正。如诃子一药引用了 10 余部书籍，录用了 40 余个别名。哇夏嘎一药不仅描述了正品的形态特征，同时对各家本草所记载的代用品也做了对比描述，比较其异同点，指明了正品和代用品的区别，为后世考究提供了可贵的依据。

本书收载的药物具有浓厚的藏药特色，主要表现在：①约 30% 的药物只限于藏族医生所用；②约有 30% 的品种主产或特产于青藏高原，分布在海拔 3800 米以上，形态特殊；③历史悠久，从公元 8 世纪起沿用至今仍是藏医常用的珍贵药物，对常见病、多发病行之有效，并被目前药理、临床研究所证实。因此虽说本书比《本草纲目》迟 240 多年，但在我国的药物学史上可与《本草纲目》交相辉映。

本书节选中文白话文译本以介绍。

【原文】

荜茇 *Piper longum* L.

荜茇治一切寒症。巴宝说："荜茇生湿生培根，性凉、重、润，燥与此相反，润而壮阳，

---

① 偈颂体：梵语"偈陀"简称。每句三字、四字、六字、七字及多字不等，通常以四句为一偈。

味辛化味甘，治培根、龙的合并症、痰症、气不顺、下泻。"《味气铁鬘》中说："荜茇润、重，祛寒气，利肺病有佐力。培根木保病忌用，能生热。"相司吉巴尔说："荜茇性润，化味甘，治培根、龙合并症、痰症、气不顺、下泻，并能壮阳滋补。"让穹多吉说："除三灾病用荜茇。"措札珠巴说："荜茇味辛，效锐、糙、温、轻、平。"《精义集要》中说："荜茇味辛，化味涩。"本品之名有纳保、贝德哈木、类普吉、域卫吉、索玛夭西、毕毕灵、灼西、赛赛、江曲均相、召曼纳尔茂、保纳尔、纳保卓格、卓玛苏见、曼纳、西若、召曼江茂、召曼均茂、察哇拉等。汉语中称阿若哈达。高昌语中称达尔斯斯。

　　本品共分为五类。色青黑，果穗小粒突出者为雌，称为介吕玛，为特品。比此黑，而穗粒也清晰者为雄，称为齐若玛，为上品。二品均产自印度。产自汉地者穗大，长约一扎，味甚辛辣、甘，颗粒圆滑，黄褐色，果茎裂，干燥，称为旺肖荜茇，为佳品。产自珞瑜、门隅之地者，色褐色，颗粒密紧，味不很辣，果茎粗细约四指，称为孕杂荜巴尔、浪保荜茇。产自工布等藏地河谷地带者，色红，颗粒清晰，味不很辣，细而短。这五种荜茇，依次前优后渐次劣。

【按语】

　　《晶珠本草》对藏药的品种质量、真伪鉴别及产地都做了详细的考证，有的药物引证了藏医药古籍和著名医药学家的论述。帝玛尔·丹增彭措吸取各类藏医药学典籍之精华，在《晶珠本草》中对每种藏药的别名和产地、药物味性与功效进行归纳总结，经过反复考证后融入自己的学术见解和认识，使之更加严谨和准确。据统计，《晶珠本草》引用文献著作达 130 部之多。大量的古籍文献引用不仅为后人研究藏医药学提供了珍贵的参考文献，也让已遗失的引文著作得以延续保存，充分体现出《晶珠本草》的重要文献价值。

　　《晶珠本草》还非常重视藏药的品质及疗效，认为品质与产地有密切的关系，特别强调藏药的产地属性。通过对荜茇的论述，可见《晶珠本草》非常重视药材的质量评价。《晶珠本草》将药物的品种、质量与产地相关联，与中医药的道地药材有相似之处。此外，依据药材性状对药材进行经验鉴别，与中药"辨状论质"非常相似。

　　荜茇，藏语发音为"毕毕灵"，为梵语音译。今传梵语称 pippl，与本条藏文读音接近，同源于古梵语。《晶珠本草》将荜茇分为五类，前两类产于印度，分雌、雄。《晶珠本草》在藏药命名中常按雌、雄、中、子、女（如寒水石）来分，或按产地生境或生地加植株树冠方位（东、西、南、北、中、上、下）来命名，如七种诃子的命名均属此类。有学者根据印度产两种荜茇的果穗粗细之别考证：果穗小者可能是 *Piper peepuloides* Roxb.，果穗大者可能为 *Piper retrofractum* Vahl.。国内产的三种可能不是专指荜茇。

　　藏药的"八性"包括重轻、润糙、凉热、钝锐。藏药的药性分类比中药药性更加详细。在性味方面，两者均有甘、酸、苦、涩、辛、咸 6 种药味，中药药味还有淡味，这是藏药所没有的。藏药没有归经。中药的药味多与其功效相关，而藏药更注重真实滋味。藏药药性理论的叙述中，"味"在前，"性"在后，与中药表述不同。藏药还注重药物消化后的"三化味"，即甘、酸、咸，这是藏药药性的一大特色。

　　藏医药认为"龙""赤巴""培根"是构成人体、维持正常生命活动的三大要素，它们与饮食精微、血、肌肉、脂肪、骨与关节、精、骨髓等七大物质，以及二便与汗液等三种排泄物共同组成生命的能量与物质基础，"龙""赤巴"和"培根"起着支配作用。"龙"属寒性，类似于中医的木、气、风，但又不尽相同。"龙"是人体进行正常生命活动的能力，是推动脏腑功能活动的动力。"赤巴"性热，类似于中医的火、金、热、胆，但又有较大的差异。"赤巴"可以理解为人体进行生命活动的能源，具有产生热量、调节体温、保持气色、提供消化吸收等生命活动所必需的能量、司视觉、长智慧等各种作用。"培根"类似于中医的水、土、痰、津液，但又有许多不同之处，主要功用有供人以营养，长脂肪，润皮肤，调节躯体的胖瘦，促进正常的睡眠，使人处事有耐心，性情温和，司味觉，管理水液调节等。

中医学认为荜茇辛温，温中散寒，行气止痛，暖肾。与藏医药中"荜茇散寒治寒症"有近似之处。

【原文】

大黄 *Rheum officinale* Baill.

大黄泻毒热、腑热、培根病。《如意宝树》中说："大黄止培根泻痢；根泻下，治热结便秘、水肿喘满；白大黄泻胆热；水大黄干疮水。"让穹多吉说："穗序大黄、大黄、亚大黄和水大黄的叶、茎性温，治培根寒症；根性寒平，泻诸病。"

本品之名有君扎、班玛札仁、西卜相、冬纳卡曲、赛保奥丹、札卜相、萨奥加保赛多等。

《图鉴》中说："大黄生长在深山，分大中小三种。叶铺在地面，茎长，中空，红紫色，花红色，簇生，种子三角形，数量很多，味酸，性糙，功效治培根病。叶、茎功效治培根病，根的功效治下半身病，总的功效为泻病。"如上所述，茎粗长，有节者，为大黄，也称黑大黄；无茎，叶柄小者，为小大黄，称为白大黄，又叫亚大黄；生长在山沟，茎多，状如蓼茎，叶像囊吾叶，无叶柄，种子同前而粘衣者，为中大黄，称为曲笨巴、曲居木、肖邦巴、肖赤那保、若交尔等。各种大黄根均为黄色。

穗序大黄 *Rheum spiciforme* Royle

穗序大黄泻疫病，治疮。《如意宝树》中说："穗序大黄性缓、锐，化性平。"本品的名称有曲札、曲穷巴、拉曲、赛尔东、巴青巴、拉高、曲巴、夏拉合建、加保贝尔赛尔建。其根名曲札，茎名曲，叶名曲洛，干名曲冈。

《图鉴》中说："穗序大黄叶大，圆形，粗糙，铺在地面；茎红色。茎、叶、花等除大小的区别外，如同大黄。"如上所述，穗序大黄根象大黄根而有皱纹。本品也作为中大黄或称为红大黄。

亚大黄 *Rheum pumilum* Maxim.

亚大黄泻黄水、恶性腹水病。让穹多吉说："亚大黄解烦渴。"本品又名札卜琼、孜达合毛、居普、卡卓拉普、居如木如等。

《图鉴》中说："亚大黄生长在泥滩和田间；叶青色，剑状，茎有红色脉纹，穗镰形。功效泻黄水、恶性腹水病。"南派医家说："亚大黄为三种大黄中最小的一种，有高山、低地、山生、田生多种，但除生地不同外生态没有区别。茎细，味酸；花象白鸡蹲架；根象铜针并排。本药内服后，服任何泻药均不吐。功效泻水。"有人称为小大黄，也有人称为白大黄。

【按语】

大黄属植物在藏药中应用历史悠久。早在公元 7 世纪《月王药诊》、8 世纪《四部医典》中已有记载，并将大黄分为上、中、下三品。上品称君扎，中品称曲札，下品称曲玛孜。《晶珠本草》记载了大黄上中下三品的原植物特征及其生境。《晶珠本草》常常用一些简洁通俗的词汇描述药材的形态、生境等特征，这些特征成为考证品种的重要参考依据。

大黄属植物全世界约 60 种，我国有 40 余种，青藏高原有 28 种，其中藏医用药 21 种。大黄在汉民族也有悠久的历史，始载于《神农本草经》，列为中品。根据《新修本草》《本草图经》《本草纲目》等历代典籍记载，历代汉民族本草典籍中正品大黄包括三种植物：掌叶大黄 *Rheum palmatum* L.、唐古特大黄 *Rheum tanguticum* Maxim. ex Balf. 和药用大黄 *Rheum officinale* Baill.。据调查，这三种大黄来源于蓼科大黄属掌叶组植物，是国内外市场的主要药材，也是藏药上品大黄（君札）的原植物。

藏药中品大黄（穗序大黄）包括了大黄属波叶组、穗序组中多种大黄，其形态特殊，生境差异很大，是因为青藏高原地域辽阔，各地区就地取材，西藏东部和南部、四川西部多以波叶组的植物为主，青海、甘肃南部多以穗序组的植物为主。

藏药下品大黄（亚大黄），在藏区分南北两派，南派认为"亚大黄"是大黄中最小的一种，性缓效低，高山、草原、低地均有，种类包括大黄属植物塔黄、水黄、头序大黄、小大黄等，有的地方也用穗序大黄、歧穗大黄。北派多用西伯利亚蓼，其形态生境与《晶珠本草》记载相符，即生长在泥滩和田间，叶剑状，穗镰形，"根象铜针并排"。

纵观《晶珠本草》中大黄的上中下三品，与蓼科植物大黄属的分类有关联，与中医药临床也有一定相似之处。

《晶珠本草》把植物类药材划分为树类、敦布（湿生草）、俄（旱生草）类三大类，每大类又有根、茎、叶、花、果实、皮、全草等之分。荜茇，属于树类下果实类药物；大黄属于湿生类药物。说明了《晶珠本草》在药物的分类上已经充分考虑了药材的生境特征和生态习性。其中树类与生活型中高位芽植物一致，旱生草类与湿生草类基本上分属地面芽、地下芽和一年生植物。生活型的划分在实际药材采集中有指导作用。

【原文】

药物的采集加工（节选自《第三编　善事说——药物的采集加工和药名简称解释》之《第一章　药物的采集加工》）

第一章　药物的采集加工

论述续中说："适地采集，适时采集，干燥拣选，分清陈旧，炮制去毒，调伏增效，适当配制。"如上所述，药物的采集加工等分为七道工序。

第一节　适地采集

论述续中说："药物分别生长在雪山、高山、凉爽、温暖、具有日月光华之力的地方。"这个意思前面已经说过了。《甘露宝瓶》中说："性味等的差别是：除了干旱、地势好、坟地、有大树、神地、悬崖峭壁外，生长在平坦湿润、河水右旋、茅草丛生、没有犁过之处女地和树影不遮之地等处的药物，色艳味鲜者，性味最佳。没有被虫蛀咬，没有被火烧焦，没有被大自然伤损，没有被阳光、阴影、水所害，适时稳固生长，根大而深，北面向阳生长的药物性味最好。"非常干旱的地方，土质特别干燥，除生长一些山坡细草外，多不生长湿生草类；坟地容易理解；悬崖峭壁，土质坚硬而干燥。像上述这些地方，不去采药。所谓"色艳味鲜"是指药草颜色鲜艳，味浓汁多；所谓"没有被大自然伤损"，是指药草未受干旱、破碎、霜雹、潮湿等的损伤；所谓"适时稳固生长"，是说从时令已至到叶枝干枯时，稳固地茁壮生长在原地。除这几点不易理解外，其余都清楚易解。

第二节　适时采集

《药物生系甘露经典之阶梯》中说："花蕾、茎枝在旺盛时采，根、种子在春季挖，叶子在夏季采，花在初夏摘，果实在秋天收，树皮在冬春秋收集，树脂在春秋采集。"《续》中说："关于适时采集，根、枝、茎，三者属于茎类，主治骨、脉络、肉的疾病，在秋季汁液内涵时采集为好；叶、汁、芽，三者属于叶类，主治腑、髓、骨血、精液的疾病，雨季叶茂时采集为好；花、果、实，三者属于果类，主治眼、脏、头的疾病，秋天果熟时采集为好；外皮、韧皮、树脂，三者属于皮类，主治皮、筋、四肢的疾病，春季萌芽时采集为好；泻药在茎枝汁液干后功效下行时采集为好。催吐药在草木萌芽功效上行时采集为好。"上述很清楚，容易理解。特别是泻药在土水功效下行时采，和催吐药在火风功效上行时采集为好的原因，上面讲到尖嘴诃子时已说过了，这点要记清楚。

关于采药临界期，《甘露上品八部》中说："采药要在季秋九月和仲春二月的望日采集。"《洒饶达雅之药续》中说："初七日至十五日之间，药物成了甘露。"《协据》中说："特别是上旬，为采药的良辰。"上述之说，要作为依据。据此，每逢双月（阴月）的十二日为忌采日。诸药采集要符合各自的采集时令，阴历九月采集要在太白星临界期采集。阴历五月采集时要避开"黑彝时节"。无论何时，诸龙出现时，忌采。《洒饶达雅之药续》中说："诸龙出现之日，吃了佳肴也生病，诸药功效也变为毒，蛇咬之伤也成剧毒，纵是大鹏也难治疗。"甘露盛期，采药最好。同书中说："甘露盛期，功效圆满，特别是食物也如良药，配药也赛如甘露。"上述忌采和采集之法，无论是采药，配药，服药，都要懂得。

找药之法，《甘露上品八部》中说："找药的办法是这样的：六岁至七岁的孩童，全身洗净，穿上白绸衣，面向东方，向神三叩首，然后再找。"《续》中说："稚童净身着素衣，口念陀尼并祈祷，同时采药效无比。"《月光》中说："要做善事，信念要纯贞，要洁身忌口，药要从生地采集。"

第三节　干燥拣选

关于干燥和拣选，论述续中说："任何草药，都要干燥、拣选，在采摘时要绿打（注：下文有释）捆扎。凉药要晾干风干，热药要烘干晒干。不要被风吹坏，不要被火烤焦，不要被阳光晒坏，不要被烟熏坏，不要染上别的气味，如此干燥才不失药效。"这里所说的，"别的气味"，是说不要诸药混合干燥，以免药物气味相串，一种把另一种损害。应该诸药分别干燥，使其保持功效。《金眼图集续》中说："如同酥油和火，放在一处，顷刻即毁，如若按照规则处理，酥油灯光才会亮堂。药和毒不能放在一起，正如奸诈人和正直人不能相处，如果依法而行，各药运用如同国王的军队。"

关于绿打，是指有关草药采集后，待微蔫，用棒略捶打，使其不失药效而气味更浓。也可将手洗干净，略微揉搓，使其绿液外浸。如若不绿打或揉搓，让其自行干燥，就如同枯草，失其气味和功效。任何时候都要保持药物干净卫生，不要让口涎和手垢混入药内，这点尤其重要。木扎札格说："医生要像婆罗门一样讲究净行，药物要净如供品，才会药力无穷；如若像猪狗一样不干不净，上品之药也会变成污秽。"上述很重要。一般医生粗心大意，工作时不讲究卫生，将别种药物如同药汁一样混合而不加区分，或者为了鉴别好坏牙咬口尝，对盐碱类药物用舌舔，使唾液渗入药中，这是一种不谨慎的坏作法。关于这点，名医达曼·达瓦坚参曾反复说过。

第四节　分清新旧

《续》中说："新药旧药别过期，过期失效不可用。"所谓新药，是指药效而言，如果没失药效，就不是旧药，还是新药。草药超过前一年采集的时间，新药就变成旧药了。《蓝琉璃》中说："除了草药，无论那一种药，尤其是木、果等六种好药，旧而未衰败的功效也大。"我想这些药还是没有害处的，假若有害，《蓝琉璃》的作者是全藏区的导师，配药时何不调换？这是谈到草药配伍时所说的，因而都是指草药。

第五节　炮制去毒（略）
第六节　对症配制

第六，调伏增效；第七，适当配制。两道工序所讲内容，都是属于配制操作工序的问题，所以在这里就不论述了。但是，对治和适配这个问题很重要，上面没有专门详述。只讲采集是不行的，还需要谈谈各类药物适配对治的问题。根对治骨骼病；枝对治脉络病；茎对治肌肉病；叶对治六腑病；汁液对治骨髓病；芽对治骨血精液病；花对治眼病；果实对治内脏病；尖对治头部病；外皮即树垢下部之皮对皮肤病；韧皮对治筋病；树脂对治四肢病。这种对症用药的对治法是很重要的。其因是：时令；由此而生的五行之力；由此而生的药物的根、茎、叶、花、果等；其中所含的性味、功效、化味化性；由此而产生的结果和功效；由此而生的三灾；由此所化的调和、亢进、盈、余、亏、损；它的二十种功能的性质；还有药物的危害、主治、种类；对症配方的实践；药物采集的时间；分别采集的药物的根、叶等；对身体内外的各类疾病对症配方的优良方法；等等。对于这些，医药师们，在思想上都要清楚明白。

只有这样，就能清楚地识别药物的性味和功效，也就知道了适时采集的道理。但是，还需勤奋好学，精心理解医圣苏卡巴·年木尼多吉的教诫良言的精华，这点很重要。采药方面也是如此。根据医圣达保·仁青达瓦坚参的良言，医药良师不仅要懂药，更要勤学苦钻。导师龙树说："在生满草木石头的山上，按照教诫之言来识别药物，就可找到起死回生的甘露。要满怀信心精诚地采集，一夏一天地专心致志地采集，将自己的生命倾注在医药事业上，这是有益于解除患病众生痛苦的大事。不可为财物供奉、金玉钱财、虎豹皮裘、盔甲良马、食物饮料、酒肉酥酪而忧愁，总是会应有尽有的。夏季草木多灾害，应在冰雹寒霜降临之前，抓紧时机赶快采集，一劳永逸快乐一生，一时偷懒忙碌一辈。药命短促，只有一天，一遇霜雹，再难复生。住行生活要勤奋，走一步路采一药，一天就能采一大捆。如若粗心大意，纵是药乡，也采不到药。山地来的好药材，如若不当药物用，即是吝啬鬼也没有药用。医生的饿鬼是无药，如若事前不准备，就象狗咬腿肚找石头，身处河滩手无石。如若所生所见都不理睬，只是闲谈空论事情很难办成。手中纵有良药千驮，没有草药也难配方；即使凑合配成，功效也是微小。就如有酥油、茶叶、青稞、肉，没有水和火也难食用，即使勉强食用也难解除饥渴。夏天是医生的宝贵时节，雨水是医生的福泽，霜雹是医生的盗匪，勤奋是医生的财富。夏天一去，医生的善境也消失了。具有丰富实践的人，处于才识疏浅者中间，如若自诩不学，依然昏迷不悟。疑惑之结谁来解？要靠自己获得知识，予以求解，方能获得盛名。学问应是不耻下问，文殊菩萨也始于学，生而知之者不存在，不学装懂是羞耻的。智者问时胡言乱语，或是支吾不清，那真是羞愧自贱。不敬智者常常躲避，好在愚者中间故弄玄虚，那真是羞愧而无知。处处留心皆学问，要向知者多学习；一点一滴不积累起来，就难汇成知识的大海。没有无所不知的大师，点滴积存乞丐也能饱食。轻率的行动是病人的孽魔，空而虚伪的堪布是佛教的妖魔。"想到这些，应该牢牢记住导师龙树的教诲："配药之时医生怕，病症杂难病人怕，广原高山瘟神怕，其原因就在于无真知。"智者自己也可做，全靠向一切高低人拜求；富人自己也可当，全靠自己勤奋不懈；首领自己也可当，依靠众人就可以办到；分施之主自己也可当，只要不愧于问食者；医生自己也可当，只要勤学医典，善于钻研。这些话是我这个下民达曼医生从《承业弟子之精义》中，在阿嘎卡医所小凉亭集汇的心腹良言。无疑，这些话是很正确的。

【按语】

《晶珠本草》将药物的采集加工分为七道工序，分别是适地采集，适时采集，干燥拣选，分清新旧，炮制去毒，调伏增效，适当配制。习称"七要支"。

强调适地采集。藏医自古强调药物的原生地，对药物的生长环境有严格要求，认为药物的生长地与药效有密切关系。从《晶珠本草》记载可以看出对藏医要求既要懂医又要懂药，且要求藏医医生应根据藏区条件及医疗实际需要，按季节到不同药物特有的原生态生长地，采集药物花、枝、叶、果、根、皮或全株，做到适地采集，采集性味最佳的药材。

强调适时采集。《晶珠本草》认为不同的药用部位对应不同的人体疾病，分别对应不同的采集时间。特别强调泻药在土水功效下行时采，催吐药在火风功效上行时采集。

在"对症配制"中强调了各类药物适配对治问题。尤其在篇末突出强调对医生职业道德的要求，强调医生要勤学医典，善于钻研，"要满怀信心精诚地采集，一夏一天地专心致志地采集，将自己的生命倾注在医药事业上，这是有益于解除患病众生痛苦的大事。不可为财物供奉、金玉钱财、虎豹皮裘、盔甲良马、食物饮料、酒肉酥酪而忧愁，总是会应有尽有的。"对今天的医药工作者而言依然是谆谆教诲，语重心长。

第三节　《南方草木状》选读

《南方草木状》是公认的世界上最早的一部区域植物志，为晋代嵇含（262—306 年）所作。它记述了我国两广、云南及越南出产的重要资源植物及植物制品 80 条，包括古代经该区进入我国的数种外来植物，依植物习性分为草、木、果、竹四大类。它首次记载山姜、蒲葵、榕、刺桐、海枣、人面子等许多岭南植物，且迄今沿用。

一、留求子

【原文】

留求子，形如栀子，棱瓣深而两头尖，似诃梨勒而轻。及半黄已熟。中有肉，白色，甘，如枣核大。治婴孺之疾。南海、交趾俱有之。

【按语】

所记载的留求子即使君子，是著名的有效驱虫药，正如嵇含所说，尤其治疗小儿病。使君子在唐代因著名儿科专家郭使君而得名。《南方草木状》是首次记载使君子的本草著作。广东等地的使君子在明清时期依然称为留求子，如《本草纲目拾遗》在桃金娘条引《粤志》"妾爱留求子，郎爱桃金娘"。宋代《开宝本草》《本草图经》对使君子形态描述与《南方草木状》所记的留求子有部分相同，如《开宝本草》使君子条："生交、广等州，形如栀子，棱瓣深而两头尖，亦似诃梨勒而轻。俗传始因潘洲郭使君疗小儿，多是独用此物，后来医家因号使君子也。"李时珍在《本草纲目》中对使君子释名记载："按嵇含《南方草木状》谓之留求子，疗婴孺之疾。则魏晋时已用，但异名耳。"

二、诃梨勒

【原文】

诃梨勒，树似木梡，花白，子形如橄榄，六路，皮肉相著，可作饮，变白髭髪令黑。出九真。

【按语】

诃梨勒即今诃子。诃梨勒，为音译。诃子为印度和缅甸原产的大型落叶乔木，果实称为诃子，为印度著名的制革鞣料之一。古代印度认为其具有滋补和强身作用。诃子具有较高的使用价值，常被古代航海家随身携带。从《南方草木状》记载来看，魏晋时期，诃子已经传入中国。《广东新语》记载："诃子，一作苛子……广州光孝寺……寺本虞翻旧苑，翻谪居时，多种苹婆、苛子树。宋武帝永初元年，梵僧求那罗跋陀三藏至此，指苛子树谓众曰：'此西方诃梨勒果之林也。'"

第四节　《履巉岩本草》选读

本草文字辅以图，历代受到医家青睐。"图文并茂"，可弥补文字之不足，丹青设色的彩绘药图更能反映实物的形态。南宋《履巉岩本草》（1220 年）是中国现存最早的彩色本草图书，是我国古代彩绘本草的代表性著作。作者王介本是画家，所绘之图，虽为写生，但多注重细节，所绘植物细腻而有神韵，将其特点表现得淋漓尽致。该书除彩绘精美之外，最大特点是所载药物为浙江杭州慈云岭一带，具有很强的地域性。所载植物俗名，如千年润、地蓪蓄、杜天麻、笑靥儿草等俗名，均见于《咸淳临安志》。书中"草茶"一条，提及"谷雨前采嫩芽"，也是杭州地区的茶文化特点。全书收药 206 种，一药一图，先图后文，兼述别名、性味、功效主治和民间验方。内容或取自前代本草，或源自民间经验。此书对了解南宋时杭州一带民间用药的发展情况及本草考证等方面都有重要意义，堪称杭州民间草药图谱。

一、草血竭

【原文】

　草血竭

　性平，無毒。治打撲傷損有血者，用少許搗爛貼之。其血遂止。

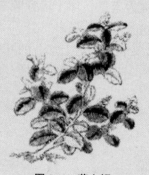

图 9-1　草血竭

【按语】

草血竭之名为《履巉岩本草》首次记载（图 9-1）。可据本书药图和止血疗效推断与唇形科植物风轮菜 *Clinopodium umbrosum*（Bieb.）C. Koch 一致。风轮菜，是安徽的民间药，20 世纪中期，安徽省霍山县刘氏中医献出祖传秘方，即用"断血流"以止血。"断血流"即唇形科植物风轮菜，该方后被证实疗效显著，经研究后被药典收载。《履巉岩本草》"草血竭"的图与功效均与风轮菜一致，断血流的药用历史据此可追溯到宋代。

"草血竭"之名可能与原植物为草本、具有止血功效有关。后世本草中"草血竭"所指不同，应注意避免混淆。如明代《本草纲目》将"草血竭"作为地锦的别名。《植物名实图考》所记载的"草血竭"为蓼科植物。

二、蛇头天南星

【原文】

蛇頭天南星

性溫，有小毒。治咳嗽痰多，用根一兩爲末，入輕粉二錢，薄薄麵糊爲元，如綠豆大，每服三元至五元，薑湯送下。專治小兒咳嗽，更量小兒大小，加減元數服之，名曰立效水精丹。

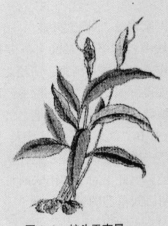

图 9-2 蛇头天南星

【按语】

蛇头天南星之名为《履巉岩本草》首次记载。正文部分也未见转录于前代本草。本药图（图9-2）精美，特征明显：①块茎多个相连；②复叶与花序均从块茎顶部抽出；③肉穗花序，佛焰苞绿色，附属器伸出佛焰苞外。这些特征与天南星科植物掌叶半夏 *Pinellia pedatisecta* Schott 一致。

掌叶半夏的块茎，古代本草中称为南星，用于治疗咳嗽痰多，与本品主治相符。该书认为"蛇头天南星"在小儿咳嗽方面尤为擅长。

该书中所画之图既能表现块茎，又表现了地上部分的叶与花序，这类画法在全书中较多。如细辛、麦冬、莎草根、半夏等。此外，具有很强的写实性，掌叶半夏的佛焰苞开放程度与附属器弯曲程度均非常逼真。

三、天南星

【原文】

天南星

味苦辛，溫，有毒。主中風，除痰麻痹，下氣。破堅積，利胸膈，消癰腫[1]。主金瘡，傷折，瘀血，取根搗碎，傅貼傷處[2]。真者小而柔膩肌細，炮之易裂[3]。治小兒牙關不開，用天南星一個，煨熱紙裹，不要透氣，剪鷄頭大一竅子，透氣于鼻孔處，其牙關立開[4]。治風除痰，世之良藥[5]。

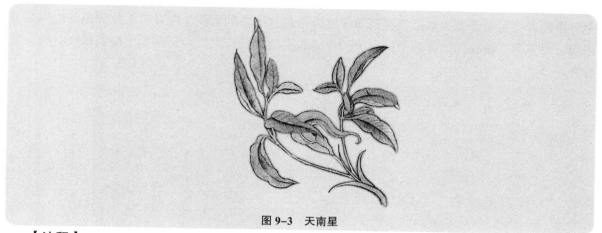

图 9-3　天南星

【注释】

[1] 味苦辛……消癥腫：这段文字摘自《开宝本草》。《开宝本草》原文为："味苦辛，温，有毒。主中风，除痰麻痹，下气。破坚积，消痈肿，利胸膈，散血，坠胎。生平泽，处处有之。叶似蒻叶，根如芋，二月、八月采之。"

[2] 主金瘡……傅貼傷處：这段文字摘自《本草拾遗》。《本草拾遗》原文为："天南星，主金疮，伤折，瘀血，取根捣碎，傅贴伤处。生安东山谷。叶如荷，独茎，用根最良。"

[3] 真者小而柔膩肌細，炮之易裂：这段文字摘自《本草图经》。《本草图经》原文为："……但天南星小，柔腻肌细，炮之易裂，差可辨尔……"

[4] 治小兒……其牙關立開：这段文字摘自《证类本草》中附方部分。《证类本草》原文为："《谭氏方》治小儿牙关不开。天南星一个，煨热纸裹，封角不要透气，于细处剪鸡头大一窍子，透气于鼻孔处，牙关立开。"

[5] 治風除痰，世之良藥：这句为本文所著文字。

【按语】

书中该药物图（图 9-3）绘制精美而逼真：①下部具管状鳞叶；②2 枚鸟趾状复叶，中裂片具短柄，侧裂片依次减小；③花序柄短于叶柄；④佛焰苞淡白绿色，喉部边缘略反卷，檐部长而锐尖；⑤附属器藏于佛焰苞内。据图可以判断为天南星科植物云台天南星 *Arisaema dubois-reymondiae* Engl.。

该书收录有"蛇头天南星""天南星"和"川南星"等天南星，共绘 3 种植物，其所绘植物均不相同。这与民间多种天南星属植物及半夏属掌叶半夏均混称天南星情况相符。

"蛇头天南星"与"天南星"文字来源也有不同。"蛇头天南星"文字为作者根据民间经验所著，而"天南星"则从前代多本本草书籍中辑出来，如《本草拾遗》《开宝本草》《本草图经》《证类本草》等，少数语句是作者所著。

在绘图技法上，该图也有代表性，即在一幅图中尽可能腾出空间表现所绘植物，用斜向、弯曲摆放的植物以构图，是该书的常用方法之一。

第五节　《滇南本草》选读

《滇南本草》为云南地方性医药历史名著，也是研究云南地区药物的重要史料。全书共 3 卷流传于世，载药 458 种，这是我国保存最为完整的地方本草专著。该书作者兰茂，民间称为"布衣科学家"，他撰写《滇南本草》的依据，一是亲自调查及临床实践，二是阅读大量由中原带来的医药书籍。《滇南本草》书中所载许多药物都是《本草纲目》未载之药，不仅有云南草木蔬菜中可作药者，还有许多少数民族医药与汉族医药相互结合的实例，以及若干疗效确切的经验及民间的秘方等。对我国中医药学的完善做出了很大的贡献，尤其对云南本土医药研究具有宝贵价值。

一、臭灵丹

【原文】

　　臭靈丹，一名獅子草，味苦、辛，性寒，有毒。陰中之陽也，治風熱積毒，藏府不和。通行十二經絡，發熱瘡癩。五藏不和，積熱成毒，生疽癩。熱毒注于血分，肌肉成疥癩。多吃牛馬肉，積熱成毒，重生疽癩，輕生血風癬瘡。令人胸膈嘈雜，心犯作嘔吐。皮膚發癢，煩熱不寧。一切風熱毒瘡，服之良效。

　　採得，陰乾爲末。每服一錢，滾水點酒服。小兒痘後趕毒不收口，臭靈丹葉貼之愈。

　　單方：截瘧。靈丹草尖七個，搗汁點酒服之。

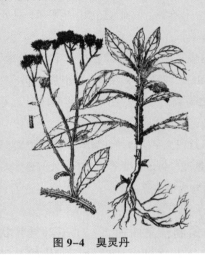

图 9-4　臭灵丹

【按语】

　　该书载药 500 多种，其中云南地方性的民族药或民间草药占一半以上。如灯盏花、还阳参、大红袍、兰花双叶草、草血竭、苦龙胆草、金铁锁、地不容等，均为云南地区各族人民所喜用、常用之品。此外，该书系统地整理和总结了明以前云南地区防治疾病的用药经验。如用无花果治疗无名肿毒，用白果治疗咽喉十八症，用野姜治疗九种胃痛，用臭灵丹截疟，用田螺除腋臭等，均为各族人民在长期防治疾病过程中积累的宝贵经验。

　　臭灵丹是云南地区常用草本植物，目前已成为中成药"感冒消炎片"的主要原料。

　　《滇南本草》用酒的方药有 20 余处，主要种类有水酒、烧酒、白酒汁和黄酒。用酒的方式有单味中药或复方加酒同煎内服，汤剂点酒内服，用酒送服丸散剂，用酒调药外敷，用酒浸泡中药，酒炙药物等。主要用途有行补益方药的滋滞和药势；助祛风除湿之剂，以行药势；助行气方药疏畅气机，消除气滞；助清热方散热结之壅滞；与祛湿方药合用，以行药势，助药力；助温里剂以散经络之寒滞，破伏寒之凝结等。

　　《滇南本草》的论述体例和内容，虽然部分涉及药物的产地、品种、形态、鉴别、炮制等，但多数药物论述的侧重点是药物的性能、功效、主治和应用（包括附方、病案），即突出一个"用"字。其中药物性能、功效的论述与病案及其用方的论述，前后呼应，可使读者加深对药物性能、功用的认识，并引导读者正确应用于临床，体现了本草专著"医药结合"、突出应用的论述特点。

据《滇南本草》整理组研究，臭灵丹（图 9-4）原植物为菊科植物翼齿六棱菊 *Laggera pterodonta*（DC.）Benth.。云南省各地民间，特别是傣医药普遍应用臭灵丹，治疗各种炎症及疮痈肿毒。治疗哮喘，用鲜叶尖一两，稍煎去渣，取滤液与生豆浆共煮，蜂蜜为引服。治睾丸炎，用根煮小肠服。治水痘溃烂、烫烧伤、蛇咬伤、无名肿毒，用鲜叶捣烂外敷。因其功效显著，以"臭灵丹草"之名自 2010 年版《中国药典》开始收载。

二、灯盏花

【原文】

燈盞花，一名燈盞菊，細辛草。味苦、辛，性溫。治小兒膿耳，搗汁滴入耳內。左癱右瘓，風濕疼痛，水煎，點水酒服。

燈盞花，治手生疔、手足生管，扯燈盞花一百朵。摘背角地不容，用瓦鐘，用石杵搗爛，加砂糖少許，入花搗爛，敷口，二三次即愈。

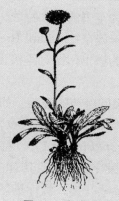

图 9-5　灯盏花

【按语】

灯盏花（图 9-5）又名灯盏细辛，《滇南本草》首次收载。据《滇南本草》整理组研究，为菊科植物短葶飞蓬 *Erigeron breviscapus*（Vant.）Hand. – Mazz.。灯盏花是云南苗族、彝族、德昂族等少数民族习用草药。常调鸡蛋蒸吃或炖肉服，治疗小儿麻痹后遗症及脑炎后遗症之瘫痪、风湿疼痛等。治疗冠心病也有一定疗效。由于其功效明确，以"灯盏细辛（灯盏花）"之名自 2005 年版《中国药典》开始收载。

灯盏花经大量的临床及实践证明，确实具有散寒解表、祛风除湿、活络止痛的作用，用于瘫痪、风湿痹痛、跌打损伤、胃痛、牙痛、感冒等多种疾病，目前已生产出灯盏花片、灯盏花注射液等多种剂型，用于脑血管意外所致后遗症——瘫痪，以及类风湿关节炎、冠心病等。

第六节　《植物名实图考》选读

《植物名实图考》，38 卷。清代吴其濬（1789—1847 年）撰，约完稿于道光二十七年（1847 年）之前。未及付梓吴氏即去世，至道光二十八年（1848 年）由陆应谷整理刊刻。

吴其濬，号渝斋，别号雩娄农，固始（今属河南省）人。嘉庆二十二年（1817 年）进士。历任翰林院修撰，湖北、江西学政，内阁学士，湖南、浙江、云南、山西巡抚，湖广总督，兵部左侍郎，户部右侍郎兼掌管钱法事务，一生宦迹遍及大半个中国。吴氏从政之暇，潜心医药学，其治本草，重视实物研究，不囿于前人之说，并常深入民间，虚心向花农、药农请教。吴氏鉴于以往本草书中存在着"名同而实异，或实是而名非"等混乱情况，遂根据自己亲自观察和访问所得，并搜集古人论述，进行详细考订，绘图列说，经过长期努力，著成本书。

本书收录植物 1714 种，比《本草纲目》植物类药多 519 种，分类方法与《本草纲目》类似，分谷、蔬、山草、隰草、石草、水草、蔓草、芳草、毒草、群芳、果、木等 12 类。编写体例仿照传统本草著作，记录植物的形态、生长环境、颜色、性味、产地及其用途和药用价值。其中对植物形态描述是该书的重点内容，举凡植株的根茎叶花果，都进行了详细的描写。尤其对花、果实、种子等的描述较前人更为细致准确，对植物的品种考订及分类方面有重要的意义。

本书对异物同名或形近易混的植物考订详细，以民间经验和实际比较观察作为辨认植物的基础，并附以插图，以供辨识，因而大大提高了该书的学术价值。吴氏在辨认植物的同时，补充记载了众多采访所得的植物功用，其中许多是民间用药经验，还补充了大量地方名称，订正了许多前人的谬误，对不能确定者，则如实保留文献记载，从不妄下结论。书中所引用的文献均注明出处。附图 1800 幅，大多数按原株各部位的比例描绘，且精致入微，学术价值很高，能突出植物的特征，是历代本草图谱中最精确的，为本书的一大特色，在我国本草学和植物学向近代发展的过程中占有十分重要的地位。德国学者毕施奈德（Emil Bretschneider）1870 年出版的《中国植物学文献》一书，对此有很高的评价，认为该书附图刻绘极为精湛，其精确者往往可赖以鉴定植物的科或属。

《植物名实图考》广泛收集记载了民间医药的经验。如本条中："土人采治通肢节、跌打、酒病。"又如"金不换"条："叶似羊蹄而圆，或称为土大黄，性凉，根止吐血，用猪肉煮服。"据考，金不换即蓼科植物钝叶酸模 *Rumex obtusifolius* L.。现在江西、浙江民间确有用这种植物的根治吐血的验方，效果很好。经过多年来医疗实践证明其有止血作用，并已由药厂制成针剂供临床使用。又如蛇莓条："江西南安人以蛇莓茎叶捣，敷疔疮。"并说"试之神效"。江西和浙东民间当今确有用蛇莓治疗毒蛇咬伤的，有消肿止痛的功效。

《植物名实图考》是研究植物名实的最早专著，综合了我国古代本草植物类的研究成果，在植物名实考证方面取得了巨大的成就。它记载的植物广布我国 19 个省，比李时珍的《本草纲目》所收录的范围更广，开我国现代植物志之先河。另外，它建立了比较科学的分类体系，国内外现代植物分类工作者在确定植物的中文名称时，往往以此作为主要的参考文献。本书在国际上也有一定的影响力，日本、美国、德国等学者多推崇本书，认为它是我国植物分类的重要参考资料。

一、千张纸

【原文】

　　千張紙，生廣西，雲南景東、廣南皆有之。大樹，對葉如枇杷葉，亦有毛，面綠背微紫；結角長二尺許，挺直有脊如劍，色紫黑，老則迸裂；子薄如榆莢而大，色白，形如豬腰，層疊甚厚，與風飄蕩，無慮萬千。《雲南志》云：形如扁豆，其中片片如蟬翼，焚爲灰，可治心氣痛。《滇本草》：此木實似扁豆而大；中實如積紙，薄似蟬翼，片片滿中，故有兜鈴、千張紙之名。入肺經，定喘消痰；入脾胃經，破蠱積；通行十二經氣血，除血蠱、氣蠱之毒。又能補虛、寬中、進食，夷人呼爲三百兩銀藥者，蓋其治蠱得效也。按此木實與蔓生之土青木香，同有馬兜鈴之名。醫家以三百兩銀藥屬之土青木香下，皆緣未見，此品而誤并也。

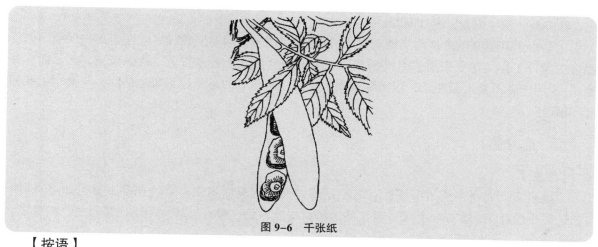

图 9-6　千张纸

【按语】

　　该条记载了千张纸的产地、原植物特征，并引用了《云南志》和《滇本草》中有关原文，介绍了千张纸的功效、民间称谓的由来，并对同名异物问题进行了辨析。由所绘千张纸图（图9-6）可见，为乔木，大型羽状复叶；果实下垂，扁平，边缘稍内弯，成熟时开裂；种子多数，种子及其翅清晰可见。结合文字描述可以判断，"千张纸"即紫葳科植物木蝴蝶 *Oroxylum indicum*（L.）Kurz。主产于云南、广西、贵州等地，是当地特色的民间药。

　　"千张纸"之名始载于《滇南本草》："千张纸，此木实似扁豆而大，中实如积纸，薄似蝉翼，片片满中，故有兜铃、千张纸之名。入肺经，定喘消痰；入脾胃经，破蛊积；通行十二经气血，除血蛊、气蛊之毒。又能补虚、宽中、进食，夷人呼为三百两银药者，盖其治蛊得效也。"吴其濬治学严谨，在转引文献时，忠实于文献原文，全部照录，注明出处，不割裂原书文义。古代文献资料是吴其濬研究的基础，《植物名实图考》均注明了文献来源。

　　据统计，《植物名实图考》引用的有关植物文献达800余种。一些果树、用材植物和花卉的专谱，如《打枣谱》《桐谱》《蚕书》《茶经》《菊谱》《芍药谱》《牡丹谱》等，均被《植物名实图考》著录或节录。书中辑录了中国各地包括国外引进的果树就达60多种，保存的植物学文献，数量超过历代任何一种本草著作。吴其濬在编撰《植物名实图考》之前，撰有《植物名实图考长编》一书，22卷，是为《植物名实图考》准备的资料。正如王筠默先生所说：所谓《植物名实图考》，就是吴其濬"身治目验"研究工作的实地记录；所谓《植物名实图考长编》，就是各个中药古代文献的整理编。

　　吴其濬先后担任太子洗马、鸿胪寺卿、通政司副使、翰林院修撰、内阁大学士、兵部右侍郎、江西学政使、湖北按察使、湖广总督、湖南巡抚、云南巡抚、云贵总督、福建巡抚、山西巡抚等，有"宦迹半天下"之称。吴其濬生前在各地任职与游历时，每到一处，都对植物特意了解、观察、访问，动员当地的名医和药工及善于绘画的人，共同对该地区的植物进行采集、记录和绘图，广泛收集草医经验和草药知识。如葶苈条："……余采得视之，正如荠，高几二尺，叶大无花杈……"说明吴其濬非常注重亲自观察实物。

　　他有时还将一些野生植物移栽盆中，近距离地观察其形态和生活习性。如党参条："余饬人于深山掘得，莳之盆盎，亦易繁衍，细察其状，颇似初生苜蓿，而气味则近黄芪。"有些标本有时因季节关系未能找到，他在很长时间后还耿耿于怀。如油头菜条："余屡至，皆以深冬，山烧田菜，搜采少所得，至今耿耿。"他在观察植物时，除了观察植物的形态特征，甚至还要亲尝其味。如他在雷公凿条："此草根叶与老鸦蒜图符，而生麦田中，乡人所以饲畜，其性无毒。余尝之，味亦淡，荒年掘食，断非石蒜。"

正是由于基于文献考证与实地观察，《植物名实图考》对于同物异名或同名异物现象，做了很多的考订工作。在千张纸条中："医家以三百两银药属之土青木香下，皆缘未见，此品而误并也。"说明作者不是人云亦云，以实物观察为依据，甚至有的还经过了实地访问，与文字记载相互印证。

二、盘龙参

【原文】

盤龍參，袁州、衡州山坡皆有之。長葉如初生萱草而脆肥，春時抽葶，發苞如瓣繩斜紏，開小粉紅花，大如小豆瓣，有細齒上翹，中吐白蕊，根有黏汁。衡州俚醫用之，滇南以治陰虛之症。其根似天門冬而微細色黃。

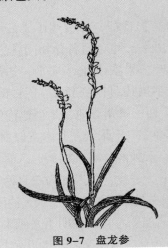

图 9-7　盘龙参

【按语】

盘龙参，始载于《滇南本草》："盘龙参，又名绶草。味甘，性温。入肺、肝、肾三经。滋阴补虚，治腰脊痛、遗精，诸虚百损。产后体虚：盘龙参二两煮鸡吃。"《植物名实图考》有详细的原植物描述，并有精美绘图（图 9-7）。

根据图文，可以判断盘龙参有以下几个特征：①陆生植物；②根有黏汁；③茎直立，近基部生 3～4 枚叶；④叶如萱草，为单子叶植物；⑤花序顶生，似穗状，小花螺旋状排列；⑥花粉红色，如小豆瓣。根据图文，可以判断为兰科植物绶草 *Spiranthes sinensis*（Pers.）Ames。盘龙参的品种考证，得益于《植物名实图考》的准确描述和精美绘图。

《植物名实图考》植物绘图多达 1700 余幅，超过了以往任何本草书中的植物绘图数量；绘图精细，部分图片把该植物的根、茎、叶、花整株描绘，准确地描绘出植物形态特征。甚至，很多图绘制时植物依然保持在新鲜状态，大大超出了前代植物绘图水平。如鬼臼条："此草生深山中，北人见者甚少……余于途中，适遇山民担以入市，花叶高大，遂呕图之。"

所绘植物，线条流畅，图形清晰，清代张绍棠在翻印《本草纲目》时，用《植物名实图考》中近 400 幅图替换了李时珍所绘的图。近代植物学家可以直接依据《植物名实图考》中的图确定到科、属甚至到种。1880 年印第二版后立即传入日本。1885 年日人伊藤圭介着手翻印，于 1890 年出版。以后，日人松村任三在编著《植物名汇》、牧野富太郎在编著《日本植物图鉴》时，大多数的植物中文名是以《植物名实图考》为依据的。目前植物中文名中，约有 10 个科和 55 个属都沿用《植物名实图考》选载之名。

我国的中医药古籍文献十分丰富，在五千年中华灿烂文化中占有相当重要的地位，是直接关乎人民群众健康乃至生死大事的科学记载，是实践性（包括临床医疗实践）较强的一门学问。中医典籍选读是了解本草临床应用的有效途径，从医药相结合的角度了解中医应用中药的思维、重要的经方组方原则及每味药所起的作用与特色。

第一节　中医临床典籍简介

一、《伤寒论》简介

1. 作者及成书年代　《伤寒论》为《伤寒杂病论》的内容之一，作者张仲景（150—219 年），名机，东汉南阳郡（今河南南阳）人。据宋·林亿《伤寒论·序》载："张仲景，《汉书》无传，见《名医录》云，南阳人，名机，仲景乃其字也。举孝廉，官至长沙太守。始受术于同郡张伯祖，时人言，识用精微过其师。"由此可知，仲景少时即有才名，曾受业于同郡名医张伯祖，后经过多年的勤奋学习、刻苦钻研和临床实践，最终成为一位极有成就的医学大家。

该书约成于东汉末年（200—219 年）。当时战争频起，灾疫连年，以致民不聊生，贫病交加。大疫流行时，仲景家族亦未能幸免，正如《伤寒杂病论·自序》中所说："余宗族素多，向余二百，建安纪年以来，犹未十稔，其死亡者，三分有二，伤寒十居其七。"民众的苦难，亲人的伤痛，激发了张仲景精研医术和著书救世的责任感，于是他"勤求古训，博采众方"，撰用《素问》《九卷》《八十一难》《阴阳大论》《胎胪药录》，并平脉辨证，为《伤寒杂病论》，合十六卷。

2. 主要内容　《伤寒论》有辨太阳病脉证并治（上）、辨太阳病脉证并治（中）、辨太阳病脉证并治（下）、辨阳明病脉证并治、辨少阳病脉证并治、辨太阴病脉证并治、辨少阴病脉证并治、辨厥阴病脉证并治、辨霍乱病脉证并治、辨阴阳易差后劳复病脉证并治等篇，共 398 条。其基础理论主要继承于《黄帝内经》《难经》《阴阳大论》；诊法从《黄帝内经》《难经》而来，脉诊简化为上中下三部诊法，并将其与《难经》的独取寸口法有机结合起来；药学理论全面继承了《神农本草经》及《胎胪药录》的成果，并在临床实践中予以发挥；方剂主要来源于《汤液经》，并在此基础上"博采众方"而成；诊治疾病的有效方法是在充分综合前人理论、继承先贤经验的基础上，再加以亲身临床验证总结出来的。《伤寒论》既是对前人理论与经验的总结，也是对中医学术理论的再创造。

3. 特色与价值

（1）《伤寒论》系统总结了东汉以前的医学成就，将医学理论与临床实践经验有机地结合起来，形成了我国第一部理法方药齐备的医学典籍。

（2）创立了太阳、阳明、少阳、太阴、少阴和厥阴六类证候的辨证理论体系。

（3）制定了诸如治病求本、扶正祛邪、调理阴阳等若干基本治则，并首次全面系统地运用了汗、吐、下、和、温、清、补、消八法，为后世医家提供了范例。

（4）制定与保存了许多功效卓著的经典方剂。论中所载113方（佚一方），用药精当，配伍严谨，加减灵活，功效卓著，故被后世誉为"方书之祖"。这些方剂不仅成为后世医家用药的典范与临床处方用药的基础，而且已成为中医药现代化研究的切入点与重要课题的研究对象。

（5）记载了汤剂、丸剂、散剂、含咽剂、灌肠剂、肛门栓剂等不同剂型，为中医药制剂技术的发展奠定了基础。

（6）重视用药安全，通过炮制、延长煎煮时间、合理配伍解毒及采用特殊服法等手段达到减毒增效的作用，保证临床用药安全。如白散方"强人半钱匕，羸者减之"；小承气汤"初服汤当更衣，不尔者，尽饮之，若更衣者，勿服之"。

4. 版本流传 《伤寒杂病论》成书后，由于兵火战乱的洗劫，原书散佚不全，后经西晋太医令王叔和将原书的伤寒部分搜集整理成册，名为《伤寒论》，使此书得以幸存。其后，又经东晋、南北朝，该书仍然流传于民间。至唐代，名医孙思邈撰写《备急千金要方》时，仅征引了该书的部分内容，并有"江南诸师秘仲景要方不传"的感慨，直至晚年撰写《千金翼方》时，始收载《伤寒论》全书内容，并载于卷九、卷十中，此可视为现存《伤寒论》的最早版本。北宋年间，林亿等人奉朝廷之命校正《伤寒论》，在其《校定伤寒论·序》中云："百病之急，无急于伤寒。今先校定张仲景伤寒论十卷，总二十二篇，证外合三百九十七法，除重复，定有一百一十二方，今请颁行。"此书于宋治平二年（1065年）刊行，成为后世流行的《伤寒论》。

现今通行的《伤寒论》版本主要有两种。一是宋本，即宋治平年间经林亿等人校正的刻本。但宋代原校本现在已无保存，现存者只有明万历二十七年（1599年）赵开美的复刻本（又称赵刻本，简称赵本）。因其系照宋版复刻，所以保存了宋版《伤寒论》的原貌。另有南宋绍兴十四年（1144年）由成无己所著的《注解伤寒论》，称为"成注本"，该书经明代嘉靖年间汪济川复刻而流行于世，亦可称汪校本。

二、《医学衷中参西录》简介

1. 作者及成书年代 作者张锡纯（1860—1933年），字寿甫，今河北盐山县人，近代中西汇通派代表人物之一，生活于清末至民国期间。张氏出身于书香之家，自幼聪颖，少时广猎经史子集，读书之暇随父习医。因两次乡试未中，而淡于科举，遂秉承遗训，专心治医，近采诸家，上自《黄帝内经》《难经》《神农本草经》《伤寒论》，下至历代各家之说，无不披览。第二次乡试之后开始接触西医及其他西学，受时代思潮的影响，张氏萌发了衷中参西的思想，遂潜心于医学。1900年前后十余年的读书、应诊过程，使他的学术思想趋于成熟。1909年，年近五十的张锡纯完成《医学衷中参西录》前三期初稿，医名渐著于国内。1912年，德州驻军统领聘张氏为军医正，从此他开始了专业行医的生涯。1918年，奉天设近代中国第一家中医院——立达医院，聘张氏为院长。1928年春，张氏携眷至天津，创办国医函授学校，组织中西汇通医社，传播学术。

2. 主要内容 《医学衷中参西录》原书共7期30卷，第8期为伊孙张铭勋于1949年后献出之遗稿，于1957年重订时始行刊入，全书合计8期30卷（诗作《种菊轩诗草》一卷原载《医学衷中参西录》第 6 期第 5 卷，1957 年重订本书时删去）。书中结合中西医学理论和作者的医疗经验阐发医理，颇多独到见解，涉及医方、药物、医论、医话、医案及诊余随笔、问答、杂谈等内容。该书是张锡纯先生一生临床经验的总结，一切辨证论治、辨药论方、辨寒论温、辨理论法、辨脉论舌等均从临证实践出发，誉为中医"第一可法之书"。

3. 特色与价值

（1）衷中参西，融会贯通　张锡纯从医年代，正值西方文化涌入我国之时，受时代思潮的影响，张氏三旬始习西人医学，主张中西汇通，以中为本，以西为用。张氏在其著作中曾说："斯编于西法，非汉采其医理，互有采其化学之理，运用于方药者，斯乃合中西而融贯为一。""师古而不泥古，参西而不背中"是张氏的治学宗旨，他提出"合中西融贯唯一"的设想，并以"中医包括西医之理"学说为理论依据，力图沟通中西医。张氏在临床处方用药过程中，深深体会到中西药各有所长，应相济为用，以增强疗效。张氏认为西药治在局部，是重在病之标也，中医用药求原因，是重在病之本也。究之，标本原应相兼顾，若遇难治之证，以西药治其标，中药治其本，则奏效必速。

（2）精药性，独树一帜　张锡纯治医勤恳，精研其术，在长期的医疗活动中，注重经验的总结，对每一位病人的诊治力求有病案记录。书中以大量篇幅载述了其治疗疑难杂症的经验，从这些经验中可以看到张氏临床辨证论治的特色，不仅理论娴熟，而且精识药物，临证分析，内难为经，伤寒为纬，风格独特。虽擅用经方，又不拘泥，常师其法而活用其方，多将原方灵活变通，并常有创新。他认为"用人之方，原宜因证、因时为主变通，非可胶柱鼓瑟也"。如张氏应用桂枝汤，加黄芪以补胸中大气，加薄荷以助汗出，同时还加天花粉助芍药以退热。他认为桂枝汤证原是病家体质先虚在前，而后又患太阳中风，要祛邪桂枝尚可，辅助正气单靠白芍似有不足，故加黄芪、薄荷、天花粉使邪气去而正气不伤。

张锡纯处方用药非常讲究，精通药性，善用生药，用药剂量以能治病为宗旨。主张辨证确切，用药少而精，单味药能治病决不多味治之；辨病辨证准确，增加药量，有的放矢，直捣病所，常用单味药物治愈疑难杂症。如常用生石膏数两，治外感高热；单用瓜蒌仁数两，治外感结胸；单用桂枝四钱，治呼吸停顿；单味白茅根四至六两，治内外热及水肿等均收良效，并还发现了许多单味药物新的功效与用途。对常用中药结合临床实践均一一做了注释，尤其是对山药、黄芪、甘草、半夏、芍药、大黄、肉桂等药引经据典，并用大量的实践经验及医案进行佐证。对于性猛之药必亲尝以验其毒性，如甘遂、细辛、巴豆、麻黄、硫黄、花椒等药，其中麻黄曾煎服八钱验其发散之力。此外，张氏还结合现代研究对石膏、龙骨、牡蛎、赭石等矿物药的化学成分、药理作用、适应证和使用方法加以阐述，使人有耳目一新之感受，特别是对炮制方法实有独到见解，为后人正确使用矿物药起到指点迷津的作用。

4. 版本流传　《医学衷中参西录》从 1918～1934 年陆续在奉天刊行，期间删增印行七期 30 卷，张氏多做修改，各期内容变化较大。1935～1943 年又数次在天津再版印行，这些版本各期内容已无大变化。1957 年，河北省卫生工作者协会审定，河北人民出版社重订，分册出版，增加了第 8 期（作者未刊遗稿）。1985～2002 年王云凯等重校，河北科学技术出版社出版重校合集本。2006 年柳西河等重订，分为上下两册，有药物篇 5 卷，方剂篇 8 卷，医论篇 8 卷，伤寒论篇 4 卷，医案篇 4 卷，附录 1 卷，人民卫生出版社出版合集本。

第二节 《伤寒论》选读

张仲景继承《神农本草经》等经典，结合自己的临床经验，著成千古不朽的《伤寒杂病论》，使中医学得到了长足的发展。《伤寒论》确立了一整套完整的方证体系，如太阳病有太阳中风证（桂枝汤证）、太阳伤寒证（麻黄汤证）等。认真学习和研读《伤寒论》对于中医药工作者准确辨证论治、掌握药物功用、提高临床疗效具有重要的意义。

一、桂枝汤证

【原文】

太陽中風，陽浮而陰弱。陽浮者，熱自發，陰弱者，汗自出，嗇嗇惡寒，淅淅惡風，翕翕發熱，鼻鳴乾嘔者，桂枝湯主之。（12）

太陽病，頭痛，發熱，汗出，惡風，桂枝湯主之。（13）

桂枝湯方

桂枝三兩（去皮）　芍藥三兩　甘草二兩（炙）　生薑三兩（切）　大棗十二枚（擘）

上五味，㕮咀三味，以水七升，微火煮取三升，去滓，適寒溫，服一升。服已須臾，啜熱稀粥一升餘，以助藥力。溫覆令一時許，遍身漐漐微似有汗者益佳，不可令如水流漓，病必不除。若一服汗出病差，停後服，不必盡劑。若不汗，更服依前法。又不汗，後服小促其間。半日許，令三服盡。若病重者，一日一夜服，周時觀之。服一劑盡，病證猶在者，更作服。若汗不出，乃服至二三劑。禁生冷、黏滑、肉面、五辛、酒酪、臭惡等物。

【按语】

上述两条论述了桂枝汤证的主证、病机、治法及桂枝汤的方药、配伍和煎服法。凡见发热、恶风、头痛、汗出者，就是太阳中风证，可用桂枝汤主治。

12条言"阳浮而阴弱"，既指脉象浮缓，又言病机之卫强营弱。风寒袭表，卫阳浮盛，故脉轻取现浮；由于汗出，营阴外泄，故脉沉取现弱。脉浮缓是中风证的典型脉象。中风之发热，似羽毛覆身而热势不盛。故用"翕翕发热"形容，为热在肌表之象。"阳浮者，热自发，阴弱者，汗自出"是指阳浮为热自发的原因，而阴弱为汗自出的结果。既言"嗇嗇恶寒"，又言"淅淅恶风"提示二者虽有轻重之别，又很难区分开。鼻鸣，即鼻塞而呼吸不畅之谓。气上逆而干呕。其治法为发表解肌，当以"桂枝汤主之"。

桂枝汤为治疗太阳病中风证的主方。方中桂枝辛温，主上气咳逆，结气，喉痹，吐吸。芍药苦平，主邪气腹痛。又用生姜、大枣益脾和胃。且生姜辛散止呕，并能佐桂枝发汗解肌。大枣甘平补中，还助芍药益气。炙甘草甘平，主五脏六腑寒热邪气，配桂枝、生姜、芍药、大枣诸药。本方用药精当，配伍严谨，发汗而不伤正，止汗而不留邪，故为治疗太阳中风证的主方。

桂枝汤方后的煎服法是保证疗效的重要内容，主要包括：①药后啜粥：服药须臾，啜热稀粥一碗，既可借谷气以充汗源，又可借热力以使汗出表和。②温覆微汗：服药啜粥之后，覆被保温，以遍身微似有汗为佳，切勿大汗淋漓。因为汗多伤正，邪反不去，病必不除。③见效停药：如果一服汗出病愈，应当停服，中病即止，以免过剂伤正。④不效继进：如果一服无汗，继进后服；如果不汗，后服可缩短给药时间，半日之内把三服服完；若病重服一剂汗不出者，必须昼夜给药，并可连服 2 ~ 3 剂。⑤药后禁忌：服药期间忌食生冷、黏滑、肉面等不易消化及刺激性食物，以防恋邪伤正。

【原文】

太陽病，初服桂枝湯，反煩不解者，先刺風池、風府，却與桂枝湯則愈。（24）

【按语】

本条是太阳病初服桂枝汤后，病不但不解，反增烦闷不舒，并非发生了传变或药不对证，其原因乃太阳中风邪气较重，服桂枝汤后正气得药力相助，欲驱邪外出，但力尚不足，邪滞不解，郁阳不宣所致。治疗之法宜增强驱邪、散邪的力量。可先刺风池、风府，疏通经脉以泄风邪，再服桂枝汤发表解肌。针药并施，祛邪之力倍增，病可速愈。故曰："先刺风池、风府，却与桂枝汤则愈。"

【原文】

太陽病，外證未解，脈浮弱者，當以汗解，宜桂枝湯。（42）

【按语】

本条"太阳病，外证未解"当指太阳表证仍在，今见"脉浮弱"，为正气较虚，与"阳浮而阴弱"有相似之意，治疗仍当选用桂枝汤。

【原文】

太陽病，外證未解，不可下也，下之爲逆，欲解外者，宜桂枝湯。（44）

【按语】

本条所论乃表里同病。从"不可下也"可知当有不大便之阳明可下之症，从"下之为逆"可知此时虽有不大便，但不甚急，治疗原则应先表后里，表解后方可治里。

【原文】

太陽病，先發汗不解，而復下之，脈浮者不愈。浮爲在外，而反下之，故令不愈。今脈浮，故在外，當須解外則愈，宜桂枝湯。（45）

【按语】

本条所论乃太阳病误治后太阳表证不解，仍当以桂枝汤解之。太阳病如发汗而不解者，应认真分析，辨明原因。若误用下法，每易引起表邪内陷，发生变证。今虽经攻下，仍见浮脉，说明病仍在太阳，而未入里发生传变。病在表，当以汗解，但病经汗下，正气已伤，只宜桂枝汤缓发其汗，以除在表未尽之邪。

【原文】

太陽病，下之後，其氣上衝者，可與桂枝湯，方用前法。若不上衝者，不得與之。（15）

【按语】

本条为太阳病，本当汗解，但医者误用攻下，则表邪不解，徒伤正气，甚至产生变证。若表邪未解，且病人自觉有气上逆，属正邪相争，气仍有向上向外抗邪之力，其发热、恶风寒、头痛、脉浮等仍在，故仍当解表。宜桂枝汤轻汗除邪以解外，其服药方法仍当遵桂枝汤法。若误下后正气受挫较重，无力上冲的感觉，同时表证亦罢，说明下后正伤较重，表邪内陷，变证已成，则不可再用桂枝汤。

【原文】

傷寒發汗已解，半日許復煩，脈浮數者，可更發汗，宜桂枝湯。（57）

【按语】

本条指出太阳伤寒用麻黄汤发汗后，热退，脉静身和，但经过半日左右，病人又见"复烦"，即发热、恶风寒、脉浮数等症相继出现，此乃余邪在表未尽。此时可再用发汗之法，故曰"可更发汗"。然已用过峻汗之麻黄汤，必然肌腠疏松，只需桂枝汤轻发其汗即可，使邪去而不伤正。

综上，桂枝汤作为《伤寒论》第一方，针对有汗出、恶风、苔白、脉浮缓的脉证。桂枝汤中桂枝通行内外，驱逐外袭风寒之邪为特长；芍药主邪气腹痛，甘草主五脏六腑寒热邪气；姜枣通表里，引药从里达表为使。病邪外袭人体体表，因体虚致外邪侵入肌腠，用此方有效而稳妥。

二、麻黄汤证

【原文】

太陽病，頭痛發熱，身疼腰痛，骨節疼痛，惡風無汗而喘者，麻黄湯主之。（35）

麻黄湯方

麻黄三兩（去節） 桂枝二兩（去皮） 甘草一兩（炙） 杏仁七十個（去皮尖）

上四味，以水九升，先煮麻黄，減二升，去上沫，内諸藥，煮取二升半，去滓，溫服八合。覆取微似汗，不須啜粥，餘如桂枝法將息。

【按语】

本条指出头痛发热、恶风无汗而喘、身疼腰痛、骨节疼痛为太阳伤寒的主症，治当峻发其汗，以散风寒。

麻黄汤中以麻黄为君药，辛温，为发散风寒第一要药，更有宣肺平喘之功，故以之为君。桂枝辛温，发表解肌，能协同麻黄增强发汗解表之力，是为臣药。杏仁降气平喘，降中有宣，协同麻黄，不仅增平喘之效，且能助解表之力，故为佐药。炙甘草调和诸药，故为使药。诸药合用，为开腠发汗、散寒解表、宣肺平喘之良剂。

麻黄汤为发汗峻剂，故服药时不须啜粥，以防汗出太过。

【原文】

脈浮者，病在表，可發汗，宜麻黄湯。（51）

【按语】

本条以脉代证，提示太阳伤寒表实证脉浮者，当具有伤寒表实证的临床表现，可用麻黄汤发汗解表。

【原文】

脈浮而數者，可發汗，宜麻黄湯。（52）

【按语】

本条紧承上条，太阳伤寒表实证，不论脉是否浮紧，都可用麻黄汤发汗。

【原文】

太陽病，十日以去，脈浮細而嗜臥者，外已解也。設胸滿脅痛者，與小柴胡湯。脈但浮者，與麻黄湯。（37）

【按语】

本条讨论了太阳病十日以上的三种转归：其一，脉象由浮而有力转变为浮细，即脉象趋于和缓，此是表证已愈的佳象。此时只是病情较久，患者正气尚未恢复。所以精神疲倦，安舒嗜卧。此为病情向愈之征，故言"外已解也"。其二，病人出现胸满胁痛者，胸胁为少阳经脉之分野，说明太阳证罢，少阳证起，应治与小柴胡汤和解少阳。其三，"脉但浮者"，以脉代证，指明脉证未发生其他变化，表证仍在，故不论时日久暂，仍可与麻黄汤发汗解表。

【原文】

太陽病，脈浮緊，無汗，發熱，身疼痛，八九日不解，表證仍在，此當發其汗。服藥已微除，其人發煩目瞑，劇者必衄，衄乃解。所以然者，陽氣重故也。麻黄湯主之。（46）

【按语】

本条论太阳伤寒日久的证治及服麻黄汤后可能出现的反应。"麻黄汤主之"当接"此当发其汗"之后，为倒装文法。本条分两段理解。"太阳病……此当发其汗，麻黄汤主之"为第一段。说明太阳伤寒表实证虽经八九日之久，但脉浮紧、无汗、发热、身疼痛等表证仍在，病邪尚未发生变化，仍可与麻黄汤发汗解表。本条的重要意义在于进一步强调外感病传变与否不必拘于时日，当以脉证为凭；明确指出太阳伤寒的脉象是"脉浮紧"，即补述了太阳伤寒的主脉。"服药已微除……阳气重故也"，为第二段。论述服用麻黄汤后可能出现的不同反应及病机。病邪在外，表实无汗，用麻黄汤本应一汗而解，然本证只是"服药已微除"，即表证稍减而未愈。同时出现发烦、目瞑，甚者衄血等，是由于表闭阳郁，且病情迁延日久，阳郁尤甚，服麻黄汤，药虽中病，然只能稍挫病势，病情当随阳气郁闭之轻重不同而出现两种反应：阳气郁闭较轻，服药后正气得药力相助驱邪外出，然正邪交争剧烈，故出现心烦目瞑等，待正胜邪却，则汗出病解；若阳气郁闭较重，药后正邪交争更激烈，除发烦目瞑外，由于阳郁太甚，不得汗解，反内迫营血，致阳络损伤而出现鼻衄。上述反应虽有微甚，然其机理均是阳郁太甚所致，故仲景概之言"阳气重故也"。另外需要说明的是，服麻黄汤后得衄而解，此其转归之一。若衄血不多，且衄后病情随之减轻，脉静身和，为邪去向愈之兆；若衄血量多，且衄后身热不退，或身热夜重，心烦不寐，舌绛苔燥，脉细数者，为热入营血，又当与清营凉血之法。切不可拘泥"衄乃解""衄后再汗"之说。

【原文】

太陽病，脈浮緊，發熱，身無汗，自衄者愈。（47）

【按语】

本条论伤寒表实证可自衄热泄而愈。太阳伤寒，由于表邪外束，玄府郁闭，若不得汗解，邪无出路，郁于经络，重者可损伤阳络而衄血。由于血汗同源，衄后邪随衄出而解，故有衄后自愈的机转。然太阳伤寒自衄而愈的，临床可能有之，但是并非太阳伤寒邪无出路都会发生衄血，也并非衄血后都能自愈，临证应当知此理。

【原文】

傷寒脈浮緊，不發汗，因致衄者，麻黃湯主之。（55）

【按语】

本条论伤寒表实失汗，阳郁致衄而不解者，仍须汗解。"伤寒脉浮紧"，是以脉代证，概言太阳伤寒表实证，属省文笔法。太阳伤寒，本应汗解，当汗而失汗，则表邪闭郁，邪无出路，损伤阳络而致衄，若衄后表不解，可能衄血不多，达不到载邪外出的目的，故仍与麻黄汤发汗。

三、小柴胡汤证

【原文】

傷寒五六日中風，往來寒熱，胸脅苦滿，默默不欲飲食。心煩喜嘔，或胸中煩悶而不嘔，或渴，或腹中痛，或脅下痞鞭，或心下悸，小便不利，或不渴，身有微熱，或咳者。小柴胡湯主之。（96）

小柴胡湯方

柴胡（半斤）、黃芩（三兩）、人參（三兩）、半夏（半升，洗）、甘草（炙）、生薑（各三兩，切）、大棗（十二枚，擘）。

上七味，以水一斗二升，煮取六升，去滓，再煎。取三升。溫服一升，日三服。

若胸中煩而不嘔者，去半夏、人參，加栝樓實一枚；若渴，去半夏，加人參，合前成四兩半，栝樓根四兩；若腹中痛者，去黃芩，加芍藥三兩；或脅下痞鞕，去大棗，加牡蠣四兩；若心下悸，小便不利者，去黃芩，加茯苓四兩；若不渴，外有微熱者，去人參，加桂枝三兩，溫覆微汗，愈；若咳者，去人參、大棗、生薑，加五味子半升，乾薑二兩。

【按语】

边正方先生《伤寒扫尘论》：设太阳病不传阳明而传之少阳者（阳明正气盛而少阳适虚），则为太少二阳并病。如论曰："伤寒六七日，发热微恶寒，支节烦疼，微呕，心下支结，外证未去者，柴胡桂枝汤主之。"皆太少二阳共有之证。心下支结者，少阳病也。以太少二阳之病互见，故以柴桂二汤合而用之也。若往来寒热，胸胁苦满，默默不欲饮食，心烦喜呕，或胁下痞硬等证见者，乃全属少阳，则主以小柴胡汤矣。然又当知小柴胡是为少阳虚实兼证而设也。何以言之？盖论曰"伤寒中风，往来寒热"云云，首冠以伤寒，又继以中风二字故也。虚则宜补，方中人参、甘草、大枣是也。实则宜发，柴胡、生姜是也。三焦为水气出入之所，病则热滞而为痰，化痰宜半夏，清热则宜黄芩也。少阳病未罢，误治而内传于阳明胃府，则谓之少阳阳明。如论云："少阳阳明者，发汗利小便已，胃中燥，烦实，大便难是也，则属于大柴胡证矣。"

【原文】

血弱氣盡，腠理開，邪氣因入，與正氣相搏，結於脅下，正邪分爭，往來寒熱，休作有時，默默不欲飲食，藏府相連，其痛必下，邪高痛下，故使嘔也。小柴胡湯主之。服柴胡湯已，渴者，屬陽明，以法治之。（97）

【按语】

边正方先生按：山田氏引刘栋曰"此条后人所记，上条注文也。而以服柴胡汤已三句为另一条，以法治之"。钱潢谓，"但云以法治之，而不言法者，盖法无定法也。假令无形之热邪在胃，烁其津液，则有白虎汤之法以解之。若津竭胃虚，又有白虎加人参之法救之。若有形之实邪，则有小承气，及调胃承气汤和胃之法。若大实满，而潮热谵语，大便硬者，则有大承气攻下之法。若胃气已实，而身热未除者，则有大柴胡两解之法。若此之类，当随时应变，因证便宜云云"。郑重光谓"少阳阳明之病机，在呕渴中分，渴则转属阳明，呕则仍在少阳，如呕多，虽有阳明证不可攻之，因病未离少阳也。服柴胡汤渴当止，若服柴胡汤已，加渴者，是热入胃府，耗津消水，此属阳明也"。陈修园亦谓以白虎加人参汤，皆是。

【原文】

得病六七日，脈遲浮弱，惡風寒，手足溫，醫二三下之，不能食，而脅下滿痛，面目及身黃，頸項強，小便難者，與柴胡湯，後必下重，本渴，飲水而嘔者，柴胡湯不中與也。食穀者噦。

【按语】

本条文指出"本渴饮水而呕食谷者哕"为内有停饮或积食理当化饮，消食亦禁用小柴胡汤。

【原文】

傷寒四五日，身熱惡風，頸項強，脅下滿，手足溫而渴者，小柴胡湯主之。（99）

【按语】

成无己注曰："身热恶风，颈项强者，表未解也。胁下满而渴者，里不和也。邪在表则手足通热，邪在里则手足厥寒。今手足温者，知邪在表里之间也，与小柴胡汤以解表里之邪。"

第三节 《医学衷中参西录》选读

《医学衷中参西录》分为医方、药物、医论、医话和医案 5 部分，其中"药物讲义"篇是专门阐释中西药物的部分，尤其在药物应用方面强调对药物的切实研究、对临床的细致观察、创造性运用药物。因倡导中西汇通衷中参西思想，被尊称为"医学实验派大师"。体例按药物正文、附案、临床体会方式编撰。

一、石膏解

【原文】

　　石膏之質，中含硫氧，是以涼而能散，有透表解肌之力。外感有實熱者，放膽用之直勝金丹。《神農本草經》謂其微寒，則性非大寒可知；且謂其宜于產乳，其性尤純良可知。醫者多誤認爲大寒而煅用之，則宣散之性變爲收斂（點豆腐者必煅用，取其能收斂也），以治外感有實熱者，竟將其痰火斂住，凝結不散，用至一兩即足傷人，是變金丹爲鴆毒也。迨至誤用煅石膏僨事，流俗之見，不知其咎在煅不在石膏，轉謂石膏煅用之其猛烈猶足傷人，而不煅者更可知矣。于是一倡百和，遂視用石膏爲畏途，即有放膽用者，亦不過七八錢而止。夫石膏之質甚重，七八錢不過一大撮耳。以微寒之藥，欲用一大撮撲滅寒溫燎原之熱，又何能有大效。是以愚用生石膏以治外感實熱，輕證亦必至兩許；若實熱熾盛，又恒重用至四五兩，或七八兩，或單用，或與他藥同用，必煎湯三四茶杯，分四五次徐徐溫飲下，熱退不必盡劑。如此多煎徐服者，欲以免病家之疑懼，且欲其藥力常在上焦、中焦，而寒涼不至下侵致滑瀉也。蓋石膏生用以治外感實熱，斷無傷人之理，且放膽用之，亦斷無不退熱之理。惟熱實脈虛者，其人必實熱兼有虛熱，仿白虎加人參湯之義，以人參佐石膏亦必能退熱。特是藥房軋細之石膏多系煅者，即方中明開生石膏，亦恒以煅者充之，因煅者爲其所素備，且又自覺慎重也。故凡用生石膏者，宜買其整塊明亮者，自監視軋細（凡石質之藥不軋細，則煎不透）方的。若購自藥房中難辨其煅與不煅，迨將藥煎成，石膏凝結藥壺之底，傾之不出者，必系煅石膏，其藥湯即斷不可服。

【按语】

　　该段节选自药物的正文部分。主要描述石膏的来源、性能、功效、不同炮制品的功效主治、用量、机理及配伍等相关内容。

　　石膏为矿物药，其性凉而能散，具有透表解肌的功效，尤其强调其退热功效，内伤、外感皆有效。虽然历代本草中有认为石膏药性为寒，而张锡纯尊重《神农本草经》记载为微寒，且可用于产乳。从临床运用而言，《金匮要略》的竹皮大丸有石膏，治妇人乳中虚、烦乱、呕逆，故认为其药性为凉。

　　张锡纯强调石膏生用宣散，治外感有实热；前人认为石膏性寒，故希望通过炮制煅后使其寒性降低，而张氏认为石膏煅后"则宣散之性变为收敛，以治外感有实热者，竟将痰火敛住，凝结不散"，不能宣散热邪，故临床使用石膏治疗实热，只能用生石膏，不可误用。张氏对石膏的用量经验颇多，不同的病证其用量迥然不同，非常灵活。对于外感实热或实热炽盛时多重用，少者两许，多则七八两。在其创建的馏水石膏饮用石膏二两治伤寒，仙露汤用生石膏三两治伤寒温病等。张氏"临证四十余年，重用生石膏治愈之证当以千记。有治一证用数斤者，有一证而用至十余斤者，其人病愈之后，饮食有加，毫无寒胃之弊"。对于邪实正虚者配伍人参，扶正来退热。

张氏强调通过看药渣是否凝结在药壶底部，进而辨别煅石膏与生石膏，同时强调"整块明亮"的为优质生石膏。

【原文】

[附案] 長子蔭潮，七歲時，感冒風寒，四五日間，身大熱，舌苔黃而帶黑。孺子苦服藥，強與之即嘔吐不止。遂單用生石膏兩許，煎取清湯，分三次溫飲下，病稍愈。又煎生石膏二兩，亦徐徐溫飲下，病又見愈。又煎生石膏三兩，徐徐飲下如前，病遂全愈。夫以七歲孺子，約一晝夜間，共用生石膏六兩，病愈後飲食有加，毫無寒中之弊，則石膏果大寒乎？抑微寒乎？此系愚初次重用石膏也。故第一次只用一兩，且分三次服下，猶未確知石膏之性也。世之不敢重用石膏者，何妨若愚之試驗加多以盡石膏之能力乎？

同邑友人趙厚庵之夫人，年近六旬得溫病，脈數而洪實，舌苔黃而乾，聞藥氣即嘔吐。俾單用生石膏細末六兩，以作飯小鍋（不用藥甊，恐有藥味復嘔吐）煎取清湯一大碗，恐其嘔吐，一次只溫飲一口，藥下咽後，覺煩躁異常，病家疑藥不對證。愚曰："非也，病重藥輕故也。"飲至三次，遂不煩躁，閱四點鐘盡劑而愈。（醫案略）

西藥有安知歇貌林，又名退熱冰。究其退熱之效，實遠不如石膏。蓋石膏之涼，雖不如冰，而其退熱之力，實勝冰遠甚。（醫案略）

石膏之性，又善清瘟疹之熱。奉天友人朱貢九之哲嗣文治，年五歲，于庚申立夏後，周身壯熱，出疹甚稠密，脈象洪數，舌苔白厚，知其疹而兼症也。欲用涼藥清解之，因其素有心下作疼之病，出疹後貪食鮮果，前一日猶覺疼，又不敢投以重劑。遂勉用生石膏、玄參各六錢，薄荷葉、蟬蛻各一錢，連翹二錢。晚間服藥，至翌日午後視之，氣息甚粗，鼻翅煽動，咽喉作疼，且自鼻中出血少許，大有煩躁不安之象。愚不得已，重用生石膏三兩，玄參、麥冬（帶心）各六錢，仍少佐以薄荷、連翹諸藥，俾煎湯三茶盅，分三次溫飲下。至翌日視之，則諸證皆輕減矣。然餘熱猶熾，其大便雖行一次，仍系燥糞，其心中猶發熱，脈仍有力。遂于清解藥中，仍加生石膏一兩，連服二劑，壯熱始退，繼用涼潤清毒之藥，調之痊愈。

石膏之性，又善清咽喉之熱。滄州友人董壽山，年三十餘，初次感冒發頤，數日頜下頸項皆腫，延至膺胸，復漸腫而下。其牙關緊閉，惟自齒縫可進稀湯，而咽喉腫疼，又艱于下咽。延醫調治，服清火解毒之藥數劑，腫熱轉增。時當中秋節後，淋雨不止，因病勢危急，冒雨驅車三十里迎愚診治。見其頜下連項，壅腫異常，狀類時毒（瘡家有時毒證），撫之硬而且熱，色甚紅，純是一團火毒之氣，下腫已至心口，自牙縫中進水半口，必以手掩口，十分努力方能下咽。且痰涎壅滯胸中，上至咽喉，并無容水之處，進水少許，必換出痰涎一口。且覺有氣自下上衝，時作呃逆，連連不止，診其脈洪滑而長，重按有力，兼有數象。

愚曰："此病俗所稱蝦蟆瘟也，毒熱熾盛，盤踞陽明之府，若火之燎原，必重用生石膏清之，乃可緩其毒熱之勢。"從前醫者在座，謂"曾用生石膏一兩，毫無功效"。愚曰："石膏乃微寒之藥，《本經》原有明文，如此熱毒，僅用兩許，何能見效。"遂用生石膏四兩，金線重樓（此藥須色黃、味甘、無辣味者方可用，無此則不用亦可）、清半夏各三錢，連翹、蟬蛻各一錢（爲咽喉腫甚，表散之藥，不敢多用），煎服後，覺藥停胸間不下，其熱與腫似有益增之勢。知其證兼結胸，火熱無下行之路，故益上衝也。幸藥房即在本村，復急取生石膏四兩，生赭石三兩，又煎湯徐徐溫飲下，仍覺停于胸間。又急取生赭石三兩，蔞仁二兩，芒硝八錢，又煎湯飲下，胸間仍不開通。此時咽喉益腫，再飲水亦不能下，病家惶恐無措。愚曉之曰："我所以亟亟連次用藥者，正爲此病腫勢浸增，恐稍遲緩，則藥不能進，今其胸中既貯如許多藥，斷無不下行之理，藥下行則結開便通，毒火隨之下降，而上焦之腫熱必消矣。"時當晚十句鐘，至夜半藥力下行，黎明下燥糞數枚，上焦腫熱覺輕，水漿可進。晨飯時，牙關亦微開，服茶湯一碗。午後，腫熱又漸增。撫其胸，熱猶烙手，脈仍洪實。意其燥結必未盡下，遂投以大黃六錢，芒硝五錢，又下燥糞兼有溏糞，病遂大愈。而腫處之硬者，仍不甚消，胸間撫之猶熱，脈象亦仍有餘熱。又用生石膏三兩，金銀花、連翹各數錢，煎湯一大碗，分數次溫飲下，日服一劑，三日痊愈。（按：此證二次即當用芒硝、大黃）

　　石膏之性，又善清頭面之熱。愚在德州時，一軍士年二十餘，得瘟疫，三四日間，頭面悉腫，其腫處皮膚內含黃水，破後且潰爛，身上間有斑點。聞人言此證名大頭瘟，其潰爛之狀，又似瓜瓤瘟，最不易治。懼甚，求爲診視。其脈洪滑而長，舌苔白而微黃，問其心中，惟覺煩熱，嗜食涼物。遂曉之曰："此證不難治，頭面之腫爛，周身之斑點，無非熱毒入胃，而隨胃氣外現之象，能放膽服生石膏可保痊愈。"遂投以拙擬青盂湯（方載三期七卷，系荷葉一個用周遭邊，生石膏一兩，羚羊角二錢，知母六錢，蟬蛻、僵蠶、金線重樓、粉甘草各錢半），方中石膏改用三兩，知母改用八錢，煎汁一大碗，分數次溫飲下，一劑病愈強半。翌日于方中減去荷葉、蟬蛻，又服一劑痊愈。

　　外感痰喘，宜投以《金匱》小青龍加石膏湯。若其外感之熱，已入陽明之府，而小青龍中之麻、桂、薑、辛諸藥，實不宜用。（医案略）

　　用生石膏以退外感之實熱，誠爲有一無二之良藥。乃有時但重用石膏不效，必仿白虎加人參湯之義，用人參以輔之，而其退熱之力始大顯者。

　　傷寒定例，汗、吐、下後，用白虎湯者加人參，渴者用白虎湯亦加人參。而愚臨證品驗以來，知其人或年過五旬，或壯年在勞心勞力之餘，或其人素有內傷，或禀賦羸弱，即不在汗、吐、下後與渴者，用白虎湯時，亦皆宜加人參。（医案略）

　　石膏之性，又善治腦漏。方書治腦漏之證，恒用辛夷、蒼耳。然此證病因，有因腦爲風襲者，又因肝移熱于腦者。若因腦爲風襲而得，其初得之時，或可用此辛溫之品散之。若久而化熱，此辛溫之藥即不宜用；至爲肝移熱于腦，則辛溫之藥尤所必戒也。（医案略）

　　《本經》謂石膏能治腹痛，誠有效驗。曾治奉天清丈局司書劉錫五腹疼，三年不愈。其脈洪長有力，右部尤甚，舌心紅而無皮，時覺頭疼眩暈，大便乾燥，小便黃澀。此乃伏氣化熱，阻塞奇經之經絡，故作疼也。爲疏方：生石膏兩半，知母、花粉、玄參、生杭芍、川楝子各五錢，乳香、沒藥各四錢，甘草二錢，一劑疼愈強半。即原方略爲加減，又服數劑痊愈。（医案略）

　　愚臨證四十餘年，重用生石膏治愈之證當以數千計。有治一證用數斤者，有一證而用至十餘斤者，其人病愈之後，飲食有加，毫無寒胃之弊。又曾見有用煅石膏數錢，其脈即數動一止，浸至言語遲澀，肢體痿廢者；有服煅石膏數錢，其胸脅即覺鬱疼，服通氣活血之藥始愈者。至于傷寒瘟疫、痰火充盛，服煅石膏後而不可救藥者尤不勝紀。世之喜用煅石膏者，尚其閱僕言而有所警戒哉。

　　或問：石膏一物也，其于煅與不煅何以若是懸殊？答曰：石膏原質爲硫氧氫鈣化合，爲其含有硫氧氫，所以有發散之力，煅之則硫氧氫之氣飛騰，所餘者惟鈣。夫鈣之性本斂而且澀，煅之則斂澀之力益甚，所以辛散者變爲收斂也。

　　或問：丁仲祜譯西人醫書，謂石膏不堪入藥，今言石膏之效驗如此，豈西人之說不足憑歟？答曰：石膏之原質爲硫氧氫鈣化合。西人工作之時，恒以硫氧鈣爲工作之料。迨工作之餘即得若干石膏，而用之治病無效，以其較天產石膏，猶缺一原質，而不成其爲石膏也。後用天產石膏，乃知其效驗非常，遂將石膏及從前未信之中藥兩味，共列于石灰（即鈣）基中，是故碳氧石灰牡蠣也，磷氧石灰鹿角霜也，硫氧氫石灰石膏也。其向所鄙棄者，今皆審定其原質而列爲要藥，西人可爲善補過矣。何吾中華醫界猶多信西人未定之舊說，而不知石膏爲救顛扶危之大藥乎？

《本經》謂石膏治金瘡，是外用以止其血也。愚嘗用煅石膏細末，敷金瘡出血者甚效。蓋多年壁上石灰，善止金瘡出血，石膏經煅與石灰相近，益見煅石膏之不可內服也。

【按语】

该部分为张氏所附石膏医案及其用药心得，列举用石膏病例 34 例。除医案，还包括张氏对石膏运用的心得体会。

1. 张氏擅长用生石膏治疗多种发热，外感实热或内伤实热皆可用。伤寒、温病之高热，不论老人、儿童或成人均可单用大剂量生石膏六两进行治疗。素有痰饮者患伤寒，大剂量白虎汤加清半夏。老人温病用白虎加人参汤，即用生石膏四两加粳米。伤寒无汗，鲜梨片蘸生石膏细末二两。生石膏可以清瘟疹之热、清咽喉之热、清头面之热，可以治疗外感痰热喘、疟疾兼阳明湿热、肝热移于脑之脑漏、伏气化热之腹痛等，均可在复方中重用生石膏。张氏临床应用生石膏量大，用法非常特别，有大剂量频服，或另研细面送服，或为细面梨片蘸服，其体会"穷极石膏之功用，恒有令人获意外之效"。

2. 张氏谈到临床使用生石膏时需与人参配伍的各种情况。如年过五旬，或壮年在劳心劳力之余，或其人素有内伤，或禀赋羸弱，伤寒汗、吐、下后与渴者，用白虎汤时，皆宜加人参；产后温病、产后外感热迫血妄行皆可用白虎加人参汤，用该方时张氏还有独到经验，用怀山药代替粳米，玄参代替知母。外感夹痢毒下痢者也可用白虎加人参汤，以芍药代知母、山药代粳米。

3. 张氏通过临床实践对生石膏、煅石膏的临床运用进行了清楚的区别，生石膏是透表解肌清热之良药，煅石膏收敛止血，二者不可混淆。

二、甘草解

【原文】

甘草性微溫，其味至甘，得土氣最全。萬物由土而生，複歸土而化，故能解一切毒性。甘者主和，故有調和脾胃之功；甘者主緩，故雖補脾胃而實非峻補。炙用則補力較大，是以方書謂脹滿證忌之。若軋末生服，轉能通利二便，消脹除滿。若治瘡瘍亦宜生用，或用生煮煎服亦可。其皮紅兼入心，故仲景有甘草瀉心湯，用連、芩、半夏以瀉心下之痞，即用甘草以保護心主，不爲諸藥所傷損也。至白虎湯用之，是借其甘緩之性以緩寒藥之侵下；通脈湯、四逆湯用之，是借其甘緩之性，以緩熱藥之僭上。與芍藥同用，能育陰、緩中、止疼，仲景有甘草芍藥湯；與乾薑同用，能逗留其熱力使之綿長，仲景有甘草乾薑湯；與半夏、細辛諸藥同用，能解其辛而且麻之味，使歸和平。惟與大戟、芫花、甘遂、海藻相反，餘藥則皆相宜也。

古方治肺癰初起，有單用粉甘草四兩，煮湯飲之者，恒有效驗。愚師其意，對於肺結核之初期，咳嗽吐痰，微帶腥臭者恒用生粉甘草爲細末，每服錢半，用金錢花三錢煎湯送下，日服三次，屢屢獲效。若肺病已久，或兼吐膿血，可用粉甘草細末三錢，浙貝母、三七細末各錢半，共調和爲一日之量，亦用金銀花煎湯送下。若覺熱者，可再加玄參數錢，煎湯送服。皮黃者名粉甘草，性平不溫，用於解毒清火劑中尤良。

［附案］己未孟冬，奉天霍亂盛行，官銀號總辦劉海泉君謂，當擬方登報以救疾苦，愚

因擬得兩方登之於報，一為急救回生丹，用甘草細末一錢，朱砂細末錢半，冰片三分，薄荷冰（亦名薄荷腦）二分，共調匀，作三次服，約多半點鐘服一次。一為衛生防疫寶丹，用甘草細末十兩，細辛細末兩半，香白芷細末一兩，薄荷冰四錢，冰片二錢，水泛為丸，梧桐子大，用朱砂細末三兩為衣，每服八十粒，多至一百二十粒。二方在奉天救人多矣。時桓仁友人袁霖普，為直隸故城縣尹，致函問方，遂開兩方與之。後來信用急救回生丹，施藥二百六十劑，即治愈二百六十人，至第二年其處又有霍亂，袁君複將衛生防疫寶丹方製藥六大料，治愈千人。二次袁君將其方傳遍近處各縣，救人尤多。二方中皆重用甘草，則甘草之功用可想也。然其所以如此奏效者，亦多賴將甘草軋細生用，未經蜜炙、水煮耳。誠以暴病傳染皆挾有毒氣流行，生用則其解毒之力較大，且甘草熟用則補，生用則補中仍有流通之力，故于霍亂相宜也。至於生用能流通之說，可以事實征之。

開原王姓幼童，脾胃虛弱，飲食不能消化，恒吐出，且小便不利，周身漫腫，腹脹大，用生甘草細末與西藥百布聖各等分，每服一錢，日三次，數日吐止便通，腫脹皆消。

又鐵嶺友人魏紫紱，在通遼鎮經理儲蓄會，其地多甘草，紫紱日以甘草置茶壺中當茶葉沖水飲之，旬日其大小便皆較勤，遂不敢飲。後與愚覿面，為述其事，且問甘草原有補性，何以通利二便？答曰：“甘草熟用則補，生用則通，以之置茶壺中雖沖以開水，其性未熟，仍與生用相近故能通也。”

又門生李子博言，曾有一孺子患腹疼，用暖臍膏貼之，後其貼處潰爛，醫者謂多飲甘草水可愈。複因飲甘草水過多，小便不利，身腫腹脹，再延他醫治之，服藥無效。其地近火車站，火車恒裝卸甘草，其姊攜之拾甘草嚼之，日以為常，其腫脹竟由此而消。觀此，則知甘草生用、熟用，其性竟若是懸殊，用甘草者，可不於生熟之間加之意乎？

【按語】

甘草，載于《神農本草經》上品，神農記載功效為：“味甘，平。主五臟六腑寒熱邪氣。堅筋骨，長肌肉，倍力，金創尰，解毒。久服輕身延年。”《神農本草經》開篇序錄即言“上藥一百二十種為君，主養命以應天”。神農已定甘草為君藥，就能“養命以應天”。在配方中，《神農本草經》已有配伍原則，制定了君臣佐使，方中君藥即為神農所選上品之藥。

《神農本草經》指導了張仲景的《傷寒雜病論》用藥，《傷寒雜病論》共用甘草124方次，全書之冠，其中《傷寒論》70方次，《金匱要略》中54方次。甘草在方中按仲景之思路，一定是遵循神農之旨義，作為君藥以穩定全局之用！因為甘草之味甘醇，氣平。“主五臟六腑寒熱邪氣”，另有“堅筋骨、長肌肉、倍力、金創尰，解毒”之功，試想，哪味本草有如此大的作用！并且久服可輕身延年。

從《醫學衷中參西錄》“甘草解”可見，張錫純宗《神農本草經》之旨理解和運用甘草，將其用于臨床效如桴鼓，真乃上品之良藥也。

附录 1
历代本草典籍一览表

扫一扫，查阅
本章数字资源，
含 PPT、音视
频、图片等

年代	书名	成书时间（年）	作者
东汉	神农本草经	东汉	神农
三国	吴普本草	约 239	吴普
	南方草木状	304	嵇含
南北朝	雷公炮炙论	420～479	雷敩
	名医别录	480～499	佚名（一作陶氏）
	雷公药对	520～570	（托名雷公）
	本草经集注	约 536	陶弘景
唐代	药性论	约 627	甄权
	备急千金要方	652	孙思邈
	千金食治	652	孙思邈
	新修本草	659	苏敬等
	千金翼方	约 682	孙思邈
	食疗本草	约 739	孟诜
	本草拾遗	739	陈藏器
	四声本草	约 802	萧炳
	食医心鉴	859	咎殷
五代	日华子本草	约 923	日华子
	海药本草	925	李珣
	食性本草	937～957	陈仕良
	蜀本草	938～964	韩保昇
宋代	开宝本草	973	刘翰、马志等
	本草图经	1061	苏颂
	梦溪笔谈	1088	沈括
	证类本草	1097～1100	唐慎微
	大观本草	1108	艾晟
	本草衍义	1116	寇宗奭

续表

年代	书名	成书时间（年）	作者
宋代	绍兴校定经史证类备急本草	1159	王继先等
	珍珠囊	1186 前	张元素
	履巉岩本草	1220	王介
	宝庆本草折衷	1248	陈衍
元代	珍珠囊补遗药性赋	1298	李东垣
	汤液本草	1298	王好古
	饮膳正要	1330	忽思慧
	日用本草	1331	吴瑞
	本草衍义补遗	1358	朱震亨
明代	救荒本草	1406	朱橚
	滇南本草	1436～1449	兰茂
	本草集要	1492	王纶
	本草品汇精要	1505	刘文泰
	本草蒙筌	1565	陈嘉谟
	食鉴本草	1566	宁源
	本草纲目	1578 成书，1590 刊行	李时珍
	药鉴	1598	杜文燮
	本草真诠	1602	杨崇魁
	本草原始	1612	李中立
	雷公炮制药性解	1622	李中梓
	炮制大法	1622	缪希雍
	神农本草经疏	1623	缪希雍
	本草正	1624	张景岳
	本草汇言	1624	倪朱谟
	本草徵要	1637	李中梓
	食物本草	约 1638	姚可成
	药品化义	1644	贾所学
清代	本草乘雅半偈	1647	卢之颐
	本草崇原	1663	张志聪
	本草述校注	1664	刘若金
	本草汇	1666	郭佩兰
	侣山堂类辨	1670	张志聪

续表

年代	书名	成书时间（年）	作者
清代	握灵本草	1683	王翃
	本草新编	1687	陈士铎
	本草备要	1694	汪昂
	本经逢原	1695	张璐
	炮炙全书	1702	（日）稻生宣义
	广群芳谱	1708	汪灏
	生草药性备要	1711	何谏
	药性通考	约1722	太医院
	本草经解	1724刊行	姚球
	神农本草经百种录	1736	徐大椿
	本草诗笺	1739	朱钥
	长沙药解	1753	黄元御
	本草从新	1757	吴仪洛
	药性	1758	汪绂
	得配本草	1761	严洁、施雯、洪炜
	本草求真	1769	黄宫绣
	药征	1771	（日）吉益为则
	法古录	1780	鲁永斌
	质问本草	1785	吴继志
	脉药联珠	1795	龙柏
	本草纲目拾遗	1765～1803	赵学敏
	神农本草经读	1803	陈修园
	调疾饮食辨	1813	章穆
	药治通义	1836	（日）丹波元坚
	本经疏证	1837	邹澍
	本草分经	1840	姚澜
	晶珠本草	1840	帝玛尔·丹增彭措
	本草三家合注	约1840	张隐庵，叶天士，陈修园
	本草求原	1848	赵其光
	植物名实图考	1848刊行	吴其濬
	植物名实图考长编	1848刊行	吴其濬
	本经续疏	1849刊行	邹澍

续表

年代	书名	成书时间（年）*	作者
清代	医理	1857	余国佩
	本草经考注	1858	（日）森立之
	草木便方	1870	刘善述
	天宝本草新编	1883	龚锡麟
	本草便读	1887	张秉成
	本草问答	1893	唐容川
	本草思辨录	1904	周岩
民国	医学衷中参西录	1918	张锡纯
	增订伪药条辨	1927	曹炳章
	药物出产辨	1930	陈仁山
	岭南采药录	1932	萧步丹
	本草正义	1932 刊行	张山雷
	祁州药志	1936	赵燏黄

* 刊行时间在表中已标注

附录2
简体字与繁（正）体字对照表

（按笔画排序）

简体	繁体（正体）	简体	繁体（正体）	简体	繁体（正体）
二画		马	馬	风	風
卜	蔔①	乡	鄉	乌	烏
几	幾	四画		为	爲
三画		开	開	斗	鬥⑧
干	乾②	无	無	认	認
	幹③	专	專	丑	醜⑨
亏	虧	云	雲④	邓	鄧
与	與	历	歷⑤	双	雙
万	萬		曆⑥	书	書
广	廣	气	氣	五画	
义	義	长	長	击	擊
卫	衞	仆	僕⑦	扑	撲
飞	飛	仅	僅	节	節
习	習	从	從	术	術⑩

注：① 指"占卜（bǔ）"等用"卜"；指"萝蔔（bo）"用"蔔"。

② 指"干燥"等用"乾"。

③ 指"树干"等用"幹"。

④ 指"云朵"等用"雲"；指"某人云"，仍用"云"。

⑤ 指"经历""学历""历届""历数"等用"歷"。

⑥ 指"农历""日历""年历""阳历"等用"曆"。

⑦ 指"仆人""仆（pú）丛"等用"僕"；指"颠仆""前仆（pū）后继"等仍用"仆"。

⑧ 指"争斗""斗智""斗嘴""批斗""斗鸡""斗份子"等用"鬥"；指"南斗""气冲斗牛""星斗""一斗（容量单位）""烟斗"等仍用"斗"。

⑨ 指"美丑""丑恶""丑态""字丑"等用"醜"；指"丑角""丁丑年"等仍用"丑"。

⑩ 指"技术""医术""权术"等用"術"；指"苍术""白术"等仍用"术"。

续表

简体	繁体（正体）
龙	龍
灭	滅
轧	軋
东	東
旧	舊
归	歸
叶	葉
号	號
叹	嘆
仪	儀
丛	叢
乐	樂
尔	爾
处	處
鸟	鳥
饥	飢
闪	閃
兰	蘭
头	頭
宁	寧
礼	禮
议	議
辽	遼
边	邊
圣	聖

简体	繁体（正体）
发	發①
	髮②
对	對
台	臺③
丝	絲

六画

简体	繁体（正体）
动	動
执	執
机	機
过	過
压	壓
厌	厭
达	達
划	劃④
迈	邁
毕	畢
贞	貞
当	當
虫	蟲
团	團
岁	歲
岂	豈
则	則
乔	喬
传	傳

简体	繁体（正体）
伤	傷
价	價
华	華
伪	偽
后	後⑤
杀	殺
众	衆
创	創
杂	雜
壮	壯
冲	衝⑥
庆	慶
刘	劉
齐	齊
产	產
闭	閉
问	問
关	關
灯	燈
汤	湯
兴	興
军	軍
论	論
农	農
尽	盡

注：① 指"发生""发展"用"發"。

② 指"头发"用"髮"。

③ 指"亭台""讲台""窗台""一台戏""台胞"用"臺"；指"兄台""台启"仍用"台"。

④ 指"划（huá）火柴""划玻璃"或"划（huà）分""划界""划时代""计划""划款"用"劃"；指"划（huá）般""划算"仍用"划"。

⑤ 指"后台""后期""后排""绝后"用"後"；指"皇后""太后""后羿"仍用"后"。

⑥ 指"要冲""冲锋""冲撞""子午相冲""一飞冲天""冲洗"用"衝"；指"冲剂""冲而不盈""韶山冲"仍用"冲"。

简体	繁体（正体）	简体	繁体（正体）	简体	繁体（正体）
阳	陽	苏	蘇	疗	療
阶	階	极	極	应	應
阴	陰	两	兩	弃	棄
妇	婦	丽	麗	间	間
观	觀	医	醫	闷	悶
驯	馴	来	來	灶	竈
纪	紀	连	連	沧	滄
七画		坚	堅	怀	懷
寿	壽	时	時	证	證
麦	麥	县	縣	补	補
进	進	里	裹①	识	識
远	遠	呕	嘔	译	譯
违	違	园	園	灵	靈
韧	韌	乱	亂	层	層
运	運	体	體	迟	遲
抚	撫	彻	徹	张	張
坏	壞	余	餘②	陆	陸
贡	貢	佥	僉	陇	隴
坟	墳	谷	穀③	陈	陳
护	護	邻	鄰	坠	墜
块	塊	肠	腸	劲	勁
声	聲	龟	龜	鸡	鷄
报	報	犹	猶	驱	驅
拟	擬	条	條	纯	純
苇	葦	邹	鄒	纲	綱
苍	蒼	饭	飯	纸	紙
严	嚴	饮	飲	纹	紋
芦	蘆	状	狀	八画	
劳	勞	疖	癤	环	環

注：① 指"被里""箱子里""里外""这里"等用"裹"；指"里弄""手里""故里""一里"等仍用"里"。

　　② 指"节余""余钱""余风""业余"等用"餘"；指代"我"或姓氏时，仍用"余"。

　　③ 指"稻谷"用"穀"；指"山谷""川谷"仍用"谷"。

续表

简体	繁体（正体）	简体	繁体（正体）	简体	繁体（正体）
拣	揀	凭	憑	诠	詮
势	勢	质	質	肃	肅
拨	撥	肤	膚	录	錄
范	範①	肿	腫	弥	彌
茎	莖	胀	脹	参	參
松	鬆②	胁	脅	艰	艱
丧	喪	备	備	线	綫
画	畫	饱	飽	细	細
枣	棗	饴	飴	经	經
郁	鬱③	变	變		九画
矿	礦	疟	瘧	挟	挾
奋	奮	疠	癘	挠	撓
顷	頃	疡	瘍	赵	趙
转	轉	剂	劑	贡	貢
软	軟	废	廢	荚	莢
齿	齒	郑	鄭	荠	薺
肾	腎	单	單	荡	蕩
贤	賢	炉	爐	荫	蔭
国	國	浅	淺	荚	賈
咙	嚨	泻	瀉	药	藥
鸣	鳴	泽	澤	标	標
罗	羅	学	學	树	樹
岭	嶺	宝	寶	郦	酈
败	敗	审	審	咸	鹹④
购	購	实	實	面	麵⑤
贮	貯	试	試	轻	輕
图	圖	诚	誠	战	戰
岳	嶽	视	視		

注：① 除作姓氏用"范"外，其余均用"範"。

② 除作"松树"或姓氏用"松"，其余均用"鬆"。

③ 指"郁郁葱葱""郁积""郁结""忧郁"等用"鬱"；指香气郁烈或作姓氏，仍用"郁"。

④ 除作副词"老少咸宜"或姓氏仍用"咸"，其余用"鹹"。

⑤ 仅指"面粉""汤面""炒面""胡椒面""土豆很面"用"麵"。

续表

简体	繁体（正体）	简体	繁体（正体）	简体	繁体（正体）
点	點	脉	脈	举	舉
临	臨	狮	獅	觉	覺
尝	嘗	独	獨	宪	憲
显	顯	饵	餌	窃	竊
蚁	蟻	蚀	蝕	误	誤
虽	雖	将	將	说	說
哕	噦	疬	癧	昼	晝
勋	勳	疮	瘡	费	費
贴	貼	闻	聞	险	險
贻	貽	闽	閩	结	結
钙	鈣	阁	閣	络	絡
钟	鐘	养	養	绝	絕
钩	鉤	姜	薑	绞	絞
选	選	类	類		十画
适	適	总	總	劳	勞
种	種	炼	煉	蚕	蠶
复	復①	炽	熾	载	載
	複②	烂	爛	赶	趕
笃	篤	洁	潔	盐	鹽
俨	儼	洒	灑	损	損
须	須③	浃	浹	热	熱
	鬚④	浊	濁	捣	搗⑤
剑	劍	测	測	壶	壺
胆	膽	济	濟	莲	蓮
胜	勝	浓	濃	莳	蒔

注：① 指"复发""复议""复查"用"復"。

② 指"复核""复习""复写"用"複"。

③ 指"等待""一定要"用"須"。

④ 指"胡子"用"鬚"。

⑤ 除繁体字"搗"外，尚有异体字"擣"用于古籍中。

续表

简体	繁体（正体）	简体	繁体（正体）	简体	繁体（正体）
获	獲① 穫②	阅	閱	悬	懸
恶	惡	烦	煩	蛎	蠣
虑	慮	烧	燒	蛊	蠱
紧	緊	烟	煙	银	銀
党	黨③	递	遞	秽	穢
晒	曬	涂	塗	债	債
晓	曉	涤	滌	盘	盤
鸭	鴨	润	潤	敛	斂
晕	暈	涩	澀	猎	獵
圆	圓	窍	竅	痒	癢
贼	賊	诸	諸	盖	蓋
钱	錢	诿	諉	断	斷
铁	鐵	调	調	兽	獸
铄	鑠	剧	劇	渍	漬
积	積	难	難	渐	漸
称	稱	验	驗	渊	淵
脐	臍	骏	駿	惭	慚
胶	膠	十一画		惧	懼
脑	腦	据	據④	惊	驚
脓	膿	黄	黃	谓	謂
挛	攣	萝	蘿	随	隨
浆	漿	萤	螢	隐	隱
斋	齋	营	營	颈	頸
痈	癰	聋	聾	续	續
离	離	袭	襲	绳	繩
资	資	虚	虛	维	維
		眦	眥	绿	綠

注：① 指"获取""捕获"用"獲"。

　　② 指收割庄稼"收获"用"穫"。

　　③ 用于姓氏和党项族仍用"党"，其余用"黨"。

　　④ 除"手头拮据"仍用"据"外，其余均用"據"。

续表

简体	繁体（正体）	简体	繁体（正体）	简体	繁体（正体）
十二画		缓	緩	槟	檳
趋	趨	缕	縷	酿	釀
蒌	蔞	骚	騷	愿	願
确	確	缘	緣	辗	輾
翘	翹	十三画		颗	顆
遗	遺	摄	攝	蜡	蠟
赋	賦	蓟	薊	蝉	蟬
锅	鍋	颐	頤	十五画	
锉	銼	献	獻	瘘	瘻
鹅	鵝	榄	欖	糁	糝
筛	篩	楼	樓	谱	譜
御	禦①	赖	賴	聩	聵
颌	頜	雾	霧	镇	鎮
释	釋	鉴	鑒	鹤	鶴
腊	臘	腻	膩	十六画	
惫	憊	酱	醬	镜	鏡
蛮	蠻	阙	闕	瘿	癭
痨	癆	数	數	瘾	癮
痫	癇	满	滿	辫	辮
阔	闊	滤	濾	十七画	
粪	糞	滚	滾	骤	驟
湿	濕	窥	窺	十八画	
温	溫	谨	謹	癫	癲
游	遊	谬	謬	十九画	
惯	慣	叠	疊	攒	攢
属	屬	十四画		癣	癬
屡	屢	墙	牆	鳖	鱉

注：① 指"御寒""御敌""防御"用"禦"；指"驾御""御医""御众"用"御"。

［1］张机. 注解伤寒论［M］. 北京：人民卫生出版社，1957.

［2］山田宗俊. 伤寒论集成［M］. 北京：人民卫生出版社，1957.

［3］全国中草药汇编编写组. 全国中草药汇编［M］. 北京：人民卫生出版社，1975.

［4］兰茂. 滇南本草［M］. 昆明：云南人民出版社，1975.

［5］全国中草药汇编编写组. 全国中草药汇编彩色图谱［M］. 北京：人民卫生出版社，1977.

［6］辞海编辑委员会. 辞海［M］. 上海：辞书出版社，1982.

［7］段逸山. 医古文［M］. 上海：上海科学技术出版社，1984.

［8］吴继志. 质问本草［M］. 北京：中医古籍出版社，1984.

［9］马继兴. 中医文献学［M］. 上海：上海科学技术出版社，1986.

［10］帝玛尔·丹增彭错. 晶珠本草［M］. 上海：上海科学技术出版社，1986.

［11］刘善述. 草木便方［M］. 赵素云，李文虎，孙西，整理. 重庆：重庆出版社，1988.

［12］中国科学院昆明植物研究所. 南方草木状考补［M］. 昆明：云南民族出版社，1991.

［13］唐慎微. 证类本草［M］. 尚志钧，郑金生，尚元藕，等点校. 北京：华夏出版社，1993.

［14］苏颂. 本草图经［M］. 尚志均，辑校. 合肥：安徽科学技术出版社，1994.

［15］巍嵩山. 中国历史地名大辞典［M］. 广州：广东教育出版社，1995.

［16］李时珍. 本草纲目［M］. 北京：人民卫生出版社，1996.

［17］叶显纯. 本草经典补遗［M］. 上海：上海中医药大学出版社，1997.

［18］黄煌. 张仲景五十味药证［M］. 北京：人民卫生出版社，1998.

［19］朱晓光. 岭南本草古籍三种［M］. 北京：中国医药科技出版社，1998.

［20］张瑞贤. 本草名著集成［M］. 北京：华夏出版社，1998.

［21］赵学敏. 本草纲目拾遗［M］. 北京：中国中医药出版社，1998.

［22］国家中医药管理局中华本草编委会. 中华本草［M］. 上海：上海科学技术出版社，1999.

［23］王家葵，张瑞贤. 神农本草经研究［M］. 北京：北京科学技术出版社，2001.

［24］吴仪洛. 本草从新［M］. 朱建平，吴文清，点校. 北京：中医古籍出版社，2001.

［25］肖培根. 新编中药志［M］. 北京：化学工业出版社，2001.

［26］唐慎微. 大观本草［M］. 尚志钧，点校. 合肥：安徽科学技术出版社，2002.

［27］缪希雍. 神农本草经疏［M］. 郑金生，校注. 北京：中医古籍出版社，2002.

［28］刘文泰. 本草品汇精要［M］. 曹晖，校注. 北京：华夏出版社，2004.

［29］苏敬. 新修本草辑复本［M］. 尚志钧，辑校. 2版. 合肥：安徽科学技术出版社，2004.

［30］罗达尚. 新编晶珠本草［M］. 成都：四川科学技术出版社，2004.

［31］刘若金.本草述校注［M］.张琳叶，郑怀林，胡玲，等校注.北京：中医古籍出版社，2005.

［32］森立之.本草经考注［M］.吉文辉，宋立人，张敏，等点校.上海：上海科学技术出版社，2005.

［33］吴瑭.温病条辨［M］.南京中医药大学温病教研室，整理.北京：人民卫生出版社，2005.

［34］吴谦.医宗金鉴［M］.郑金生，整理.北京：人民卫生出版社，2006.

［35］南京中医药大学.中药大辞典［M］.2版.上海：上海科学技术出版社，2006.

［36］边正方.伤寒扫尘论［M］.北京：中国中医药出版社，2019.

［37］王家葵，张瑞贤，李敏.救荒本草校释与研究［M］.北京：中医古籍出版社，2007.

［38］李中立.本草原始［M］.郑金生，汪惟刚，杨梅香，整理.北京：人民卫生出版社，2007.

［39］皇甫谧.针灸甲乙经［M］.刘聪，校注.北京：学苑出版社，2007.

［40］佚名.神农本草经［M］.顾观光，辑.杨鹏举，校注.北京：学苑出版社，2007.

［41］郑金生.南宋珍稀本草三种［M］.北京：人民卫生出版社，2007.

［42］吴其濬.植物名实图考校释［M］.张瑞贤，校注.北京：中医古籍出版社，2007.

［43］陈嘉谟.本草蒙筌［M］.张印生，韩学杰，赵慧玲，校.北京：中医古籍出版社，2008.

［44］钱超尘，温长路，赵怀舟，等.金陵本《本草纲目》新校正［M］.上海：上海科学技术出版社，2008.

［45］小曾户洋.日本汉方典籍词典［M］.郭秀梅，译.北京：学苑出版社，2008.

［46］尚志钧.中国本草要籍考［M］.尚元胜，尚元藕，整理.合肥：安徽科学技术出版社，2009.

［47］张隐庵.伤寒论集注［M］.高士宗，纂集.张金鑫，校注.北京：学苑出版社，2009.

［48］邹澍.本经续疏［M］.张金鑫，点校.北京：学苑出版社，2009.

［49］汪昂.本草备要［M］.王德群，张珂，张玲，校注.北京：中国中医药出版社，2009.

［50］徐大椿.神农本草经百种录［M］.伍悦，点校.北京：学苑出版社，2011.

［51］张登本.全注全译神农本草经［M］.北京：新世界出版社，2009.

［52］张仲景.注解伤寒论［M］.成无己，注.张立平，校注.北京：学苑出版社，2009.

［53］唐宗海.本草问答［M］.王咪咪，点校.北京：学苑出版社，2010.

［54］叶天士.本草经解［M］.张淼，伍悦，点校.北京：学苑出版社，2011.

［55］黄宫绣.本草求真［M］.刘理想，潘秋平，校注.北京：学苑出版社，2011.

［56］张志聪.本草崇原［M］.高世栻，编订.张淼，伍悦，点校.北京：学苑出版社，2011.

［57］丹波元简.伤寒论辑义［M］.林军，点校.北京：学苑出版社，2011.

［58］汤本求真.皇汉医学［M］.周子叙，译.张立军，刘观涛，李成卫，整理.北京：中国中医药出版社，2012.

［59］寇宗奭.本草衍义［M］.张丽君，丁侃，校注.北京：中国医药科技出版社，2012.

［60］马继兴.神农本草经辑注（重刊本）［M］.北京：人民卫生出版社，2013.

［61］陶弘景.名医别录（辑校本）［M］.尚志钧，辑校.尚元胜，尚元藕，黄自冲，整理.北京：中国中医药出版社，2013.

［62］李时珍.本草纲目（新校注本）［M］.刘衡如，刘山水，校注.5版.北京：华夏出版社，2013.

［63］林慧光.陈修园医学全书［M］.2版.北京：中国中医药出版社，2015.

［64］郑金生，张志斌.本草纲目导读［M］.北京：科学出版社，2016.

［65］王德群.神农本草经图考［M］.北京：北京科学技术出版社，2017.

［66］宋立人.《中华本草》在医药学发展史上的历史意义［J］.江苏中医，2011，22（2）：1-4.

全国中医药行业高等教育"十四五"规划教材

全国高等中医药院校规划教材（第十一版）

教材目录（第一批）

注：凡标☆号者为"核心示范教材"。

（一）中医学类专业

序号	书　名	主　编		主编所在单位	
1	中国医学史	郭宏伟	徐江雁	黑龙江中医药大学	河南中医药大学
2	医古文	王育林	李亚军	北京中医药大学	陕西中医药大学
3	大学语文	黄作阵		北京中医药大学	
4	中医基础理论☆	郑洪新	杨　柱	辽宁中医药大学	贵州中医药大学
5	中医诊断学☆	李灿东	方朝义	福建中医药大学	河北中医学院
6	中药学☆	钟赣生	杨柏灿	北京中医药大学	上海中医药大学
7	方剂学☆	李　冀	左铮云	黑龙江中医药大学	江西中医药大学
8	内经选读☆	翟双庆	黎敬波	北京中医药大学	广州中医药大学
9	伤寒论选读☆	王庆国	周春祥	北京中医药大学	南京中医药大学
10	金匮要略☆	范永升	姜德友	浙江中医药大学	黑龙江中医药大学
11	温病学☆	谷晓红	马　健	北京中医药大学	南京中医药大学
12	中医内科学☆	吴勉华	石　岩	南京中医药大学	辽宁中医药大学
13	中医外科学☆	陈红风		上海中医药大学	
14	中医妇科学☆	冯晓玲	张婷婷	黑龙江中医药大学	上海中医药大学
15	中医儿科学☆	赵　霞	李新民	南京中医药大学	天津中医药大学
16	中医骨伤科学☆	黄桂成	王拥军	南京中医药大学	上海中医药大学
17	中医眼科学	彭清华		湖南中医药大学	
18	中医耳鼻咽喉科学	刘　蓬		广州中医药大学	
19	中医急诊学☆	刘清泉	方邦江	首都医科大学	上海中医药大学
20	中医各家学说☆	尚　力	戴　铭	上海中医药大学	广西中医药大学
21	针灸学☆	梁繁荣	王　华	成都中医药大学	湖北中医药大学
22	推拿学☆	房　敏	王金贵	上海中医药大学	天津中医药大学
23	中医养生学	马烈光	章德林	成都中医药大学	江西中医药大学
24	中医药膳学	谢梦洲	朱天民	湖南中医药大学	成都中医药大学
25	中医食疗学	施洪飞	方　泓	南京中医药大学	上海中医药大学
26	中医气功学	章文春	魏玉龙	江西中医药大学	北京中医药大学
27	细胞生物学	赵宗江	高碧珍	北京中医药大学	福建中医药大学

序号	书 名	主 编		主编所在单位	
28	人体解剖学	邵水金		上海中医药大学	
29	组织学与胚胎学	周忠光	汪 涛	黑龙江中医药大学	天津中医药大学
30	生物化学	唐炳华		北京中医药大学	
31	生理学	赵铁建	朱大诚	广西中医药大学	江西中医药大学
32	病理学	刘春英	高维娟	辽宁中医药大学	河北中医学院
33	免疫学基础与病原生物学	袁嘉丽	刘永琦	云南中医药大学	甘肃中医药大学
34	预防医学	史周华		山东中医药大学	
35	药理学	张硕峰	方晓艳	北京中医药大学	河南中医药大学
36	诊断学	詹华奎		成都中医药大学	
37	医学影像学	侯 键	许茂盛	成都中医药大学	浙江中医药大学
38	内科学	潘 涛	戴爱国	南京中医药大学	湖南中医药大学
39	外科学	谢建兴		广州中医药大学	
40	中西医文献检索	林丹红	孙 玲	福建中医药大学	湖北中医药大学
41	中医疫病学	张伯礼	吕文亮	天津中医药大学	湖北中医药大学
42	中医文化学	张其成	臧守虎	北京中医药大学	山东中医药大学

（二）针灸推拿学专业

序号	书 名	主 编		主编所在单位	
43	局部解剖学	姜国华	李义凯	黑龙江中医药大学	南方医科大学
44	经络腧穴学☆	沈雪勇	刘存志	上海中医药大学	北京中医药大学
45	刺法灸法学☆	王富春	岳增辉	长春中医药大学	湖南中医药大学
46	针灸治疗学☆	高树中	冀来喜	山东中医药大学	山西中医药大学
47	各家针灸学说	高希言	王 威	河南中医药大学	辽宁中医药大学
48	针灸医籍选读	常小荣	张建斌	湖南中医药大学	南京中医药大学
49	实验针灸学	郭 义		天津中医药大学	
50	推拿手法学☆	周运峰		河南中医药大学	
51	推拿功法学☆	吕立江		浙江中医药大学	
52	推拿治疗学☆	井夫杰	杨永刚	山东中医药大学	长春中医药大学
53	小儿推拿学	刘明军	邰先桃	长春中医药大学	云南中医药大学

（三）中西医临床医学专业

序号	书 名	主 编		主编所在单位	
54	中外医学史	王振国	徐建云	山东中医药大学	南京中医药大学
55	中西医结合内科学	陈志强	杨文明	河北中医学院	安徽中医药大学
56	中西医结合外科学	何清湖		湖南中医药大学	
57	中西医结合妇产科学	杜惠兰		河北中医学院	
58	中西医结合儿科学	王雪峰	郑 健	辽宁中医药大学	福建中医药大学
59	中西医结合骨伤科学	詹红生	刘 军	上海中医药大学	广州中医药大学
60	中西医结合眼科学	段俊国	毕宏生	成都中医药大学	山东中医药大学
61	中西医结合耳鼻咽喉科学	张勤修	陈文勇	成都中医药大学	广州中医药大学
62	中西医结合口腔科学	谭 劲		湖南中医药大学	

（四）中药学类专业

序号	书　名	主　编		主编所在单位	
63	中医学基础	陈　晶	程海波	黑龙江中医药大学	南京中医药大学
64	高等数学	李秀昌	邵建华	长春中医药大学	上海中医药大学
65	中医药统计学	何　雁		江西中医药大学	
66	物理学	章新友	侯俊玲	江西中医药大学	北京中医药大学
67	无机化学	杨怀霞	吴培云	河南中医药大学	安徽中医药大学
68	有机化学	林　辉		广州中医药大学	
69	分析化学（上）（化学分析）	张　凌		江西中医药大学	
70	分析化学（下）（仪器分析）	王淑美		广东药科大学	
71	物理化学	刘　雄	王颖莉	甘肃中医药大学	山西中医药大学
72	临床中药学☆	周祯祥	唐德才	湖北中医药大学	南京中医药大学
73	方剂学	贾　波	许二平	成都中医药大学	河南中医药大学
74	中药药剂学☆	杨　明		江西中医药大学	
75	中药鉴定学☆	康廷国	闫永红	辽宁中医药大学	北京中医药大学
76	中药药理学☆	彭　成		成都中医药大学	
77	中药拉丁语	李　峰	马　琳	山东中医药大学	天津中医药大学
78	药用植物学☆	刘春生	谷　巍	北京中医药大学	南京中医药大学
79	中药炮制学☆	钟凌云		江西中医药大学	
80	中药分析学☆	梁生旺	张　彤	广东药科大学	上海中医药大学
81	中药化学☆	匡海学	冯卫生	黑龙江中医药大学	河南中医药大学
82	中药制药工程原理与设备	周长征		山东中医药大学	
83	药事管理学☆	刘红宁		江西中医药大学	
84	本草典籍选读	彭代银	陈仁寿	安徽中医药大学	南京中医药大学
85	中药制药分离工程	朱卫丰		江西中医药大学	
86	中药制药设备与车间设计	李　正		天津中医药大学	
87	药用植物栽培学	张永清		山东中医药大学	
88	中药资源学	马云桐		成都中医药大学	
89	中药产品与开发	孟宪生		辽宁中医药大学	
90	中药加工与炮制学	王秋红		广东药科大学	
91	人体形态学	武煜明	游言文	云南中医药大学	河南中医药大学
92	生理学基础	于远望		陕西中医药大学	
93	病理学基础	王　谦		北京中医药大学	

（五）护理学专业

序号	书　名	主　编		主编所在单位	
94	中医护理学基础	徐桂华	胡　慧	南京中医药大学	湖北中医药大学
95	护理学导论	穆　欣	马小琴	黑龙江中医药大学	浙江中医药大学
96	护理学基础	杨巧菊		河南中医药大学	
97	护理专业英语	刘红霞	刘　娅	北京中医药大学	湖北中医药大学
98	护理美学	余雨枫		成都中医药大学	
99	健康评估	阚丽君	张玉芳	黑龙江中医药大学	山东中医药大学

序号	书 名	主 编		主编所在单位	
100	护理心理学	郝玉芳		北京中医药大学	
101	护理伦理学	崔瑞兰		山东中医药大学	
102	内科护理学	陈 燕	孙志岭	湖南中医药大学	南京中医药大学
103	外科护理学	陆静波	蔡恩丽	上海中医药大学	云南中医药大学
104	妇产科护理学	冯 进	王丽芹	湖南中医药大学	黑龙江中医药大学
105	儿科护理学	肖洪玲	陈偶英	安徽中医药大学	湖南中医药大学
106	五官科护理学	喻京生		湖南中医药大学	
107	老年护理学	王 燕	高 静	天津中医药大学	成都中医药大学
108	急救护理学	吕 静	卢根娣	长春中医药大学	上海中医药大学
109	康复护理学	陈锦秀	汤继芹	福建中医药大学	山东中医药大学
110	社区护理学	沈翠珍	王诗源	浙江中医药大学	山东中医药大学
111	中医临床护理学	裘秀月	刘建军	浙江中医药大学	江西中医药大学
112	护理管理学	全小明	柏亚妹	广州中医药大学	南京中医药大学
113	医学营养学	聂 宏	李艳玲	黑龙江中医药大学	天津中医药大学

（六）公共课

序号	书 名	主 编		主编所在单位	
114	中医学概论	储全根	胡志希	安徽中医药大学	湖南中医药大学
115	传统体育	吴志坤	邵玉萍	上海中医药大学	湖北中医药大学
116	科研思路与方法	刘 涛	商洪才	南京中医药大学	北京中医药大学

（七）中医骨伤科学专业

序号	书 名	主 编		主编所在单位	
117	中医骨伤科学基础	李 楠	李 刚	福建中医药大学	山东中医药大学
118	骨伤解剖学	侯德才	姜国华	辽宁中医药大学	黑龙江中医药大学
119	骨伤影像学	栾金红	郭会利	黑龙江中医药大学	河南中医药大学洛阳平乐正骨学院
120	中医正骨学	冷向阳	马 勇	长春中医药大学	南京中医药大学
121	中医筋伤学	周红海	于 栋	广西中医药大学	北京中医药大学
122	中医骨病学	徐展望	郑福增	山东中医药大学	河南中医药大学
123	创伤急救学	毕荣修	李无阴	山东中医药大学	河南中医药大学洛阳平乐正骨学院
124	骨伤手术学	童培建	曾意荣	浙江中医药大学	广州中医药大学

（八）中医养生学专业

序号	书 名	主 编		主编所在单位	
125	中医养生文献学	蒋力生	王 平	江西中医药大学	湖北中医药大学
126	中医治未病学概论	陈涤平		南京中医药大学	